科学出版社"十四五"普通高等教育研究生规划教材

医学免疫学实验技术

主　　编　卢芳国　郑月娟

副 主 编　成绍武　缪珠雷　魏　科　梁锦屏　张军峰

编　　委（按姓名汉语拼音排序）

陈山泉	香港中文大学（深圳）	成绍武	湖南中医药大学
董　杨	上海中医药大学	龚陈媛	上海中医药大学
黄　燕	广西中医药大学	梁锦屏	宁夏医科大学
卢芳国	湖南中医药大学	芦　俊	湖南中医药大学
缪珠雷	上海中医药大学	王　平	贵州中医药大学
魏　科	湖南中医药大学	张　薇	南京中医药大学
张军峰	南京中医药大学	郑月娟	上海中医药大学

编写秘书　陈纯静　湖南中医药大学

科 学 出 版 社

北　京

内 容 简 介

本书共14章，分别介绍了抗体制备与纯化技术、凝集反应与沉淀反应实验技术、酶免疫技术、免疫荧光技术、化学发光免疫技术、免疫金标记技术、免疫印迹技术、免疫沉淀技术、放射性标记技术、免疫细胞分离与纯化技术、免疫细胞功能检测常用技术、流式细胞术、激光扫描共聚焦显微镜技术等常用免疫学实验技术。同时还附有常用试剂配制的内容。

本书内容全面，简明易懂，适用于高等医药院校医学类专业本科生、研究生的教学，同时也可供科研工作者以及临床检验、免疫生物治疗科等的工作人员参考使用。

图书在版编目（CIP）数据

医学免疫学实验技术 / 卢芳国，郑月娟主编. -- 北京 : 科学出版社，2025. 6. --（科学出版社“十四五”普通高等教育研究生规划教材）.
ISBN 978-7-03-081836-2

Ⅰ. R392-33

中国国家版本馆CIP数据核字第2025YL5838号

责任编辑：张天佐/责任校对：周思梦
责任印制：赵　博/封面设计：陈　敬

科学出版社 出版
北京东黄城根北街16号
邮政编码：100717
http://www.sciencep.com
三河市骏杰印刷有限公司印刷
科学出版社发行　各地新华书店经销
*
2025年6月第　一　版　开本：787×1092　1/16
2025年12月第二次印刷　印张：10 1/2　插页：1
字数：300 000

定价：55.00元

（如有印装质量问题，我社负责调换）

前　言

免疫学技术是免疫学在应用科学领域的延伸和分支。通过长期的创新发展，免疫学实验技术在现代医学和生物学研究技术领域得到广泛应用。2015年，湖南中医药大学“免疫与病原生物学”教学团队率先在全国中医药高等院校面向研究生开设该课程，历时10年时间教学实践，深感这门课程在教学改革和科学研究中的作用。鉴于学科发展和教学需求，编委会结合多年教学实践经验，编《医学免疫学实验技术》，以促进免疫学实验技术的应用，提升理论联系实践的教育教学改革效应。

本书共14章，分别介绍了抗体制备与纯化技术、凝集反应与沉淀反应实验技术、酶免疫技术、免疫荧光技术、化学发光免疫技术、免疫金标记技术、免疫印迹技术、免疫沉淀技术、放射性标记技术、免疫细胞分离与纯化技术、免疫细胞功能检测常用技术、流式细胞术、激光扫描共聚焦显微镜技术等常用免疫学实验技术。同时还附有常用试剂配制的内容。本书内容全面，简明易懂，适用于高等医药院校医学类专业本科生、研究生的教学，同时也可供科研工作者以及临床检验、免疫生物治疗科等工作人员使用。

本书由来自全国7所高等院校的14位专业教师共同完成编写。本书出版是全体编写人员和责编共同努力、通力合作的结果，在此表示衷心感谢。由于免疫学新技术不断涌现，编写内容难免存在疏漏之处，恳请读者批评指正，以利于我们今后再版时不断完善与提高。

《医学免疫学实验技术》编委会

2025年3月

目　　录

第一章 绪　论

免疫学技术是生命科学前沿学科之一的免疫学在应用科学领域的延伸和分支，其范畴包括对具有免疫活性的物质进行定性、定量测定的技术和对免疫系统组成成分的数量、状态进行测定的技术。前者主要是指对抗原（antigen，Ag）、抗体（antibody，Ab）的检测技术，后者则包括评估免疫系统活化的研究技术与方法。免疫学技术不仅可应用于免疫学领域的研究，更多的则是应用于非免疫学领域的研究中。本章将对免疫学技术的应用特点做概括性介绍。

一、抗体的应用

（一）抗体研究概述

抗体是B淋巴细胞接受抗原刺激后，增殖分化为浆细胞，产生并分泌到细胞外的糖蛋白，主要存在于血清等体液中，能够与相应的抗原发生特异性结合。1968年和1972年经世界卫生组织和国际免疫学会联合会讨论决定，将具有抗体活性或化学结构与抗体相似的球蛋白统一命名为免疫球蛋白（immunoglobulin，Ig）。Ig可分为分泌型Ig（secreted Ig，sIg）和膜型Ig（membrane Ig，mIg）。sIg主要存在于血液和组织液中，行使抗体的各项功能，mIg则主要构成B细胞膜表面的抗原受体（B cell receptor，BCR）。

抗体既是体液免疫应答产生的最重要的效应分子，也是免疫学技术中极为重要的一类工具分子。抗体结构的阐明是免疫学技术领域的重要突破之一，其研究经历了漫长的历史时期。早在19世纪后期，德国学者贝林（Behring）和日本学者北里（Kitasato）就研究发现，用白喉毒素免疫动物可诱导产生具有中和毒素作用的物质，称为抗毒素（antitoxin），随后引入“抗体”一词来泛指这类物质。20世纪30年代瑞典学者蒂塞利乌斯（Tiselius）和卡巴特（Kabat）用电泳方法将血清蛋白分为白蛋白、α1、α2、β及γ球蛋白等组分，并发现抗体主要存在于γ区，因此抗体又被称为γ球蛋白。至20世纪60年代，美国学者埃德尔曼（Edelman）与英国学者波特（Porter）经过多年研究，利用氨基酸测序技术，基本阐明了免疫球蛋白的分子模型，即Ig的基本单位由4条肽链组成，包括两条相同的重链（heavy chain，H链）和两条相同的轻链（light chain，L链），链和链之间通过二硫键结合，整个分子呈“Y”形对称结构。每条重链和轻链均包含恒定区、可变区及位于可变区中直接与抗原表位接触的超变区。此外，Ig的H链和L链由链内二硫键交联并折叠形成特定具有超二级结构的结构域，与其生物学作用相联系。

（二）抗体的应用

1. 多克隆抗体的应用　由于天然抗原往往具有多种表位，免疫动物刺激免疫系统激活的是识别同一抗原不同抗原表位的不同B细胞克隆，由这些B细胞克隆分泌的是针对多种不同抗原表位的多克隆抗体混合物，即抗血清。多克隆抗体来源广泛，效价高，常用于感染性疾病的防治与诊断。例如，破伤风抗毒素可用于破伤风紧急预防和特异性治疗；来自痊愈患者的高效价抗病毒血清可用于相应病毒感染性疾病的紧急预防和特异性治疗。

2. 单克隆抗体的应用　单克隆抗体（monoclonal antibody，mAb）制备技术是20世纪免疫学技术的一项里程碑式突破。20世纪70年代美国学者科勒（Kohler）与米尔斯坦（Milstein）将免疫小鼠B淋巴细胞与骨髓瘤细胞融合，选出其中具备体外不断增殖和分泌特异性抗体能力的细胞，进行单细胞克隆培养得到杂交瘤细胞，其所分泌抗体即为单克隆抗体。单克隆抗体的化学结构、生物学性质、识别抗原表位的特异性具有高度一致性，从而避免了多克隆抗体作用于靶点可能发生的非特异性反应。单克隆抗体的主要用途是：①对抗原进行纯化和结构分析；②鉴定细胞特征分子，阐明其发生、分化及功能；③用于临床疾病的诊断和治疗。

3. 基因工程抗体的应用 基因工程抗体的制备原理为：利用基因编辑技术，对识别某一特定抗原表位 Ig 基因进行切割、拼接或修饰，再导入受体细胞，使其表达特定抗体。例如，人-鼠嵌合性单克隆抗体、人源化单克隆抗体、全人源单克隆抗体等。由于全人源单克隆抗体的可变区和恒定区都是人源的，作为药物具有高亲和力、高特异性、极少毒副作用等优点，克服了含有动物源性成分抗体的缺点，成为治疗性抗体药物的首选，被广泛用于肿瘤、自身免疫病、器官移植排斥及抗病毒感染等领域。

二、抗原-抗体反应技术的应用

（一）抗原-抗体反应的原理

免疫学技术区别于其他生命科学领域技术的最重要的一个标志就是：将抗原-抗体之间的特异性结合反应作为识别待检物质的手段。抗原-抗体反应的特异性由这两种分子间的空间互补结构决定，这种亲和性由抗原-抗体结合力来体现。构成抗原-抗体结合力的因素包括电荷引力、范德瓦耳斯力（曾称范德华力）、氢键、疏水键等弱作用力。抗原-抗体反应可分为两个阶段，第一阶段为抗原与抗体特异性结合阶段，第二阶段为可见反应（凝集、沉淀现象等）出现阶段。第二阶段的出现是由于抗原-抗体结合后，表面电荷下降或消失，蛋白质由亲水胶体向疏水胶体转化并随复合物体积的增大从液相内析出。

抗原-抗体反应具有以下特点：①特异性。即抗原与相应抗体的特异性结合是由两者的空间结构互补所决定，当不同抗原存在相同或相似的抗原表位时，就可与同一抗体形成交叉反应。②可逆性。即抗原与相应抗体的特异性结合是通过非共价的弱作用力构成，其结合呈可逆过程。在反应系统中，处于结合相的抗原-抗体复合物与处于游离相的抗原、抗体，它们之间浓度的比值形成一个常数，称为亲和常数（affinity constant），常用 K 表示，K=[Ab–Ag]/([Ab]*[Ag])。亲和常数反映了抗体与抗原的亲和力（affinity）。③适合比例性。抗原与相应抗体的适合比例是抗原与相应抗体结合后出现可见反应阶段的重要条件。如果抗原远高于抗体（抗原过剩）或抗体远高于抗原（抗体过剩）则不能出现可见反应，此称为带现象（zone phenomenon），而这一比例受到抗原和抗体的结合价数目的影响，解释这一现象的理论即为网格学说（lattice theory）。此外，抗原-抗体反应还受到很多因素的影响，其中最重要的因素是：①电解质。通过选择合适浓度，可降低胶体粒子电势，促使抗原-抗体复合物析出。②酸碱度（pH）。根据抗原和抗体的等电点，选择合适的 pH，有利于抗原-抗体复合物析出，并避免非特异性的蛋白质析出。③温度。合适的温度有利于提高反应速度，提供最佳结合环境。

（二）抗原-抗体反应的应用

1. 经典血清学试验 早年由于当时制备的特异性抗体都来源于动物免疫血清，检测的标本也多采用血清，故这些体外抗原-抗体反应被称为血清学反应。血清学反应主要包括凝集反应、沉淀反应等类型。这些经典的血清学反应为鉴定病原菌、检测特异性抗体等提供了可靠的方法，被广泛应用于传染病、自身免疫病等的诊断及流行病学调查。例如，1896 年肥达（Widal）等创立肥达试验用来诊断肠热症；1897 年埃利希（Ehrlich）创立中和反应；1900 年博代（Bordet）发现补体，创立补体结合试验；同年，兰德斯坦纳（Landsteiner）发现人类 ABO 血型，创立血型鉴定方法；1902 年阿斯科利（Ascoli）创立环状沉淀试验；1945 年库姆斯（Coombs）等创立检测红细胞不完全抗体的抗人球蛋白试验；1946 年乌丁（Oudin）创立单向免疫扩散试验；1948 年乌切特洛尼（Ouchterlony）等创立双向免疫扩散技术；1953 年格拉巴尔（Grabar）和威廉姆斯（Williams）提出将电泳技术与抗原-抗体反应有机结合，创立免疫电泳技术；随后又陆续出现免疫固定电泳、对流免疫电泳、火箭免疫电泳等。

2. 免疫标记技术 免疫标记技术是以荧光素、酶、放射性核素、化学发光物质、胶体金等标记抗体或抗原后，应用于微量物质（抗原或抗体）检测的技术。标记物与抗体或抗原连接后并不改变抗原和抗体的免疫特性。该技术具有高灵敏度、快速、可定位定量检测等优点。例如，1941年孔斯（Coons）等首次用异氰酸荧光素标记抗体，建立了荧光抗体技术，用来显示细胞或组织内的抗原或半抗原。1959年亚洛（Yalow）等用放射性核素标记抗体，建立了放射标记免疫技术，用于测定血液中胰岛素含量。1971年帕尔曼（Perlman）等用酶替代放射性核素标记抗体，建立酶标记免疫技术，使检测手段更为安全和环保。1979年陶宾（Towbin）提出蛋白质印迹法，用于检测蛋白混合物中的目标蛋白。这些方法极大提高了免疫学技术检测信号的强度和分辨率，使灵敏度达到了分子水平，为分子免疫学研究提供了有力武器。

三、免疫细胞分离及功能测定技术的应用

（一）免疫细胞概述

免疫细胞是参与免疫应答或与免疫应答有关的细胞及其前体细胞的总称。目前，对免疫细胞的认识还处于不断发展中，每年都会有新发现或新定义的免疫细胞加入到这个群体。免疫细胞主要来源于骨髓造血干细胞，也有来自于非骨髓起源的前体细胞。免疫细胞分为参与固有免疫应答的细胞和参与适应性免疫应答的细胞。前者包括单核/巨噬细胞、树突状细胞、自然杀伤（NK）细胞、NKT细胞、γδT细胞、B-1细胞、中性粒细胞、嗜酸性粒细胞、嗜碱性粒细胞、肥大细胞；后者则为介导适应性免疫应答的细胞，即T淋巴细胞（T细胞）和B淋巴细胞（B细胞）。免疫细胞具有异质性，体现在以下方面：①可划分成不同的发育阶段或不同亚群；②具有不同生物学特性，产生不同膜型或分泌型分子；③承担不同的免疫功能。因此要实现对免疫细胞的分离、鉴定及功能测定，则需要对免疫细胞上述特征有充分了解。

（二）免疫细胞分离技术的应用

利用免疫细胞的物理性质和膜分子的差异，可以将不同类型的免疫细胞进行分离，目前常用的分离方法有密度梯度离心法、黏附分离法、荧光激活（FACS）分离法、磁性分离法等。密度梯度离心法利用不同密度的离心介质，通过离心方法对不同密度的免疫细胞进行分离，可用于外周血细胞的分离。黏附分离法利用免疫细胞的黏附特性使其黏附于特定吸附物（尼龙纤维、玻璃纤维、玻璃）表面而被分离，可用于T细胞、B细胞或单核细胞的分离。荧光激活分离法是利用流式细胞仪识别与不同荧光标记抗体结合的细胞实现分离，适合具有特征膜分子细胞的分离。磁性分离法是通过细胞吞噬微细铁粒或以铁粒结合抗体吸附于细胞膜分子再经磁场分离，可用于单核细胞或具有特征膜分子细胞的分离。

（三）免疫细胞功能测定技术的应用

免疫细胞功能测定是一类涵盖面极为宽泛的检测技术，涉及免疫学、细胞生物学、分子生物学、生物化学、组织学等多个学科的实验技术与方法。免疫细胞功能测定可分为体内试验与体外试验两类。常用方法有：转化增殖试验、细胞毒试验、抗体形成试验、细胞吞噬与杀伤功能试验等。转化增殖试验适用于在免疫应答中有增殖效应的免疫细胞（如T细胞、B细胞）测定。细胞毒试验适用于在应答中能发挥细胞毒作用的细胞（如T细胞、NK细胞）测定。抗体形成试验适用于B细胞抗体分泌功能的测定。细胞吞噬与杀伤功能试验适用于具有吞噬效应的细胞（如单核/巨噬细胞、中性粒细胞）测定。

四、分子免疫学技术的应用

分子免疫学技术是应用分子生物学的方法和技术来研究免疫系统的结构、功能和调节机制的技术。这一技术的范畴和应用非常广泛，包括：用逆转录实时荧光定量聚合酶链反应（qRT-PCR）、Southern 印迹杂交、Northern 印迹杂交等技术来检测特定免疫相关基因及其表达水平；通过酶联免疫斑点（ELISPOT）、免疫沉淀、免疫荧光、Western 印迹、免疫组化、质谱等技术分析免疫相关蛋白质的表达、修饰和定位；使用酶联免疫吸附分析（ELISA）、流式细胞术、Western 印迹、免疫沉淀等技术来分析免疫细胞受体激活后的信号传导途径；应用 CRISPR-Cas9 等基因编辑技术修改免疫细胞的基因，研究特定基因对免疫应答调节的影响；应用高通量技术如基因组学、转录组学、蛋白质组学和代谢组学来全面分析免疫系统的组成和功能；使用生物信息学工具和数据库来分析免疫相关数据，预测蛋白质功能，分析免疫调节网络等诸多方面。该研究领域的一个经典例子是：日本学者利根川进在 20 世纪 70～80 年代初，运用当时最先进的 mRNA 与 DNA 杂交和限制性内切酶酶切等分子生物学技术，发现抗体的基因数目数远少于抗体数目，而且胚胎细胞编码抗体的基因片段距离远，而能产生抗体的骨髓瘤细胞（B 细胞）编码抗体的基因片段距离近，之后又通过一系列实验证实抗体多样性是由 B 淋巴细胞抗体基因的剪切、重排和突变决定的。抗体多样性遗传机制的阐明，极大地推动了免疫学研究的发展，也标志着分子免疫学时代的到来。

五、免疫学实验技术在中医药免疫作用研究中的应用

中国历代医家都很重视人体具有的抵御疾病的能力。《素问遗篇·刺法论》曰“正气存内，邪不可干”，中医擅长从整体出发，通过扶正祛邪，增强机体免疫能力，恢复机体阴阳平衡，改善或治愈疾病。中医注重整体观的同时，如何深入了解机体微观局部结构和功能变化呢？这就有必要把中医药研究与现代免疫学研究结合起来，将中医宏观整体观念与当代科学微观分析方法相结合，应用免疫学技术阐释中医药调节机体免疫的科学内涵，为中医临床有效性提供基础研究证据。例如，可以通过免疫组化技术，观察中药对免疫器官如脾脏、淋巴结等的结构和功能的影响；通过流式细胞术，分析中药成分对 T 细胞、B 细胞、NK 细胞、单核/巨噬细胞等免疫细胞的活化、分化和增殖的影响；利用 ELISA 技术，检测中药对细胞因子如干扰素、白细胞介素、肿瘤坏死因子等的调节作用；通过 Western 印迹、qRT-PCR 等技术，探究中药成分对免疫相关信号传导途径如核因子 κB（NF-κB）、丝裂原激活蛋白激酶（MAPK）、PI3K/Akt 等的影响；还可以通过高通量筛选和生物信息学分析，鉴定中药成分与免疫相关蛋白质的相互作用及其在免疫调节中的潜在机制。该研究领域的一个经典范例是：20 世纪 80 年代，中医药免疫研究的开拓者杨贵贞教授应用免疫学、生理学等技术，发现人参皂苷可通过影响下丘脑-肽能神经元而调整应激期动物的免疫功能抑制状态，之后她又在国内率先引入分子生物学技术，从 mRNA 与 DNA 水平探讨了人参皂苷对白细胞介素等多种细胞因子基因表达的调节作用，使中医药免疫调节机制的研究由整体和细胞水平步入分子和基因水平。

综上所述，免疫学技术历经百余年发展，通过不断融合创新，已经成为现代医学和生物学研究技术领域中不可缺少的重要组成部分。通过结合传统中医药的整体观念与免疫学技术的微观分析方法，可以使中医药的疗效和作用机制得到更为精确的验证和解释，为中医药现代化和国际化提供坚实的科学基础。因此，本教材将重点突出以下特点：①密切结合中医类院校教学特点，纳入广泛的免疫学实验内容，博采众长，兼容并蓄，涵盖免疫学领域的传统经典实验和现代前沿实验技术。通过提供多样化的实验内容，使任课教师能够针对不同专业和不同层次学生，灵活选择和安排不同的实验教学内容，培养学生实践能力和操作技能，有效激发创新思维和解决问题的能力。②优先展示中医药领域免疫学技术应用成果，通过大量中医药领域利用免疫学技术开展研究的真实案例，展示中医药研究成果对免疫学发展的重要贡献，充分激发学生对中西医结合学科的兴趣。

（郑月娟）

第二章　抗体制备与纯化技术

抗体（antibody，Ab）是B淋巴细胞受到抗原刺激后分化为浆细胞，再由浆细胞分泌的，在体内外能够与抗原发生特异性结合的球蛋白，是介导体液免疫的重要效应分子。通过人工制备的方式获得的抗体称为人工抗体，是大量获得抗体的有效途径。目前，人工制备的抗体主要有多克隆抗体、单克隆抗体、基因工程抗体和纳米抗体等，本章重点介绍多克隆抗体和单克隆抗体的制备与鉴定。

第一节　多克隆抗体的制备

一、实验原理

多克隆抗体（polyclonal antibody，pAb）是使用含有多种抗原表位的抗原免疫动物后获得的抗体，由于该抗原可以刺激多个B细胞克隆产生针对不同抗原表位的多种抗体，所以免疫动物获得的血清实际上是含有多种抗体的混合物，也称为多克隆抗体血清。

多克隆抗体的优点：作用全面、来源广泛、制备简单。缺点：特异性不高、易发生交叉反应，不易大量制备，因而限制了其应用的范围。人工制备多克隆抗体涉及抗原的制备、动物免疫和抗体的纯化与鉴定等步骤，其中抗原的免疫原性、纯度、剂量和免疫的途径、次数、间隔周期等因素均影响多克隆抗体的免疫血清效价。

（一）抗原的制备

抗原（antigen，Ag），又称为免疫原，可以刺激机体B细胞分化产生浆细胞后分泌产生特异性抗体。抗原种类很多，按照化学成分分类，有蛋白质抗原、多糖抗原、脂类抗原和核酸抗原；按照抗原形式有完全抗原和半抗原；按照抗原物理性状不同有颗粒性抗原和可溶性抗原；按抗原诱生抗体时对T细胞的依赖性不同有胸腺依赖性抗原和胸腺非依赖性抗原；按照与机体的亲缘关系有异种抗原、同种异型抗原、自身抗原和异嗜性抗原。最常见的抗原是微生物抗原（细菌、真菌、病毒等）、细胞及可溶性蛋白质等。

1. 抗原的免疫原性　免疫原性（immunogenicity）是抗原能够刺激机体产生免疫应答的能力。不同种类的抗原具有强弱不同的免疫原性，一般免疫原性强的抗原具有异物性、分子量大和化学结构复杂的特征。天然的抗原多为大分子有机物，一般分子质量大于10kDa的蛋白质因分子质量大、结构复杂等因素，其免疫原性强于多糖、多肽、脂类和核酸类抗原。

2. 抗原的剂量　抗原的剂量多少与抗原的种类和免疫方案有关，一般免疫原性强的抗原剂量使用相对较少，而免疫原性弱的抗原剂量使用相对较多。但是，过低的抗原剂量一方面不能引起足够强的免疫应答，还可能导致低带免疫耐受，过高的抗原剂量则可能引起高带免疫耐受，抗原剂量只在一定范围内与抗体效价成正比。一般情况下，可溶性蛋白质抗原在辅以佐剂免疫动物的情况下，首次免疫剂量，小鼠为10～200μg/次，大鼠为50～500μg/次，家兔为0.1～1mg/次。颗粒性抗原的免疫原性相对更强，如哺乳类动物细胞数为（1～2）$\times 10^7$个，细菌数为1×10^8～1×10^9个。

（二）免疫动物

制备多克隆抗体的免疫动物一般以哺乳类动物为主，包括家兔、山羊、马、大鼠、小鼠和豚鼠等，可以从所需抗血清的数量、与抗原之间的亲缘关系和用途等方面考虑选择的免疫动物类型。

山羊和马等大型动物一般用于大量抗体的制备，如商业化的二抗制备；家兔是常用的免疫动物，如纯种新西兰兔，主要是由于兔源的蛋白与人源及鼠源蛋白的同源化程度低，而且采集的血液比较多。家兔每次可以采集30～50ml血液而不会引起严重的不良反应，并且家兔的寿命可以达到5～6年，可以追加抗原免疫而获得持久高效的特异性抗体；纯系小鼠多用于所需抗体很少或者抗原难以获得的情况，每只小鼠只能获得数百微升的免疫血清，而豚鼠和大鼠每只可以获得约5ml免疫血清。

（三）免疫方案

抗原进入机体的免疫途径、免疫次数、免疫间隔周期、频率及免疫佐剂的应用和类型等均可影响免疫应答的强度。

1. 免疫途径 抗原可以通过皮下、皮内、肌内、静脉、腹腔、淋巴结内及脾脏内注射等途径进入免疫动物体内。可溶性抗原和抗原量少的情况下，一般需要联合佐剂经皮内或皮下入射，并进行多点注射，如小鼠背部皮下，家兔背部皮下、腘窝或足垫等。颗粒性抗原可以不添加佐剂，经肌内注射、腹腔注射或静脉注射途径，如红细胞或细菌悬液，可选择小鼠腹腔或尾静脉接种免疫；肿瘤细胞经多聚甲醛固定、放射性核素照射等方式处理后，可经过小鼠尾静脉注射免疫。

2. 免疫次数 机体免疫系统对于胸腺依赖性抗原的免疫应答有初次免疫应答和再次免疫应答两种。初次免疫应答抗体产生的高峰期在10～15天，但是以免疫球蛋白M（IgM）为主。再次免疫应答由记忆性B细胞和记忆性T细胞参与，抗体以免疫球蛋白G（IgG）为主，并具有亲和力更高、总量更大和更加持久的特点。在基础免疫后，多次重复注射免疫原，可获得高效价抗体，并显著提高抗体的亲和力，但是因抗原免疫原性和动物品系不一样，抗体应答动力学将有较大差异。一般制备高度特异性的抗血清，采用低剂量短程抗原免疫法；制备高效价的抗血清，可采用大剂量长程免疫法。免疫周期长者，可少量多次；免疫周期短者，应大量少次；多数免疫以3～4次为宜。

3. 免疫间隔周期 两次抗原免疫之间的时间间隔太短起不到再次免疫应答的增强效果，时间间隔太长会失去上一次免疫应激的致敏作用。可溶性蛋白抗原的免疫原性一般比颗粒性抗原弱，可以通过3次免疫，加免疫佐剂的皮下或皮内注射，一般间隔2～4周免疫一次；不加免疫佐剂的皮下或肌内注射，一般间隔1～2周；通过肌内或静脉免疫，可间隔5天左右的时间。细胞等颗粒性抗原经过腹腔注射进行初次免疫，可以在第4、7和10天，再次给予加强免疫。

二、实验材料

1. 动物 健康家兔、绵羊红细胞。

2. 试剂 Alsever's液、0.9%氯化钠溶液（生理盐水）。

3. 器材 无菌注射器及针头、碘酒/酒精棉球、无菌毛细滴管、无菌试管、无菌三角烧瓶等。

三、实验流程

1. 抗原的制备 无菌采集绵羊静脉全血（抗凝），静置使红细胞沉降后，用无菌生理盐水洗涤3次（每次以2000r/min离心10min），最后配成10^6/ml浓度的细胞悬液，备用。

不同性质的抗原的处理方法不同。①颗粒性抗原：主要是指细胞抗原或细菌抗原。最常用的细胞抗原为制备溶血素用的绵羊红细胞。细菌抗原多用液体或固体培养物处理而制备。H抗原用有动力的菌株，菌液用0.3%～0.5%甲醛处理，而O抗原则需要100℃加温2～2.5h后应用。Vi抗原则应在杀菌后再加0.5%～1%氯化钙溶液。有时虫卵也可做成抗原，如日本血吸虫卵抗原可制成悬液供免疫用。有些细胞膜成分，如组织细胞膜、血细胞膜经打碎后亦可制成颗粒抗原。颗粒抗原悬液呈乳浊状，多采用静脉内免疫法，较少使用佐剂。②可溶性抗原：蛋白质、糖蛋白、脂蛋白、细菌毒素、酶、补体等皆为良好的可溶性抗原。但因这些蛋白质多为复杂的蛋白组分，免疫前需进行纯化。可溶性抗原免疫时，常加佐剂皮下注射。

2. 免疫动物　免疫效果与抗原的性质、剂量、免疫途径及免疫次数密切相关。本实验免疫动物的具体方法见表 2-1。

表 2-1　绵羊红细胞免疫家兔实验设计

免疫次序	免疫时间	注射部位	抗原剂量（10^6/ml）
1	第 1 天	皮下注射	0.4
2	第 10 天	肌内注射	0.4
3	第 17 天	足底注射	0.4
4	第 24 天	静脉注射	0.4
5	第 31 天	皮下注射	0.4

3. 免疫血清的制备

（1）试血：一般在末次注射后的 7～10 天，从家兔耳静脉采少量血制备血清，与相应抗原反应，进行试血。抗体效价＞1∶16 即可采血。

（2）采血：无菌耳静脉或心脏采血（不抗凝），收集于无菌试管内静置。

（3）血清制备：将抽取的血液收集于无菌试管内静置（不抗凝），血液凝固后，用无菌细玻璃棒使血块与试管壁分离，于 37℃静置 2h 后，置于 4℃过夜，使血清充分析出，最终以 2000r/min 离心 20min，取上清液即得。

4. 免疫血清的保存

（1）4℃保存：将抗血清除菌后，以液体状态保存于普通冰箱，可以存放 3 个月到半年，效价高时，1 年之内不会影响使用。保存时要加入 0.15%～0.2% 叠氮钠（NaN_3）以防腐。如若加入半量的甘油则可延长保存期。

（2）低温保存：放在 –40～–20℃，一般保存 5 年效价不会有明显下降，但应防止反复冻融。反复冻融可使效价明显降低。因此低温保存应用小包装，以备取出后在短期内用完。

（3）冷冻干燥保存：最后制品内水分不应高于 0.2%，封装后可以长期保存，一般在冰箱中 5～10 年内效价不会明显降低。

四、注意事项

1. 免疫实验动物时，要少量多次注射。
2. 免疫实验动物时，注意无菌操作，以防感染。
3. 实验中所用器皿要干燥、清洁。

五、应用举例

例 1：南京中医药大学基础医学院的赵玉男教授团队进行“人参总皂苷多克隆抗体的制备和鉴定”的研究，利用牛血清白蛋白（BSA）偶联提取的人参皂苷制备抗原，与弗氏完全佐剂 1∶1 混合后，沿家兔脊柱两侧分别在颈、胸、腰两侧对称皮下注射进行免疫，每 2 周后加强一次，使用弗氏不完全佐剂，共免疫注射 3 次。3 次免疫后，抗血清用硫酸铵沉淀法沉淀，再使用蛋白 A/G 琼脂糖纯化和抗原柱双纯化抗体，最后用生物膜层干涉技术检测人参总皂苷多抗的亲和性，用免疫细胞化学从细胞学水平验证了抗体的有效性，结果证明制备的人参总皂苷多抗的效价和特异性均较高，为课题组下一步深入研究人参总皂苷在脑中的分布提供了抗体基础。

资料来源：顾玲，欧阳柳凤，陈飞燕，等 . 人参总皂苷多克隆抗体的制备和鉴定 [J]. 时珍国医

国药，2016，27(8): 1793-1795.

例 2：石河子大学动物科技学院的张辉教授团队进行“牛结核分枝杆菌 BfrB 蛋白生物信息学分析及多克隆抗体制备”研究，利用生物信息学软件预测分析 BfrB 蛋白的生物信息学特征，并克隆其编码基因到原核表达载体 pET32a，利用异丙基硫代-β-D-半乳糖苷（IPTG）诱导表达后通过镍柱亲和层析法纯化重组的 BfrB 蛋白，利用 SDS 聚丙烯酰胺凝胶电泳（SDS-PAGE）和 Western 印迹技术验证分析重组 BfrB 蛋白。重组 BfrB 蛋白皮下多点注射免疫新西兰大白兔，共免疫注射 4 次，间隔 2 周/次。第三次免疫后 1 周耳中动脉采血用于 ELISA 和 Western 印迹检测。第四次免疫后 3 天心脏采血，用于 ELISA 和 Western 印迹检测。结果显示该重组蛋白能够免疫新西兰大白兔，诱导产生高效价的多克隆抗体，为后续深入研究牛结核分枝杆菌 BfrB 蛋白的功能奠定了基础，也为牛结核病的防控提供了参考依据。

资料来源：史超，刘素平，张伟，等. 牛结核分枝杆菌 BfrB 蛋白生物信息学分析及多克隆抗体制备 [J]. 中国病原生物学杂志，2024，19(4): 395-404.

第二节　多克隆抗体的纯化

不同的免疫学实验技术对于抗体的纯度、效价、浓度均有不同的要求，抗体的质量直接影响免疫学实验结果。

一、实验原理

多克隆抗体免疫血清，不仅含有针对目标抗原的高亲和力特异性抗体，也含有一些可与其他抗原发生交叉反应的低反应性抗体和其他非特异性抗体，可以经过盐析法、凝胶过滤、离子交换层析、亲和层析及高效液相色谱等方法纯化，但是这些方法各有优缺点，需要根据抗体的特点、纯度要求和实验室具体条件加以选择。本节主要介绍饱和硫酸铵盐析法和凝胶柱层析分离法。

1. 饱和硫酸铵盐析法　盐析法就是在蛋白质溶液中加入大量的中性盐，如硫酸铵、氯化钠、硫酸钠等，通过与蛋白质竞争水分子，破坏蛋白质基团与水形成的表面水化膜，降低蛋白质胶体的稳定性，进而从溶液中凝集析出。pH、离子强度、温度、亲水有机溶剂等均可影响蛋白质的溶解度。

2. 凝胶柱层析分离法　凝胶层析也称分子筛层析、排阻层析，是利用凝胶本身多孔网状的分子筛结构，根据分子量大小不同，将蛋白质组分由大到小依次分离出来。凝胶的线性基质含多个羟基，具有亲水性，在交联剂作用下交联形成不溶于水的三维空间网络结构。常用葡聚糖凝胶（polydextran gel）或琼脂糖凝胶（agarose gel）。蛋白质溶液在流经凝胶柱时，大分子蛋白质不能穿过凝胶网孔进入凝胶粒内部，因此留在胶粒间隙的溶液中，随洗脱液最先流出。但是小分子蛋白质进入胶粒内部，受到胶粒阻留，流速较慢。

二、实验材料

（一）饱和硫酸铵盐析法

1. 免疫血清、杂交瘤细胞培养上清液或杂交瘤细胞接种小鼠腹水。

2. 饱和硫酸铵溶液（SAS）　称取 400～425g 分析纯硫酸铵，以 80～100℃双蒸水 500ml 溶解，用磁力搅拌器充分搅拌直至所加入的硫酸铵全部溶解，趁热过滤，滤纸可用 125μm 规格，冷却后以浓氨水（15mol/L 氨水）调 pH 至 7.4。配制好的饱和硫酸铵，瓶底应有大量结晶析出，保存于室温。使用前吸出所需的量，用 28% 的氨水校正 pH。

3. 生理盐水。

4. 磷酸盐缓冲盐液（phosphate buffer saline，PBS）　称取 8g NaCl、0.2g KCl、2.9g $Na_2HPO_4·12H_2O$、

0.2g KH_2PO_4 溶于 1000ml 双蒸水中，用 HCl 调 pH 至 7.4，保存于室温。

5. 萘氏试剂　称取 11.5g HgI_2、8gKI，加双蒸水至 50ml，搅拌溶解后，再加入 20% NaOH 溶液 50ml。

6. 实验设备　磁力搅拌器、低温冰箱、4℃离心机、电子天平、紫外分光光度计、烧杯、透析袋、精密 pH 试纸（pH5.5～9.0）、转子、离心管、移液器。

（二）凝胶柱层析分离法

1. 抗体样品　经饱和硫酸铵沉淀、初步分离的 IgG。

2. 磷酸缓冲液（phosphate buffer，PB）　取 0.2mol/L Na_2HPO_4 溶液 94.7ml、0.2mol/L NaH_2PO_4 溶液 5.3ml 混合后，加蒸馏水稀释至 400ml（0.05mol/L，pH 8.0）。

3. Sephadex G-200 干胶 20g。

4. 实验设备　层析仪 1 套、2.5×100cm 层析柱、滤网（滤纸）、试管、烧杯等。

三、实验流程

（一）饱和硫酸铵盐析法（以 10ml 免疫血清为例）

1. 10ml 免疫血清加等量生理盐水稀释，混匀后置于磁力搅拌器上，边搅拌边逐滴加入 20ml 饱和硫酸铵溶液（终浓度 50%，*V*/*V*%）。轻轻搅拌均匀后于 4℃ 静置 2h 以上，使其沉淀。

2. 4℃，12 000g 离心 30min，弃上清液。沉淀用 20ml 生理盐水溶解，逐滴加入 10ml 饱和硫酸铵溶液（终浓度 33%，*V*/*V*%），4℃放置 2h 以上。

3. 同上离心，末次沉淀物用 4mlPBS 溶解后，装入预处理的透析袋（透析袋用去离子水煮沸 10min，换液后重复 1 次）。

4. 将透析袋放入 4℃、50～100 倍体积的 PBS 中，透析 48～72h，充分除盐，其间至少换液 4～6 次，直到透析液中没有硫酸铵，可以使用萘氏试剂检测透析外液无黄色；或采用 Sephadex G-25 盐层析柱快速除盐，该法除盐较彻底、快速，但抗体浓度将被稀释。

5. 取少量透析后样品适当稀释后，以紫外分光光度计法测定蛋白质浓度，或者通过如下公式计算蛋白质含量：

蛋白质含量（mg/ml）= $(1.45\times OD_{280nm}-0.74\times OD_{260nm})\times$ 样品稀释度。SDS-PAGE 检测抗体纯度。

说明：计算公式中 1.45 与 0.74 为常数，nm 为波长，OD 为吸光度。

6. 分装抗体，置于 −20℃ 或 −80℃冰箱中保存。

（二）凝胶柱层析分离法

1. 凝胶预处理　Sephadex G-200 以干粉形式存在，使用前必须溶胀，但是在膨胀期间应避免过度搅拌。将凝胶在过量去离子水中室温膨胀 24h，或用热水膨胀 1h。

2. 凝胶装柱　检查层析柱所有部件，与蠕动泵、紫外监测仪相连，并向柱内加入 1/3 高度的缓冲液，用玻璃棒引导将溶胀的 Sephadex G-200 凝胶沿柱内壁填充到柱内，注意不要产生气泡，待其部分自然沉降后，吸出部分上清液，再加入凝胶，反复数次，直至凝胶距柱上口 6～8cm；打开蠕动泵，让缓冲液以 0.2ml/min 流速流过，使柱床稳定平衡，一般 Sephadex G-200 柱需要平衡 4h 以上。

3. 上样　柱子充分平衡后，加入 2ml 饱和硫酸铵沉淀的抗体样本，待样品完全进入层析凝胶柱后，再加满洗脱缓冲液。凝胶过滤的上样量一般为不大于 5% 的柱床体积，初次上样控制在 1%～2% 的柱床体积。

4. 洗脱　用磷酸缓冲液（0.05mol/L，pH8.0）以 0.1ml/min 速度洗脱，记录洗脱图谱，分步收集洗脱组分。

5. 检测 用紫外分光光度计法检测收集样品中蛋白质的含量，蛋白质主峰为 IgG。

四、注意事项

（一）饱和硫酸铵盐析法

1. 硫酸铵容易吸潮，使用前可以磨碎后放入烤箱内 60℃烘干后再称量。
2. 免疫血清、腹水等先经 4℃、10 000*g* 离心 20min，去除细胞碎片和沉淀。
3. 血清稀释后再缓慢加入饱和硫酸铵，或逐滴加入，避免杂质蛋白与目标抗体共沉淀。

（二）凝胶柱层析分离法

1. 凝胶装柱避免产生气泡或断层，否则要重新装柱。
2. 抗体溶液加样后，使样品在亲和柱内滞留一定时间，可以提高蛋白质的纯化效率。

五、应用举例

例 1：湖南中医药大学药学院贺福元教授团队进行“芦丁完全抗原的合成鉴定及免疫原性分析”的研究，采用高碘酸钠法制备芦丁完全抗原，以此抗原免疫健康雄性新西兰大白兔，制备抗血清，检测表明免疫新西兰大白兔得到了特异性针对芦丁的抗血清，抗体效价为 1∶4000。经方法学考察证明抗体与其他类似物的交叉反应率小于 1%，由此成功建立了快速检测芦丁的免疫学方法。

资料来源：包小燕，贺福元，曾姣丽，等 . 芦丁完全抗原的合成鉴定及免疫原性分析 [J]. 中国中药杂志，2013，38(3): 397-401.

例 2：北京中医药大学基础医学院王庆国教授团队进行“猪去氧胆酸人工抗原的合成及鉴定”的研究，采用混合酸酐法合成猪去氧胆酸（hyodeoxycholic acid，HDCA）人工抗原（HDCA-牛血清白蛋白）、包被原（HDCA-鸡卵清白蛋白），应用人工抗原与弗氏佐剂的乳化液背部皮下多点注射免疫 BALB/c 小鼠 4 次后，尾尖取血，通过 ELISA 测定免疫小鼠抗血清的效价和特异性。结果表明，HDCA 与牛血清白蛋白（BSA）偶联成功，小鼠抗血清中的抗体可与 HDCA 产生特异性结合，抗血清和甘草酸、黄芩苷、栀子苷等与其常配伍应用的中药化合物均无交叉反应，与胆酸交叉反应率为 90%。因此，该研究成功合成了 HDCA-BSA，并可诱发小鼠产生相应特异性抗体，为 HDCA 药理作用靶点的进一步研究奠定了基础。

资料来源：赵妍，屈会化，张越，等 . 猪去氧胆酸人工抗原的合成及鉴定 [J]. 中草药，2014，45(23): 3387-3391.

第三节　单克隆抗体的制备

单克隆抗体（monoclonal antibody，McAb）是由一种 B 淋巴细胞克隆产生、识别单一特定的抗原表位的均一抗体。该技术最早由德国免疫学家格奥尔格 · 科勒（Georg Kohler）和英国分子生物学家塞萨尔 · 米尔斯坦（Cesar Milstein）于 1975 年创立，因为单克隆抗体技术在临床疾病的诊断、预防和治疗等方面作出的巨大贡献，2 位科学家获得了 1984 年诺贝尔生理学或医学奖。

一、实验原理

人工制备单克隆抗体是将产生抗体的单一 B 细胞克隆同骨髓肿瘤细胞进行细胞融合，获得的既能产生抗体，又能无限增殖的杂种细胞而生产的单一种类的抗体。因为骨髓瘤细胞缺乏次黄嘌呤-鸟嘌呤磷酸核糖基转移酶（HGPRT），所以在 HAT 培养基，即含次黄嘌呤（H）、氨基蝶呤（A）、胸腺嘧啶核苷（T）的培养基中不能生长，而B细胞虽然具有HGPRT酶，可以在HAT培养基中存活，但是不能传代生长。上述两种细胞融合成的杂交瘤细胞具备了骨髓瘤细胞和B细胞的双重特点，从而可以在HAT培养基中长期存活。通过HAT培养和筛选，杂交瘤细胞可以成为单一的纯细胞克隆，进而产生结构和特性完全相同的高纯度单克隆抗体。

单克隆抗体的制备过程

1. 抗原的制备 制备单克隆抗体的抗原需重点考虑抗原的来源、抗原的免疫原性、抗原的特异性、抗原混合物的多少及性质，以及单克隆抗体的用途等。如果抗原来源有限，或者抗原免疫原性很强，或者抗原性质不稳定容易失活等，抗原只需经过初步纯化甚至不必纯化；但是，如果抗原中混合物较多，或者混合物的免疫原性很强，则需要对抗原进行纯化，避免干扰特异性抗原的免疫应答水平。

2. 免疫动物 制备单克隆抗体的动物可以选择小鼠、大鼠、豚鼠、仓鼠和家兔等，但是主要取决于融合用的骨髓瘤细胞系，一般应采用和骨髓瘤细胞株来源动物是相同品系，或者是进化关系接近，产生的杂交瘤细胞更加稳定，其染色体更不易丢失。目前，常用的骨髓瘤细胞系多来自BALB/c小鼠、Lewis大鼠和家兔，其中BALB/c小鼠的应用最为普遍。BALB/c小鼠来源的Sp2/0-Ag14骨髓瘤细胞是最为理想的融合用骨髓瘤细胞株，可以与小鼠、大鼠和豚鼠来源的抗原致敏B细胞融合形成稳定的杂交瘤细胞，并且不会形成嵌合抗体。6～8周龄的雌性BALB/c小鼠通常用于制备人抗原单克隆抗体，而鼠源性抗原，可以选用Lewis大鼠、豚鼠、仓鼠和家兔。

3. 免疫方案 免疫方案根据免疫途径、抗原性质等有所不同，目的均是使B细胞受到抗原刺激后增殖、分化成为抗体形成细胞，从而可融合成具有高分泌性的杂交细胞。抗原免疫的途径有脾内免疫法、体内免疫法和体外免疫法。①脾内免疫法是将抗原直接注入脾脏内免疫的方法。该方法操作简单，且可以显著提高动物对抗原的免疫反应性，降低抗原的剂量。②体内免疫法包括皮下、皮内、腹腔、静脉等免疫方式，适用于免疫原性强、来源充分的抗原。③体外免疫法是取正常动物和人的脾细胞或淋巴结细胞或外周血淋巴细胞在一定条件下与抗原共同培养，然后再与骨髓瘤细胞进行融合。这种方式已经成功用于多种抗原单克隆抗体的制备。其具体操作在本节的实验流程中介绍。

（1）可溶性抗原：可溶性抗原免疫原性相对较弱，初次免疫以10～100μg抗原溶液与佐剂混合乳化，200μl经腹腔注射。2～4周后，可以等量腹腔注射进行第1次加强免疫。第1次加强免疫后2周，等量抗原经腹腔注射进行第2次加强免疫，7天后尾静脉采集100～200μl血液，离心分离血清，ELISA检测抗体效价，蛋白印迹法鉴定抗体特异性。如抗体效价低，小鼠可以间隔2周重复免疫，直至产生高效价抗血清。选择血清抗体效价最高的小鼠，距离前次免疫2周后，融合前3天腹腔或尾静脉注射不含佐剂的抗原10～50μg。

（2）颗粒性抗原：颗粒性抗原免疫原性较强，不加佐剂就能够获得较好的免疫效果。完整细胞按每只小鼠经腹腔注射（1～2）×10^7个细胞数，分别在初次免疫后的4周和7周（融合前3天）各加强免疫1次。自身免疫病模型鼠脾细胞可直接用于与骨髓瘤细胞融合。

4. 细胞融合 促进淋巴细胞和骨髓瘤细胞的融合方式有多种，如物理方式（电融合、激光融合）、化学方式（聚乙二醇）、生物方式（病毒感染）等，其中聚乙二醇（PEG）最为常用。

5. 融合细胞的选择性培养 经过融合处理后的细胞群中，未融合细胞与非杂交瘤型融合细胞将被HAT培养基剔除，剩下来少量存活的即为杂交瘤细胞。

6. 单克隆细胞株的筛选与克隆化

（1）单克隆细胞株的筛选：阳性杂交瘤细胞株的筛选应根据抗原性质、抗体类型，在融合前建立合适的筛选方法。因制备单克隆抗体使用的抗原特性差异较大，所以难以建立通用型的筛选方法，因此筛选体系确定后有必要进行验证。目前常用的筛选和检测方法包括酶联免疫吸附分析（ELISA）、免疫组织化学染色技术（IHC）、免疫荧光技术（IFA）、流式细胞术（FCM）、间接血凝试验和放射免疫测定等。

（2）单克隆细胞株的克隆化：由于不分泌抗体的细胞生长速度一般比抗体分泌细胞快，因此当发现有分泌目标抗体的阳性细胞后，克隆化需要尽早进行并反复筛选。

7. 单克隆抗体的大量制备 单克隆细胞株抗体经过验证合格后，可以通过体外培养细胞制备上清液或体内诱导免疫腹水的产生制备一定量的抗体，经进一步验证后，可以大规模制备。

以下实验部分将从细胞融合环节开始介绍，而抗原准备和动物免疫的方法见上一节，不再赘述。

二、实验材料

（一）细胞融合

1. 普通培养液 DMEM 无血清培养液，DMEM 完全培养液（10% 或 20% 胎牛血清）。

2. 骨髓瘤细胞用培养液 DMEM-10 中添加 1.3×10^{-4}mol/L 8-氮鸟嘌呤（8-AG）。

3. HT 培养液 DMEM-10 中添加 1×10^{-7}mol/L 次黄嘌呤和 1.6×10^{-5}mol/L 胸腺嘧啶。

4. HAT 培养液 HT 培养液中添加 4×10^{-7}mol/L 甲氨蝶呤。

5. 50% 聚乙二醇（PEG） 10g PEG（分子量 4000）高压灭菌熔化后冷却至 55℃，添加 DMEM 无血清培养液 10ml，室温保存，数月内有效。

6. 0.4% 台盼蓝染液 称取 0.81g 氯化钠、0.06g 磷酸氢二钾、0.4g 台盼蓝，加入 60ml 超纯水溶解，充分溶解后定容至 100ml，室温保存，备用。

7. 器材 制备好的脾细胞、骨髓瘤细胞、96 孔细胞培养板、细胞培养瓶、离心管等。

（二）融合细胞的选择性培养

细胞培养瓶、HAT 培养液、96 孔细胞培养板、24 孔细胞培养板。

（三）单克隆细胞株的克隆化

HAT 培养液、一次性移液管、ELISA 试剂盒。

（四）单克隆抗体的大量制备

细胞培养液、骨髓瘤细胞同系小鼠或裸鼠、PBS 缓冲液、液体石蜡。

三、实验流程

（一）细胞融合

1. 取对数生长期的骨髓瘤细胞，1000r/min 离心 5min，弃上清液，用 DMEM 无血清培养液重悬细胞，混匀后用锥虫蓝（又称台盼蓝）染色进行活细胞计数，将活细胞用 DMEM 无血清培养液洗涤 2 次。

2. 取制备的被免疫动物的脾细胞用 DMEM 无血清培养液洗涤 2 次。

3. 将骨髓瘤细胞和脾细胞按照 1∶10 比例加入同一离心管，加 DMEM 无血清培养液至 30～40ml，充分混匀。1200r/min 离心 8min，弃上清液（尽量去除，以免影响 PEG 浓度）。

4. 手指轻弹试管底部，使细胞沉淀松散呈均匀糊状，沿管壁添加 50% PEG 1ml（37℃预热），立即用吸管将细胞悬液全部吸入（30s 左右洗完），静置 30s，再将其缓慢释放到离心管内。

5.1min 后沿管壁缓慢加入 DMEM 无血清培养液 7ml 终止融合，无须混合细胞直接离心去上清液（不干扰融合中的细胞）。

6. 加 DMEM 完全培养液 5ml，重悬细胞沉淀，转移至预先添加 10ml DMEM 完全培养液的 75cm^2 细胞培养瓶，培养 24h。

（二）融合细胞的选择性培养

1. 从细胞培养瓶回收细胞，重悬于 20ml HAT 培养液（细胞密度约为 5×10^5 个/ml），每孔 200μl，连续分注 96 孔细胞培养板。

2. HAT 培养液培养 1 周后，会形成 20～30 个小集落克隆。每 5～6 天用新鲜 HAT 培养液换去 100μl 旧上清液。

3. 融合培养后第 7～10 天，当杂交瘤细胞生长达孔面积 1/4，即 25% 融合度（25% confluent）以上时，吸取上清液 100μl，可用于抗体鉴定。

（三）单克隆细胞株的克隆化

1. 将 96 孔细胞培养板 1 个阳性孔中的细胞转移至 24 孔细胞培养板中继续扩增培养。

2. 培养 2～3 天后，当细胞生长密度达到 50% 左右，收集细胞。

3. 用 HAT 培养液按照 5 个/ml 细胞密度重悬细胞。

4. 用 5ml 一次性移液管吸取细胞悬液后，3 滴/孔，连续分注 96 孔细胞培养板。理论上，每孔含 1 个细胞（有限稀释法）。

5. 培养 2～3 周后，当有杂交瘤细胞生长的孔细胞融合达 25% 以上时，使用 ELISA 试剂盒检测上清液中的特异性抗体。

6. 将经 ELISA 试剂盒检测吸光度值高（特异性抗体浓度高）的阳性孔杂交瘤细胞，进行下次亚克隆。

7. 一般经 3 次有限稀释法克隆后，可获得稳定分泌目标单克隆抗体的杂交瘤细胞株，可于 –70℃或者液氮中冻存。

（四）单克隆抗体的大量制备

1. 体外培养制备单克隆抗体上清液 杂交瘤细胞悬浮于 DMEM 完全培养液，当密度达（1～2）$\times10^6$ 个/ml 时，按 1∶10 传代培养，培养 5 天后收集细胞培养液上清液，4℃、10 000*g* 离心 30min，可获得单克隆抗体上清液。

2. 体内诱生腹水

（1）培养细胞：复苏和扩大培养筛选的杂交瘤细胞。

（2）小鼠预处理：6～8 周龄 BALB/c 雌性小鼠，在接种前 1 周经腹腔注射 0.5～1.0ml 液体石蜡或降植烷（pristane）进行预处理。

（3）腹腔接种：收集体外培养的对数生长期杂交瘤细胞，离心去上清液，用 PBS 缓冲液清洗细胞，PBS 缓冲液调整细胞浓度为（5～10）$\times10^5$ 个/ml，每只小鼠腹腔注射 1ml。

（4）腹水收集：接种 2 周后，用注射器刺入小鼠双侧下腹腔抽取腹水 2～3ml；可间隔 2～3 天，待小鼠腹水再次生成积聚后同法再次收集 1 次，每只小鼠可以采集 1～3 次。收集的腹水在 4℃、10 000*g* 离心 3min，小心吸去漂浮的油脂及液体石蜡，上清液经 0.45μm 滤膜过滤，–70℃冻存。

四、注意事项

制备单克隆抗体实验周期长、环节多，涉及多种技术方法，会受到多种因素的影响。

（一）微生物污染

细菌、支原体和真菌等微生物的污染，是杂交瘤细胞培养过程中最棘手的问题。细菌、真菌等微生物可能是由于实验操作不规范或者实验环境的洁净程度不足而引起的污染，支原体可能通过细胞培养基中胎牛血清的感染造成。对被污染的杂交瘤细胞一方面可以通过添加商业化抗菌剂共培养，或者将杂交瘤细胞腹腔注入同系小鼠，无菌采集小鼠腹水，重新分离杂交瘤细胞。

（二）动物免疫

免疫动物的种类、抗原的免疫原性和免疫反应性、抗原免疫剂量等均可影响动物免疫接种的效果。一般采取间接 ELISA 检测免疫血清抗体效价来确认免疫效果，只有达到 1∶1000 以上的免疫动物血清效价才可开始制备杂交瘤细胞，抗体效价高的免疫动物脾细胞制备单克隆抗体，有利于提高分泌抗原特异性抗体杂交瘤细胞的阳性筛选率。

（三）细胞融合

1. 骨髓瘤细胞株质量

（1）SP2/0-Ag14 是理想的首选融合用骨髓瘤细胞株，并从美国典型培养物保藏中心（ATCC）等来源可靠的渠道获取。

（2）骨髓瘤细胞先经过 8-氮鸟嘌呤培养基的筛选，再开展细胞融合，避免骨髓瘤细胞发生突变产生 HGPRT 酶活性，失去对 HAT 培养液的敏感性。

（3）细胞融合前筛查选取优质的胎牛血清。

（4）选择处于对数生长期的骨髓瘤细胞，细胞活力需达到 95% 以上，骨髓瘤细胞的生长状态直接影响细胞的融合成败。

2. PEG 融合试剂

（1）PEG4000 融合效率最高。

（2）PEG 需要溶解于无血清培养液。

3. 目标融合细胞的筛选

（1）挑选单克隆且生长旺盛的细胞孔，可减轻后续克隆化的工作量。

（2）间接 ELISA 最常用于上清液抗体的特异性筛选，选择 OD 值高的阳性孔杂交瘤细胞，进行下一次的亚克隆。

4. 杂交瘤细胞克隆化　影响杂交瘤细胞克隆化的因素有血清质量、杂交瘤细胞的活性状态和是否被支原体感染等。

（1）克隆化过程中细胞培养液可由 HAT 经过 HT 过渡到 DMEM-20 完全培养液，融合后的第一次克隆化，需要用含有 HT 的条件培养液。

（2）在杂交瘤细胞克隆困难的时候，可以在培养体系中加入 IL-6 等细胞因子，促进 B 细胞和杂交瘤细胞的生长、分化和抗体的产生。

五、应用案例

例 1：中国医学科学院药用植物研究所杨美华教授团队在“高灵敏度黄曲霉毒素 B_1（AFB1）单克隆抗体的制备及其在中药材酸枣仁污染快速检测中的应用”的研究中，以改进的肟化法修饰 AFB1 后，用 1-乙基-3-(3-二甲基氨基丙基) 碳二亚胺盐酸盐（EDC）-*N*-羟基琥珀酰亚胺（NHS）法偶联载体蛋白获得 AFB1 完全抗原，并利用加大免疫剂量、多种方式注射等对 BALB/c 雌鼠进行免疫，最终制备得到 AFB1 单克隆抗体。基于该高灵敏度、高特异性抗体建立间接竞争 ELISA 法对中药材酸枣仁样品的污染情况进行了检测。该研究为中药材中 AFB1 污染的高通量、快速筛查，从而为保障中药用药安全性奠定了基础。

资料来源：蒋佳伊，张磊，秦露，等. 高灵敏度黄曲霉毒素 B_1 单克隆抗体的制备及其在中药材酸枣仁污染快速检测中的应用 [J]. 中国中药杂志，2020，45(16): 3900-3907.

例 2：中国中医科学院中药研究所王保民教授、黄璐琦院士团队在“中药致肾毒性成分马兜铃酸 A 单抗制备及酶联免疫分析方法的建立”的研究中，采用活化酯法将马兜铃酸 A 分别与牛血清蛋白（BSA）和卵清蛋白（OVA）偶联，得到免疫抗原马兜铃酸 A-BSA 和包被抗原马兜铃酸 A-OVA。利用马兜铃酸 A-BSA 免疫 BALB/c 小鼠，制得鼠单克隆抗体 1A11。用基于抗马兜铃酸A单克隆抗体建立的间接竞争ELISA法测定了若干品种中药材和中成药中马兜铃酸A的含量，并用HPLC进行了验证，其中关木通、广防己、天仙藤、马兜铃和青木香中均检测出马兜铃酸A，而川木通和5个中成药中未检测到马兜铃酸A。该研究为利用免疫学方法对中药中马兜铃酸A进行快速检测，以保证用药安全奠定了基础。

资料来源：南铁贵，何素平，谭桂玉，等. 中药致肾毒性成分马兜铃酸A单抗制备及酶联免疫分析方法的建立[J]. 分析化学，2010，38(8): 1206-1210.

（魏 科）

第三章　凝集反应与沉淀反应实验技术

凝集反应（agglutination）和沉淀反应（precipitation）是经典的免疫学实验技术，是建立在抗原、抗体特异性结合基础上的检测技术。近年来，这些经典的免疫学技术虽然逐渐被灵敏度更高的新免疫学技术取代，但是由于具有方法简单、结果直观等优点，仍然广泛应用于基础医学研究和临床疾病诊断。

第一节　凝集反应实验技术

一、实 验 原 理

凝集反应是指颗粒性抗原在适当的电解质存在的条件下，与相应抗体特异性结合，形成肉眼可见的凝集小块，如红细胞、细菌、螺旋体或人工制备的抗原颗粒等。参与凝集反应的抗原称为凝集原，抗体称为凝集素。凝集反应可分为直接凝集反应和间接凝集反应两大类。

（一）直接凝集反应

直接凝集反应（direct agglutination）是指颗粒性抗原（如细菌、红细胞等）直接与相应抗体特异性结合，在适当电解质存在的条件下，当两者比例适当时，可出现肉眼可见的凝集现象。

常用的操作方法有玻片法和试管法两种。①玻片法操作简便、快捷、特异，多用于定性试验，将已知抗体作为诊断试剂，与细菌、红细胞等待检颗粒性抗原悬液直接在玻片上进行反应，以出现颗粒凝集现象为阳性反应。例如，应用此方法对标本中分离出的细菌做诊断或分型鉴定，以及对红细胞 ABO 血型的鉴定等。②试管法是半定量试验，将受检血清在试管内进行系列稀释，再加入已知的颗粒抗原，37℃温育后，以试管内出现明显絮状或颗粒状凝集现象为阳性，其中出现明显絮状或颗粒状凝集现象的最高血清稀释度为受检血清的抗体效价。试管法可以用于病原微生物感染的辅助诊断，如诊断伤寒杆菌感染的肥达试验（Widal test）和诊断斑疹伤寒的外-斐反应（Weil-Felix test）。

（二）间接凝集反应

间接凝集反应（indirect agglutination）是指可溶性抗原（或抗体）吸附或偶联在载体颗粒上，使其成为抗原（或抗体）致敏的颗粒，在适当电解质存在的条件下，与相应抗体（或抗原）反应，出现肉眼可见的特异性凝集现象。根据颗粒结合抗原、抗体的不同，可以分为正向间接凝集反应和反向间接凝集反应，其中将抗原结合在颗粒上进行的特异性凝集反应称为正向间接凝集反应（forward indirect agglutination）；而将抗体结合在颗粒上进行的凝集反应则称反向间接凝集反应（reverse indirect agglutination）。常用的载体有动物或人的红细胞、细菌，以及聚苯乙烯乳胶、活性炭等多种惰性颗粒。间接凝集反应比直接凝集反应具有更高的灵敏度，临床应用范围也更广，如乳胶凝集试验仍是检测类风湿因子的常用方法之一。

（三）间接凝集抑制反应

间接凝集抑制反应（indirect agglutination inhibition）是间接凝集反应的一种，是一种竞争性实验方法。根据颗粒结合抗原、抗体的不同可以分为正向间接凝集抑制反应和反向间接凝集抑制反应两种。正向间接凝集抑制反应是将抗原致敏的载体颗粒及相应的抗体作为诊断试剂，检测标本中是否存在与载体颗粒上致敏抗原相同的可溶性抗原。若载体颗粒出现凝集现象，说明标本中不存在与载体上致敏抗原相同的抗原；若载体颗粒不发生凝集，说明待测标本中存在与载体致敏抗原相同的抗原，凝集反应被抑制。而反向间接凝集抑制反应是指将抗体致敏的载体颗粒和相应的抗原作为诊断试剂，用于检测标本中是否存在与载体颗粒致敏抗体相同的抗体，检测结果的分析同正向间接凝集抑制反应。

二、实验材料

1. 标本　未知细菌、待测血清、待测尿液。

2. 试剂　已知细菌的诊断血清、生理盐水；已知细菌的抗原诊断菌液；聚苯乙烯乳胶抗原 [吸附有人绒毛膜促性腺激素（HCG）]、兔抗人 HCG 免疫血清。

3. 器材　载玻片、接种环、试管架、试管、吸管、生物安全柜、细胞振荡仪等。

三、实验流程

（一）直接凝集反应

1. 玻片凝集试验（以未知细菌鉴定为例）

（1）在洁净载玻片的一端滴加生理盐水 1～2 滴，另一端滴加诊断血清 1～2 滴。

（2）接种环在酒精灯火焰上灭菌或红外线灭菌器内灭菌后，挑取待检测未知细菌，分别涂布于生理盐水和诊断血清中，充分混匀。

（3）室温静置数分钟，观察结果。

（4）判断标准：生理盐水组（阴性对照组），不发生凝集，液体均匀浑浊；诊断血清中，可见明显的凝集块，且液体较为澄清，为阳性结果，如果与生理盐水组相同则为阴性。

2. 试管凝集试验（以大肠埃希菌免疫血清抗体检测为例）

（1）取试管 8 支，放置于试管架上，依次编号。

（2）向 8 支试管中分别加入生理盐水 0.5ml。

（3）取待测血清，用生理盐水稀释 10 倍。

（4）吸取稀释后的待测血清 0.5ml，加入 1 号试管，充分混匀；从 1 号试管吸出 0.5ml 放入 2 号试管，充分混匀；从 2 号试管取出 0.5ml 放入 3 号试管，充分混匀，依次类推，直至 7 号试管，混匀后取出 0.5ml，弃去。8 号试管为生理盐水对照组，不加入待测血清。1～7 号试管的血清经过连续倍比（2 倍）稀释法，血清稀释度分别为：1∶20、1∶40、1∶80、1∶160、1∶320、1∶640、1∶1280。

（5）向 1～8 号试管中分别加入大肠埃希菌诊断菌液 0.5ml，此时每管中的液体总量均为 1.0ml，血清稀释度又均增加 1 倍。因此，1～7 号试管中血清的最终稀释度分别为：1∶40、1∶80、1∶160、1∶320、1∶640、1∶1280、1∶2560（表 3-1）。

（6）摇匀，静置于 37℃ 2～4h 后，放置于 4℃或者室温过夜，观察结果。

（7）判断标准

++++：液体完全透明，菌体全部凝集沉积管底，摇动时沉淀呈现片状、块状或颗粒状，也称 100% 凝集或完全凝集。

+++：液体略浑浊，菌体大部分凝集沉积于管底，摇动时沉淀呈现片状、块状或颗粒状，也称 75% 凝集或大部分凝集。

++：液体不太透明，菌体部分凝集沉积于管底，摇动时有块状或小片絮状物，也称 50% 凝集或中度凝集。

+：液体透明度不明显或不透明，有少量颗粒状物沉于管底，称为 25% 凝集或弱凝集。

–：液体不透明，管底无凝集块，或管中有少量均匀沉淀物，摇动后均匀浑浊，称为不凝集。

（8）血清效价的判定

以出现“++”凝集的血清最高稀释度为血清的抗体效价。

表 3-1　试管凝集操作程序

管号	1	2	3	…	7	8
生理盐水（ml）	0.5	0.5	0.5	…	0.5	0.5
稀释血清（ml）	0.5 →	0.5 →	0.5 →	…	0.5 →	弃去 0.5
血清稀释倍数	1∶20	1∶40	1:80	…	1∶1280	
诊断菌液（ml）	0.5	0.5	0.5	…	0.5	0.5
最终稀释倍数	1∶40	1∶80	1∶160	…	1∶2560	—

（二）间接凝集反应（以甲胎蛋白检测为例）

甲胎蛋白（alpha-fetoprotein，AFP）在正常人群中主要出现在胎儿时期，出生后血清含量较少，但是在原发性肝癌患者血清中的含量大幅升高。临床上常将甲胎蛋白的检测用于原发性肝癌的辅助诊断。反向间接凝集反应是实验室检测甲胎蛋白的常用方法之一，其原理主要是抗甲胎蛋白抗体致敏的红细胞，与待测血清中的甲胎蛋白结合时，可以发生凝集现象。

1. 梯度稀释待测血清

（1）取“V”形微量血凝板，在第 1 至第 7 孔中分别加入生理盐水 25μl。

（2）在第 1 孔中加入待测血清 25μl，充分混匀后，吸取 25μl 加入第 2 孔中，再次混匀后，吸取 25μl 加入第 3 孔，依次稀释到第 6 孔，吸取 25μl，弃去。

2. 加入诊断红细胞　在第 1 至第 7 孔中分别加入 25μl 5% 抗甲胎蛋白致敏的红细胞。

3. 振荡混匀保温　将“V”形微量血凝板置于细胞振荡仪，振荡约 2min，使细胞充分混匀；将“V”形微量血凝板放置于湿盒内，37℃反应 45min，或室温 2h，取出反应板，观察结果。

4. 实验结果的判定

++++：红细胞铺平孔底，凝成均匀薄层。

+++：红细胞铺平孔底，周围出现褶皱。

++：红细胞在孔底凝集成较大的薄环。

+：红细胞在孔底形成圆环，周围有少量红细胞凝集。

–：红细胞在孔底形成点状。

以出现“++”凝集的血清最高稀释度为血清中 AFP 的滴度。

（三）间接凝集抑制反应（妊娠实验）

人绒毛膜促性腺激素（human chorionic gonadotropin，HCG）是由胎盘的滋养层细胞分泌的一种糖蛋白。

1. 取一张载玻片放置于实验台上，用铅笔将其划分为三格，分别注明为 1、2、3。

2. 用滴管吸取生理盐水一滴，滴至第 2 格，取待测尿液一滴，滴至第 1 格，取阳性对照样本一滴，滴至第 3 格。

3. 在第 1、2、3 格中分别滴加一滴兔抗人 HCG 免疫血清，分别搅拌均匀，静置 30 秒至 1 分钟。

4. 在第 1、2、3 格中分别滴加一滴 HCG 致敏的聚苯乙烯乳胶抗原，分别搅拌均匀，静置 10min 左右观察结果。

5. 实验结果的判定　以出现均匀一致的细小凝集颗粒为阴性（非妊娠尿），以呈现均匀乳胶液体且不凝集者为阳性（妊娠尿）。

四、注意事项

1. 待测血清使用生理盐水稀释，注意不要污染。

2. 血液样本需离心，分离血清，然后分装至干净试管，4℃保存，避免血清的变质和污染。

3. 需要严格控制实验条件，以确保实验结果的准确性和可靠性，包括控制试剂的浓度和 pH，确保试剂的质量和稳定性；控制实验时间和速度，确保实验的可重复性和可比性；实验设计时必须设置对照组。

4. 实验结果需要及时观察，避免时间过长使标本干涸或沉淀分散而影响结果的判定。

五、应用举例

例 1：中国检验检疫科学研究院韩雪清教授团队在“布鲁氏菌病快速检测试纸条的探索”研究中，构建一种具有良好敏感性和特异性的布鲁氏菌病的胶体金层析方法。研究团队将重组的布鲁氏菌外膜蛋白 OMP22 和 OMP28 作为胶体金标记物，抗 OMP22 单克隆抗体作为质控线，OMP22 和 OMP28 蛋白作为检测线组装试纸条，检测牛、羊源血清样品结果与商品化的 ELISA 检测试剂盒（IDEXX）符合率为 95%，与虎红平板凝集试验（RBPT）检测的符合率为 97.4%，证明该胶体金层析试纸条在检测布鲁氏菌病方面具有快速、敏感性高及特异性强的特点。

资料来源：孔玉方，郑家昊，王慧煜，等 . 布鲁氏菌病快速检测试纸条的探索 [J]. 中国人兽共患病学报，2019，35(5): 460-464.

例 2：浙江大学动物科学学院胡松华教授团队在“黄芪、白术水煎剂对鸡新城疫疫苗免疫效果的影响”的研究中，给健康土鸡饮用黄芪或白术水煎剂，然后分 2 次间隔滴鼻接种鸡新城疫Ⅳ系弱毒苗（LaSota 株）。在免疫前后采血分离血清，用血凝抑制试验检测鸡新城疫抗体效价。结果显示，口服中药组的鸡血清抗体效价高于未服中药对照组。该研究证明口服中药制剂可以用于增强疫苗的免疫效果。

资料来源：侯凯俪，翟利娟，葛佳静，等 . 黄芪、白术水煎剂对鸡新城疫疫苗免疫效果的影响 [J]. 中兽医医药杂志，2012，31(5): 25-27.

第二节　沉淀反应实验技术

沉淀反应（precipitation）是指在适当电解质存在的条件下，可溶性抗原与相应抗体在溶液或者凝胶中特异性结合后，如果两者比例合适，可相互作用形成不溶性的免疫复合物，出现肉眼可见的不溶性沉淀物。沉淀反应实验现象最早是由鲁道夫 · 克劳斯（Rudolf Kraus）在 1897 年发现，反应中的抗原称为沉淀原，抗体为沉淀素。根据反应的介质不同，可以分为液体内沉淀反应和凝胶内沉淀反应。

一、实验原理

（一）液体内沉淀反应

液体内沉淀反应（precipitation in liquid）是指在清澈透明的液体介质中，呈现溶解状态的抗原与抗体在试管内或凹薄片上混匀，可出现肉眼可见的絮状沉淀物。可以分为絮状沉淀反应、环状沉淀反应和免疫浊度测定实验三种类型，其中免疫浊度测定实验应用较多。

1. 絮状沉淀反应　絮状沉淀反应是指将抗原与抗体相结合之后，在适当的电解质存在条件下，抗原与抗体形成肉眼可见的絮状沉淀物。絮状沉淀反应一般在试管中进行，其结果容易受抗原与抗体比例的影响，因此实验需要确定抗原和抗体的合适比例，可以分为抗体稀释法、抗原稀释法和方阵滴定法。

2. 环状沉淀反应 环状沉淀反应又称毛细管内沉淀反应，是指将高浓度的特异性抗体置于小试管底层，再将等量不同稀释度的抗原沿管壁缓慢叠加于抗体液面上，形成界线清晰的两层。然后将该试管静置于室温或37℃数分钟，若抗原与抗体发生特异性反应，即可在抗原与抗体的交界面形成乳白色环状沉淀物，抗原浓度越高，抗体浓度越低，出现的沉淀线越接近管底部。此法可用于定性鉴定粗制样本中的抗原，但其灵敏度较低，且不能分辨多种抗原与抗体的混合物。

3. 免疫浊度测定实验 免疫浊度测定实验是在反应缓冲液中加入促聚剂（聚乙二醇等），使待测的可溶性抗原分子与抗体加速反应，形成不溶性的免疫复合物，从而产生浑浊度。当抗体浓度固定时，形成的免疫复合物的量随着检测样本中抗原量的增加而增加，反应液的浊度也随之增加。通过测定反应液的浊度，并与一系列标准品对照，即可计算出检测样本中抗原的含量，实现定性检测和定量检测。该方法中浊度变化的光学特性与仪器自动化分析系统相结合，可产生免疫浊度自动化分析技术，用于样本中微量抗原、抗体、药物小分子及其他小分子半抗原物质的定量测定。

（二）凝胶内沉淀反应

凝胶内沉淀反应（precipitation in gelatum）是指可溶性抗原和抗体分子能够在凝胶介质中结合，并且抗原和抗体分子分别在凝胶中由高浓度向低浓度扩散，形成浓度梯度，在抗原和抗体浓度比例合适的位置形成肉眼可见的白色沉淀线。该方法操作简单、便捷，可用于抗原或抗体的定性和定量检测，常用的凝胶介质为琼脂糖凝胶，可以分为单向免疫扩散和双向免疫扩散两种类型。

1. 单向免疫扩散 单向免疫扩散简称单扩，是在琼脂糖中预先加入已知抗体，形成抗体凝胶，再加入抗原后，抗原在凝胶中从高浓度向低浓度自由扩散，与凝胶内相应抗体结合反应后，在凝胶的合适位置形成肉眼可见的沉淀线或沉淀环。抗原浓度越大，沉淀环越大。单扩可以实现对抗原的定性和定量检测。利用一系列已知浓度的抗原进行试验，在凝胶的不同位置产生沉淀线，通过制作沉淀环直径与抗原浓度间的标准曲线，测定待测抗原的浓度。该方法操作简单、重复性好，但是灵敏度仅10～20mg/L，并且一般需要2～3天才能出结果。

2. 双向免疫扩散 双向免疫扩散简称双扩，是在琼脂凝胶不同部位分别加入抗原、抗体，抗原与抗体各自向四周扩散，在抗原与抗体相遇且比例适宜处形成肉眼可见抗原-抗体复合物沉淀线，形成的沉淀线离抗原越远，说明抗原的浓度越大。双扩是实验室初步鉴定抗原、抗体的最基本方法之一，简便易行，可以通过对免疫沉淀线的数量、位置、形状等的分析，对反应体系中的抗原与抗体间的关系做出定性及半定量分析。

（三）免疫电泳技术

免疫电泳技术（immunoelectrophoresis）是扩散试验与电泳技术相结合后形成的一种测定方法，其特点是：①利用电场加速反应和提高反应敏感度；②利用电泳的分析能力，提高抗原与抗体反应的分辨率。其中最具代表性的为火箭电泳、对流免疫电泳及免疫电泳。

1. 火箭电泳 火箭电泳是将单向免疫扩散与电泳相结合的检测技术。抗原在含有已知量抗体的琼脂糖凝胶中从电场的一极向另一极泳动，形成浓度梯度，在抗原与抗体比例适当的部位形成锥形沉淀峰，且沉淀峰高度与抗原含量成正比。本法所需时间较单向免疫扩散短，并可快速检测出标本中抗原的含量。

2. 对流免疫电泳 对流免疫电泳是将双向免疫扩散与电泳相结合的检测方法，电场中抗原与抗体在琼脂糖凝胶中相向泳动，在抗原与抗体比例适当的部位形成沉淀线。其用途与双向免疫扩散试验相似，但敏感度较双向免疫扩散高，反应速度亦较双向免疫扩散快。

3. 免疫电泳 免疫电泳是蛋白电泳与双向扩散试验的叠加。首先将蛋白样品在琼脂糖凝胶中进行电泳，待其分成不重叠的若干组分后，再与加样槽中相应抗体做双向扩散。此法可大大提高检测的分辨率。

二、实验材料

1. 标本 人IgG标准品（标准血清）、待测血清、人血清白蛋白等。

2. 试剂 琼脂糖或琼脂粉、聚乙二醇、生理盐水、羊抗人IgG诊断血清等。

3. 器材 载玻片、湿盒、吸管、打孔器、微量加样器、水浴箱、温箱、三角烧瓶、移液管等。

三、实验流程

（一）免疫浊度试验

1. 准备系列标准管 人IgG标准品用生理盐水进行系列梯度稀释（5个浓度梯度以上），取上述梯度稀释后的IgG标准液各10μl，分别放置于5支试管，另取生理盐水10μl，放于第6支试管，作为空白对照，分别做好标记。

2. 准备待测血清管 将待测血清做1∶10稀释（0.1ml血清+0.9ml生理盐水），各取10μl，分放于预先标记的试管中。

3. 制备抗体 聚乙二醇稀释羊抗人IgG诊断血清。

4. 抗原抗体反应 稀释后的诊断血清分别加入各标准血清管和待测血清管，混匀，置于37℃水浴30min。

5. 吸光度测定 用分光光度计测定，使用生理盐水校正，340nm波长测定吸光度，准确读数并详细记录。

6. 结果测定 以5个浓度的人IgG标准品的吸光度值为纵坐标，对应的IgG含量为横坐标，绘制出标准曲线，从标准曲线中计算待测血清含量。

（二）单向免疫扩散

1. 琼脂糖凝胶的制备

（1）用生理盐水配制琼脂凝胶（1.5%，15g/L），加入0.01%NaN_3，水浴中煮沸至液体澄清，置于56℃水浴中备用。

（2）吸取上述热琼脂59ml于三角烧瓶中，将预热的羊抗人IgG诊断血清1ml与59ml热琼脂充分混匀，保温于56℃水浴中备用。

2. 平板制备 用吸管吸取含有羊抗人IgG诊断血清的热琼脂4ml浇于干净载玻片上，室温冷却凝固。

3. 打孔 琼脂凝固后，用打孔器打孔，孔径约为3.5mm，孔距为10～12mm。

4. 加样 将待测血清用生理盐水稀释，用微量加样器吸取稀释血清加入相应的实验孔中，如果同时测定多个血清标本，需及时做好标记。

5. 标准曲线制备 人IgG标准品用生理盐水分别稀释成以下浓度：1∶10、1∶20、1∶30、1∶40、1∶50，分别用微量加样器取等量标准品液加入相应琼脂孔。

6. 扩散 加样后的琼脂凝胶平板放置于湿盒中，37℃静置24h后观察结果。

7. 结果观察 精确测量各个实验孔沉淀环的直径，如果沉淀环不圆，取最大直径和最小直径的平均值。以各稀释标准品孔的沉淀环直径为横坐标，相应孔中IgG含量为纵坐标，绘制标准曲线。利用标准曲线，可以计算出待测血清中IgG的含量。

（三）双向免疫扩散

1. 浇平板 取洁净载玻片一张，用移液管移取适量热琼脂，动作轻缓地将热琼脂加于载玻片上，使琼脂凝胶均匀布满载玻片，不要留有气泡，利用其表面张力，在载玻片上形成一琼脂液（厚3～4mm），冷却后即为琼脂凝胶层。

2. 打孔 待琼脂凝胶冷却后，用直径约为3mm的打孔器打孔，每孔之间的距离为4～5mm，根据需要，孔可以呈现不同形状，如三角状、梅花状等。

3. 加样 用微量加样器加样，可在中央孔加入抗体，外围加入待测抗原，每孔加入量约为10μl。

4. 扩散 加好样本的琼脂板置于湿盒内，于37℃或室温条件下扩散24小时，观察沉淀线。

四、注意事项

1. 单向免疫扩散琼脂平板制备时温度不宜过高，避免抗体变性失活。

2. 沉淀反应时间要适宜，时间过长，沉淀线可解离成假阴性；时间过短，沉淀尚未出现。

五、应用举例

例1：南方医科大学（原第一军医大学）中医系骨伤科赵长青医师团队在“加味地黄汤调理机体创伤后免疫抑制的临床研究”中，除了用流式细胞术测定患者外周血T细胞亚群，还用单向免疫扩散法测定了患者外周血补体C3、免疫球蛋白IgG、IgA、IgM和C反应蛋白（CRP）水平，通过这些指标观察加味地黄汤对骨科创伤患者创伤早期免疫功能抑制的调理作用。单向免疫扩散法的测定结果显示：创伤后24小时内，患者IgG、IgA、IgM、C3处于较低水平，而CRP水平显著升高。治疗后第6天，加中药治疗组患者外周血IgG、IgA、IgM、C3水平与治疗前相比有明显恢复，CRP与治疗前相比有明显降低；而基础治疗组患者与治疗前相比仅IgA和IgM有显著升高，IgG、C3、CRP均无显著性差别。该研究提示中医药疗法在纠正机体创伤后免疫抑制可能具有重要的临床意义。

资料来源：赵长青，朱云龙，刘树清. 加味地黄汤调理机体创伤后免疫抑制的临床研究[J]. 中国中医骨伤科杂志，2000，8(4): 23-26.

例2：宁夏医科大学免疫学研究室韩梅研究团队在“参芪防感口服液对反复呼吸道感染患儿唾液sIgA的影响”的研究中，采用琼脂糖凝胶火箭电泳法对正常健康儿和服用中药参芪防感口服液以及西药左旋咪唑治疗的反复呼吸道感染患儿的唾液sIgA进行测定和对比分析。结果显示，反复呼吸道感染患儿唾液sIgA含量明显低于正常健康儿，中药组与西药组在治疗前的唾液sIgA无显著性差异。中药组患者治疗后sIgA比治疗前有明显提高，且中药治疗后的sIgA含量高于西药治疗后sIgA含量。该研究显示了中医药疗法在促进患儿sIgA分泌，改善局部免疫功能方面的作用。

资料来源：韩梅，裴秀英，高乐. 参芪防感口服液对反复呼吸道感染患儿唾液sIgA的影响[J]. 宁夏医学院学报，2001，23(1): 23-24.

（魏　科）

第四章　酶免疫技术

酶免疫技术是将抗原抗体反应的特异性与酶的高效催化作用有机结合的一种实验方法。它以酶作为标志物，与抗体或抗原联结成为酶标记抗体（Ab）或抗原（Ag），与相应的Ag或Ab作用后，通过底物的显色反应对抗原抗体做定性或定量检测。根据检测目标和对象的不同，酶免疫技术可分为酶联免疫吸附试验和酶免疫组织化学技术。本章对这两类酶免疫技术分节进行介绍。

第一节　酶联免疫吸附试验

一、实验原理

酶联免疫吸附试验（enzyme linked immunosorbent assay，ELISA）是检测液体标本中微量Ag或Ab物质的固相酶免疫测定方法。其原理是：①将抗原或抗体吸附于固相载体的表面，并仍保持其免疫活性；②抗原或抗体与酶相结合，所形成的结合物保持免疫和酶的活性；③将酶标记到抗体（或抗原）上以后，使待检物中相应的抗原（或抗体）与酶标记抗体（或抗原）发生特异性反应；④遇到相应的底物时，酶能高效、专一地催化分解底物，生成有色的产物；⑤根据颜色的有无及深浅，可以判断待检物中有无特异性抗原（或抗体）及含量的多少。

（一）ELISA中酶的选择及标记

常用的酶有辣根过氧化物酶（horseradish peroxidase，HRP）和碱性磷酸酶（alkaline phosphatase，ALP）。

HRP是迄今为止在ELISA中应用最为广泛的标记用酶，主要原因是：①易于提取，价格相对低廉；②性质稳定，耐热及有机溶剂的作用，与抗原或抗体偶联后，活性很少受损失。HRP是一种含亚铁血红素的蛋白质，是由无色的酶蛋白和深棕色的铁卟啉辅基组成的一种复合酶。该酶溶于水，溶解度为5%（*W/V*），溶液呈棕红色，透明，其最适pH是5.0～7.0。HRP的辅基和酶蛋白最大吸收波长分别为403nm和275nm。HRP的底物包括：作为供氢体的底物，如邻苯二胺（OPD）、二氨基联苯胺（DAB）、四甲基联苯胺（TMB）及作为受氢体的底物，如过氧化氢（H_2O_2）。OPD的产物为橙黄色，可溶性、敏感性高，最大吸光度值在490nm波长处（常用490nm波长激发），可用肉眼观察判别，容易被浓H_2SO_4终止反应，颜色可在数小时内不改变，是目前国内ELISA中最常用的一种底物。DAB的产物为棕色，在波长450nm处有广范围的最大吸光度值，因而用450nm波长进行激发；TMB的呈色反应为蓝绿色，加酸终止酶反应后变黄色，其最大吸收波长为450 nm，因而常用450nm波长激发。H_2O_2既是HRP的底物，也是其抑制剂，ELISA要想得到满意的测定结果，H_2O_2必须限定在一定的浓度范围内，其终浓度通常为2～6mmol/L。经测定确定为30%H_2O_2贮存液，将其稀释至10 000～12 000倍常是较为理想的底物。H_2O_2的摩尔消光系数在240nm波长（10mm光径）下为43.6，因此，可通过这种方式来检测H_2O_2工作液的浓度。

ALP是一种含锌的糖蛋白，在碱性环境中（最适pH为10左右）可以水解各种天然及人工合成的磷酸单酯化合物底物。ALP的底物为对硝基苯磷酸盐。在碱性环境下，ALP催化对硝基苯磷酸二钠盐（4-NPP）水解产生游离的对硝基酚，在碱性溶液中转变成黄色。

常用的酶与抗体的交联方法包括戊二醛交联法和过碘酸盐氧化法。戊二醛是一种双功能交联剂，可通过两个醛基分别与酶及抗体形成连接。而有些酶如HRP，属于糖蛋白，其五碳糖基团受过碘酸盐氧化后可与蛋白质的氨基形成席夫（Schiff）碱结构，形成牢固的结合。交联完成后还需对抗体和酶活性进行鉴定，并去除未交联的游离酶，可选用盐析、柱层析技术来去除。

（二）ELISA 的常用方法

常用的 ELISA 方法大多属于非均相法，需要通过洗涤将结合相和游离相酶标记物分离，然后再进行检测，包括直接法、间接法、双抗体夹心法、竞争法、生物素-亲和素法。

1. 直接法 将抗原直接固定在固相载体上，加入酶标记的第一抗体（一抗），即可测定抗原总量。应用的一抗的特异性非常重要。优点是操作手续简短，因无须使用第二抗体（二抗）可避免交互反应。缺点：试验中应用的一抗都得用酶标记，但不是每种抗体都适合做标记，且通用性差，成本相对较高。

2. 间接法 是检测抗体最常用的方法，能够检测出患者血清中纳克数量级的抗体，也可用于感染性疾病和自身免疫病的血清学诊断。其原理是将抗原吸附到固相载体上，使待测血清中的抗体与抗原结合，再加入酶标记抗体（抗同种型抗体），在固相表面形成抗原-抗体-酶标二抗复合物，加底物显色。颜色深浅与待测血清中的抗体成正比。优点是使用一种酶标记抗人同型抗体，如酶标羊抗人 IgG 抗体就可以用来检测针对不同抗原特性的人 IgG 抗体。缺点是交叉反应发生的概率较高。为了减少非特异性反应，需要纯化抗原并一定程度稀释待检血清。

3. 双抗体夹心法 是检测可溶性抗原最常用的方法，其基本原理是将抗原特异性单克隆抗体（捕获抗体）包被在固相载体表面，与受检标本中的抗原结合，再加酶标抗原特异性单克隆抗体（检测抗体），形成固相捕获抗体-抗原-酶标检测抗体复合物，酶催化底物出现有色产物。结合标准品测定可对受检标本中的抗原进行定量分析。优点是高灵敏、高专一性，抗原无须事先纯化。缺点是待测抗原必须为大分子抗原，有供捕获抗体与检测抗体识别和结合的不同表位。

为简化实验步骤，方便临床进行全自动化检测，在经典的两步双抗体夹心法的基础上，进一步发展了双位点一步法。该法将待测抗原标本和酶标记抗体同时加入反应体系中，进行一次温育，其他步骤相同。双抗夹心法在临床上常用于对乙型肝炎表面抗原和癌胚抗原的检测，科研中常用于定量检测细胞因子和 Ig 同种型。

4. 竞争法 能够弥补双抗夹心法不能检测半抗原的不足，可用于检测小分子的半抗原，如地高辛、茶碱等药物以及三碘甲状腺原氨酸（T3）、甲状腺素（T4）、睾酮等激素。基本原理是将识别待检抗原的特异性抗体包被在酶标板上，加酶标记抗原和待测样本的混合液，使它们与包被抗体竞争性结合。样本中待测抗原的含量越高，酶标记抗原和包被抗体结合得就越少，颜色深浅与待检标本中的抗原含量成反比。优点是可用于比较不纯样本的检测，而且数据再现性很高。缺点是整体的敏感性和专一性都较差。

5. 生物素-亲和素法 生物素又称辅酶 R 或维生素 H，是从蛋黄中提取的。亲和素从蛋清中提取，一个亲和素分子含四个相同亚基，可结合四个生物素分子，两者的结合具有高度专一性和亲和力。生物素的化学衍生物（生物素-羟基琥珀亚胺酯）与蛋白质、糖脂和酶通过共价结合形成生物素化产物。因为一个生物素化抗体或抗原分子上可结合有多个生物素，从而能够和多个亲和素标记酶结合。相对于前述几种 ELISA 方法，生物素-亲和素法使待检测抗原和抗体的相对结合的酶分子数量增加，从而放大了抗原和抗体反应的检测信号，提高了检测的敏感度。

二、实验材料

1. 包被液 0.05mol/L 碳酸盐缓冲液，pH 9.6[无水碳酸钠（Na_2CO_3）1.59g，无水碳酸氢钠（$NaHCO_3$）2.93g，加蒸馏水至 1000ml]。

2. 洗涤液 磷酸盐缓冲液—0.05% 吐温 20（Tween 20），简称 PBS-Tween 20，pH 7.2。

3. 封闭液 1% BSA-PBS-0.05% Tween 20 缓冲液，pH 7.4。在上述 PBS-Tween 20 液中，按 1%

加入 BSA。

4. 样本稀释液 0.05%Tween 20-1%BSA，pH 7.4。

5. 抗原或抗体 用于固相包被的抗原或抗体（如马抗人 IgE 抗体）、待检血清、标准品。

6. 标记的抗体 HRP 标记的抗体：生物素化抗体和亲和素标记辣根过氧化物酶。

7. 酶作用底物 OPD 底物溶液：磷酸枸橼酸缓冲液（pH 5.0）100ml、邻苯二胺 40mg、30%过氧化氢 0.15ml。临用时现配。

8. 终止反应液 2mol/L H_2SO_4 或 5mol/L HCl。

9. 其他材料 聚苯乙烯 96 孔板。

三、实验流程

（一）双抗体夹心法

以双抗体夹心法测人血清 IgE 的含量为例进行说明。

1. 包被抗体 用 1μg/ml 马抗人 IgE 抗体包被聚苯乙烯 96 孔板，每孔加 100μl，4℃过夜，用 PBS-Tween 20 洗涤 10min，共洗 3 次。

2. 封闭 每孔加 1%BSA-PBS-0.05%Tween 20 缓冲液 250μl，37℃封闭 1h，洗涤同上。

3. 加待检血清 设 6 个不同浓度标准品组、阴性对照组、待检血清组，各标本设三个平行孔。每孔加液 100μl，37℃反应 2h，洗涤同上。

4. 加酶标记抗体 每孔加 1∶5000 的 HRP 标记抗体 100μl，37℃反应 2h，洗涤同上。

5. 加底物液 每孔加 OPD 底物溶液 100μl，室温 15～30min。

6. 加终止液 每孔加 5mol/L HCl 100μl。

7. 酶标仪测定 选波长 495nm，测各孔 OD 值。

8. 结果判定

（1）制作标准曲线：以标准抗原组的稀释度（或计算出含量）作横坐标，以其 OD 值作纵坐标，取三孔的平均 OD 值做标准曲线。

（2）得出 IgE 含量：用待检血清的 OD 值，查标准曲线，即可得出待检血清中的 IgE 含量。

（二）间接法

以间接法测人抗 HCV 的含量为例进行说明。

1. 包被抗原 用包被液稀释抗原，抗原浓度 0.2～10μg/ml。抗原包被聚苯乙烯 96 孔板，每孔加 100μl 抗原溶液 4℃过夜，洗涤 10min，共洗 3 次。

2. 封闭 每孔加 1%BSA-PBS-0.05%Tween 20 缓冲液 250μl，37℃封闭 1h，洗涤同上。

3. 加待检血清 设 6 个不同浓度标准品组、阴性对照组、待检血清组，各标本设三个平行孔。每孔加液 100μl，37℃反应 2h，洗涤同上。

4. 加酶标记抗体 每孔加酶标记抗体 100μl，37℃反应 1～2h，洗涤同上。

5. 加底物液 每孔加 OPD 底物溶液 100μl，室温 15～30min。

6. 加终止液 每孔加 5mol/L HCl 100μl。

7. 酶标仪测定 选波长 495nm，测各孔 OD 值。

8. 结果判定

（1）制作标准曲线：以标准抗体组的稀释度（或计算出含量）作横坐标，以其 OD 值作纵坐标，取三孔的平均 OD 值做标准曲线。

（2）测定 OD 值：测定人抗 HCV 待检血清的 OD 值，查标准曲线，即可得出待检血清中的人抗 HCV 含量。

四、注意事项

1. 洗板要彻底，每次洗板应彻底并甩干，防止出现假阳性结果。
2. 加入酶标记物后孵育时间不应太长，可在 0.5～2h 内观察结果。
3. 结果判断须在 10min 内完成。

五、应用举例

例 1：湖南中医药大学医学院卢芳国教授团队进行“二氧化硅所致急性肺损伤大鼠模型的潜在生物学机制”的研究中，在“观察各组肺组织的肺组织病理学特征、核苷酸结合寡聚化结构域样受体蛋白 3（NLRP3）和消皮素 D（GSDMD）蛋白表达水平、肺部菌群组成变化的同时，应用 ELISA 检测模型动物血清炎症因子白细胞介素 1β（IL-1β）、IL-18 和肿瘤坏死因子 α（TNF-α）含量水平，结果表明：二氧化硅所致急性肺损伤的病理机制可能与肺部菌群结构差异和炎症水平升高有关。其研究为防治二氧化硅引起的急性肺损伤及后续相关中医药疗法的评价提供新的思路。

资料来源：刘畅，芦俊，肖荣，等 . 二氧化硅所致急性肺损伤大鼠肺部菌群的特征及相关性分析 [J]. 中国病理生理杂志，2024，40(1): 81-88.

例 2：天津中医药大学中西医结合学院王越教授团队进行“红景天苷激活 HIF-1α 信号通路促进成骨细胞增殖的机制”研究，在应用反转录 PCR（RT-PCR）、Western 印迹技术，研究红景天苷对成骨细胞 HIF-1α 信号通路主要指标 mRNA 和蛋白表达水平影响的同时，应用 ELISA 检测细胞上清液、血管内皮生长因子（VEGF）、血管生成素样蛋白 4（ANGPTL4）及白细胞介素 6（IL-6），结果表明：红景天苷能够通过激活 HIF-1α 信号通路，影响 VEGF、ANGPTL4、IL-6mRNA 和蛋白表达水平及分泌，进而促进成骨细胞的增殖。

资料来源：金昱彤，祁琳，牛芯蕊，等 . 红景天苷激活 HIF-1α 信号通路促进成骨细胞增殖的机制 [J]. 中国药理学通报，2022，38(2): 190-195.

第二节　酶免疫组织化学技术

一、实验原理

酶免疫组织化学技术（enzyme immunohistochemistry，EIHC）是组织化学技术的分支，它是用酶标记的特异性抗体（或抗原）对组织内或细胞内抗原（或抗体）的分布进行原位检测的技术。该技术于 20 世纪 40 年代出现，经历了几十年的快速发展，应用范围已覆盖到医学各个学科，已经成为当今生物医学形态、功能、代谢综合研究的一项有力工具。

（一）酶免疫组织化学技术的特点和类型

定位和定性是酶免疫组织化学技术最大的优势。相比于其他蛋白检测方法，本方法具有定位较直接准确、定性灵敏度高的特点，是定位检测分析的首选方法，尤其对于某些因子的转位研究十分有用。该技术应用中有多种酶和底物可供选择，但常选用 HRP 和二氨基联苯胺（DAB）。

根据操作过程中孵育与显色反应等步骤的不同，酶免疫组织化学技术分为 EnVision 二步法、链霉菌抗生物素蛋白-过氧化物酶法（SP）、亲和素-生物素-过氧化物酶复合物法（ABC）、链霉卵白素-辣根酶标记生物素法（SABC）等方法。

1. EnVision 二步法　孵育及显色流程：一抗 + 酶标二抗 + 辣根过氧化物酶底物显色。EnVision 显色系统是将二抗和酶通过一个多聚葡聚糖骨架连接成一个多聚体（即 EnVision），通过酶促反应，测定组织或细胞中的抗原。EnVision 可以直接放大信号 40～50 倍。

2. 链霉菌抗生物素蛋白-过氧化物酶法（streptavidin-peroxidase method，SP）　孵育及显色

流程：一抗 + 生物素二抗 +SP（链霉菌抗生物素蛋白-过氧化物酶复合物）+ 过氧化物酶底物显色。该方法采用生物素标记的二抗与链霉菌抗生物素蛋白连接的酶及酶的底物显色而测定组织或细胞中的抗原。SP 是最常用的实验方法。

3. 亲和素-生物素-过氧化物酶复合物法（avidin-biotin-pcroxidase complex method，ABC） 孵育及显色流程：一抗 + 生物素二抗 +ABC（亲和素-生物素-过氧化物酶复合物）+ 过氧化物酶底物显色。该方法将特异性一抗与组织细胞相应抗原结合后，通过生物素化二抗与一抗结合，借助卵白素与生物素的天然亲和性将卵白素化辣根过氧化物酶连接为复合物，通过酶促反应，测定组织或细胞中的抗原。

4. 链霉卵白素-辣根酶标记生物素法（streptavidin-biotin complex method，SABC） 孵育及显色流程：一抗 + 生物素二抗 +SABC（链霉卵白素-辣根酶标记生物素复合物）+ 辣根过氧化物酶底物显色。该方法先将生物素与 HRP 结合，形成生物素化 HRP，然后与链霉卵白素按一定比例混合，形成 SABC 复合物。特异性抗体与抗原结合后，以生物素二抗为桥梁，形成抗原-抗体-生物素二抗-SABC 反应链，通过过氧化物酶底物显色，测定组织或细胞中的抗原。

（二）酶免疫组织化学技术的基本流程

酶免疫组织化学技术的操作比较复杂，其基本流程包括：①对事先制备好的组织石蜡切片进行脱蜡与水化（目的是确保抗体能够充分与组织中抗原结合发生反应）；②细胞通透（目的是使抗体能充分地进入细胞内进行结合反应）；③抗原修复（目的是使细胞内抗原决定簇重新暴露）；④封闭非特异性蛋白（目的是避免抗体与组织切片的非特异性结合）；⑤孵育（一抗孵育：目的是使一抗特异性的结合底物；二抗孵育：目的是使酶标记的二抗与一抗结合）；⑥显色（目的是借助于酶对底物的显色作用，使复合物显色，便于在显微镜下观察）；⑦染色→复染（目的是形成细胞轮廓，从而更好地对目标蛋白进行定位，常用的复染试剂为苏木碱）；⑧脱水、封片、镜检。

二、实验材料

1. 固定、脱水、水化试剂 4% 多聚甲醛、乙醇（100%、95%、85%、75%、60%）、二甲苯、石蜡、蒸馏水、3% BSA（牛血清蛋白封闭液）。

2. 缓冲液 0.01mol/L 枸橼酸盐缓冲液（pH 6.0）、PBS 缓冲液。

3. 灭活内源性酶试剂 1% 高碘酸。

4. 抗体 特异性一抗、酶标二抗。

5. 染色液 DAB 显色剂、苏木碱复染液。

6. 封片试剂 中性树胶。

三、实验流程

本节以 p-STAT1 蛋白表达水平的检测为例，对酶免疫组织化学技术的基本流程进行介绍。

1. 固定组织 以 4% 多聚甲醛常温下固定组织 1 周。

2. 脱水及包埋 经由低到高浓度（75%、85%、95%、100%）梯度乙醇脱水、二甲苯透明、浸蜡处理包埋。

3. 切片与贴片 做 5μm 厚切片处理，经展片、捞片，贴到载玻片上，放在 45℃恒温箱中 2h 烘干。

4. 脱蜡与水化 先将切片置于二甲苯 20min×2 次。然后依次浸入 100%、95%、85% 和 75% 乙醇中，每级放置 5min。再用蒸馏水浸洗 5min。

5. 热修复抗原 将切片浸入 0.01mol/L 枸橼酸盐缓冲液（pH6.0），微波炉加热至沸腾后断电，连续煮 20min，冷却 20min 后拿出，继续冷却至室温。用 PBS 洗涤 3 次，每次 3min。

6. 灭活内源性酶 加入 1% 高碘酸室温放置 10min 以灭活内源性酶。PBS 洗涤 3 次，每次 3min。

7. 孵育一抗 3%BSA（牛血清蛋白）封闭后滴加p-STAT1一抗（1∶100），4℃湿盒中孵育过夜。

8. 孵育二抗 PBS 洗涤 3 次，每次 3min。滴加 50μl 酶标二抗（1∶200）于 37℃孵育 50min，PBS 洗涤 3 次，每次 3min。

9. 显色 滴加预先制备的 DAB 显色剂 50μl，室温孵育 5min，用蒸馏水洗涤。

10. 复染 苏木碱复染 3min，蒸馏水冲洗，氨水返蓝。

11. 封片 各级乙醇（60%～100%）脱水，每级 5min。取出后置于二甲苯 10min×2 次，中性树胶封片。

12. 结果判定 封片后于显微镜下观察结果。细胞呈现棕褐色或棕黄色为阳性表达。每张样本切片在高倍镜下（400×），随机选取 5 个视野，用图像分析软件计算视野的平均光密度值，作为该样本的相对表达量。

四、注意事项

1. 切片脱蜡和水化要充分，加反应液时要覆盖组织充分；每次加液前甩干洗涤液，同时防止干片。

2. 一抗的冲洗原则：单独冲洗，防交叉反应污染；温柔冲洗，防止切片脱落；推荐浸洗方式。

3. 有条件的话最好立即拍照，若不能及时拍照，也要封好片和用指甲油封固，保持避光和湿度。

附：酶免疫组织化学技术应用的常见问题及解决方法

1. 背景差 背景差的主要原因有两个方面，分别是非特异性染色和特异性染色。非特异性染色是由非特性吸附所导致的，即一抗、二抗和样本相互作用而发生的吸附，与抗原抗体特异性反应无关。解决方法有：①样本固定后，在所有的缓冲液和洗涤液中加入 2% 的吐温 20；②缩短一抗和二抗的孵育时间；③充分洗涤，延长洗涤时间，增加洗涤次数。特异性染色是交叉反应所致，是由抗血清中无关抗体所致的假阳性。解决方法有：①滴加能够产生合适信号的最低浓度的抗体；②用亲和层析法纯化抗原特性抗体；③用适当丙酮处理的组织干粉吸附；④换用其他抗体；⑤用与标记抗体来源相同的同种动物的非免疫血清封闭样本。检测中的每一步都应设置对照，以判断背景问题产生的原因。对照应包括阴性对照抗体、不加一抗、不加标记的二级抗体的试剂。

2. 反应的信号弱 解决方法有：①延长酶与底物的孵育时间，使酶和底物充分作用，增加信号；②提高一抗和二抗的浓度，也能够增强染色信号，但必须测试抗体的滴度；③延长一抗和二抗的孵育时间。吸附在固相上面的抗原和抗体结合所需时间比在溶液中的抗原长，适当调整孵育时间，也能够增强染色信号。一抗和二抗的孵育时间若少于 30min，则几乎不能有效结合。

五、应用举例

例 1：湖南中医药大学医学院卢芳国教授团队进行“麻杏石甘汤对流感病毒肺部感染模型肺组织 TLR2/4-MyD88 信号通路蛋白表达影响”的研究中，在观察流感病毒肺部感染模型肺组织的病理变化的同时，应用免疫印迹法检测肺组织 TLR2、TLR4、MyD88、NF-κB 蛋白表达水平。结果表明：麻杏石甘汤可以通过调节 TLR2/4-MyD88 信号通路相关蛋白的表达水平而改善小鼠模型肺组织病理损伤，降低肺指数的增加，进而发挥抗流感病毒作用。

资料来源：何谷良，吴涛，卢芳国等 . 麻杏石甘汤对流感病毒肺部感染模型肺组织 TLR2/4-

MyD88 信号通路蛋白表达影响 [J]. 中华中医药杂志，2022，37(1): 435-440.

例 2：福建中医药大学中西医结合研究院郑敏麟教授团队进行“加味补阳还五汤防治术后腹腔粘连大鼠模型的形态学实验研究”时，在“光镜显微镜观察模型大鼠盲肠组织病理学变化情况以及透射电镜观察腹膜间皮细胞形态变化”的同时，应用免疫组织化学法检测盲肠组织转化生长因子 β1（transforming growth factor β1，TGFβ1）蛋白的表达情况。结果表明：加味补阳还五汤能有效减少纤维组织的发生和炎性细胞的浸润，改善肠壁肌层结构、腹膜间皮细胞形态及紧密连接恢复，调节 TGFβ1 蛋白表达水平。

资料来源：范文江，王亚楠，郑敏麟．加味补阳还五汤防治术后腹腔粘连大鼠模型的形态学实验研究 [J]. 中医临床研究，2022，14(13): 18-22.

（卢芳国）

第五章　免疫荧光技术

免疫荧光技术（immunofluorescence technique）是基于抗原抗体反应的高度特异性，通过使用荧光染料标记抗体或抗原，实现检测特定分子的方法。近年来随着合成化学和精细化工的不断发展，各种新型荧光染料不断涌现，使得免疫荧光技术的灵敏度和快速性得到不断提高，在基础研究、临床诊断、疾病监测等领域得到了广泛应用。根据荧光染料标记的抗体是否直接与抗原结合，可以分为直接免疫荧光技术和间接免疫荧光技术，本章将从这两方面分节展开介绍。

第一节　直接免疫荧光技术

一、实验原理

（一）荧光物质的特性

当荧光物质接收到外界能量辐射，如紫外线、激光、化学能时，其电子会被激发跃迁至激发态，由于激发态不稳定，随即向基态跃迁，将吸收的能量以特定波长的光子（荧光）的形式释放出来。不同的荧光物质有其特定激发光谱和发射光谱，也就是有最大激发和发射波长峰，当激发光和发射光处在最大峰值波长时荧光效率最高。一般情况下，其发射光波长是大于激发光波长的。因此，在检测被检标本时，针对所使用荧光物质的光谱特点，选择合适的激发滤光片或光栅，获得特定波长范围的激发光，以获得最佳荧光信号检测灵敏度。从激发光停止照射，到荧光强度下降到激发时最大荧光强度的1/e（自然对数的底数2.718281828）所需要的时间，被称为该荧光物质的荧光寿命。多数荧光物质荧光寿命很短，激发光消失，发射荧光随即也消失。此外，荧光物质在长时间受到激发光或其他特定化学物质如苯胺、硝基苯、酚、碘离子等作用后，其激发态电子不能恢复到基态，导致所吸收的能量无法以荧光的形式发射，其产生荧光的能力会减弱甚至消失，即淬灭现象。

用于抗体标记的荧光素需具备以下条件：①能够与抗体形成稳定的共价键；②标记后不影响抗体活性；③荧光效率高且标记后荧光强度无明显下降；④荧光颜色与非标记物及背景有明显差别；⑤标记方法简单快速、安全无毒。而在选择被标记物时，如其为抗体，则应满足高特异性、高纯度、高效价等特点，因此，以选择单克隆抗体为佳。

抗体经过荧光素标记，经层析去除未标记上的游离荧光素后，可以测定得到抗体上结合的荧光素（F）和抗体蛋白（P）的摩尔数比值（F/P 值），F/P 值反映了每个抗体分子结合了多少荧光素分子，数值越高则信号放大倍数越高。荧光免疫试剂的 F/P 值的选择范围应根据使用目的而定，用于组织检测的荧光标记抗体，以 F/P 值1～2为宜，用于单个细胞检测的荧光标记抗体则可选择 F/P 值略高于2。标记好的荧光抗体，加入防腐剂（0.01%硫柳汞或0.1%叠氮钠），在0～4℃避光可保存1～2年，–20℃可保存3～4年，真空冷冻干燥条件下则可保存更长时间。

（二）常用的荧光标记物质

1. 荧光染料　常用的荧光染料包括：①异硫氰酸荧光素（fluorescein isothiocyanate，FITC），该物质属于经典的荧光标记染料，具有悠久的使用历史，为黄色或橙黄色结晶粉末，可溶于水或乙醇等溶剂，相对分子质量为389.40，主要由两部分构成：发色基团和异硫氰酸基团。发色基团是一种三苯甲基蒽酮衍生物，具有强荧光性质；而异硫氰酸基团则是由硫和碳、氮和氧原子组成的一个官能团。其最大吸收光波长为490～495nm，最大发射光波长为520～530nm，因此其发射荧光呈黄绿色。FITC 易于保存，在低温避光干燥环境下可保存多年，室温下也可以保存两年以上，是应用最广泛的荧光素。FITC 与抗体结合的原理是，在碱性条件下，FITC 的异硫氰基（—N═C═S）可与抗体的游离氨基经碳酰胺化而形成稳定的硫碳氨基键。通常一个抗体可结合 2～8 个 FITC 分子，而结合的分子越多则荧光放大信号越强。但需要注意的是 FITC 的荧光强度易受 pH 影响，当 pH 降低时荧光强度也会随之减弱。②四乙基罗丹明（rhodamine，RB200），该物质也属于经典的荧光标记染料，为橘红色粉末，不溶于水，易溶于乙醇和丙酮。相对分子质量为 580，其化学结构中存在着多个芳香族发色基团。其最大吸收光波长为 570nm，最大发射光波长为 595～600nm，因此其发射荧光呈橘红色。RB200 理化性质稳定，可长期保存。RB200 不能与抗体直接发生共价结合，故需在五氯化磷（PCl_5）作用下转变成磺酰氯（SO_2Cl），然后即可在碱性条件下与抗体的游离氨基反应而标记在抗体分子上。③四甲基异硫氰酸罗丹明（tetramethylrhodamine isothiocyanate，TRITC），是 RB200 的衍生物，该物质为紫红色粉末，相对分子质量为 444，最大吸收光波长为 550nm，最大发射光波长为 620nm，其发射荧光呈橙红色。TRITC 通过分子中的异硫氰基（—N═C═S）与抗体的游离氨基经碳酰胺化而形成稳定的硫碳氨基键。④其他常见的用来标记抗体的有机荧光染料还包括光合红素（phycoerythrin，PE）、异叶藻红蛋白（allophycocyanin，APC）、类叶绿素蛋白复合物（peridinin-chlorophyll-protein complex，PerCP）、青黄素（Cy3）、青绿素（Cy5）、阿托 647N（Atto 647N）等。

2. 量子点 量子点（quantum dot）是由半导体材料制成的纳米颗粒，具有特殊的光电性质，通常由数十个到几百个原子组成，并具有独特的能带结构。量子点的尺寸通常在 1～10nm，其大小与能带结构密切相关。当尺寸减小到与波长相当时，电子和空穴的能级量子化现象将发生，如在受到可见光激发后，能够发出高亮度和窄谱的荧光光谱。量子点吸收光转化为荧光的效率非常高，相比于有机荧光染料产率更高，荧光更持久。量子点可以通过合成定制，经调整半导体材料成分和尺寸，可以实现不同波长范围发光。量子点与抗体的交联可通过离子的静电吸附、共价交联、生物素与亲和素结合等方法实现。

3. 镧系元素 镧系元素（lanthanide）是指属于镧系或稀土元素的化学物质，包括镧、铈、镨、钕、钷、铕等。镧系元素的高能带结构使其能够以高量子效应吸收和发射光能，提供强烈且稳定的荧光信号。此外，镧系元素的突出特点是发光寿命长，可有效避免激发光和自然荧光的干扰。另外，镧系元素具有较窄的发射光谱，更利于实现多重荧光标记而互不干扰。镧系元素与抗体的结合通常是通过螯合剂（如 1, 4, 7, 10-四乙酸-1, 4, 7, 10-四氮杂环十六烷，DOTA）实现的。这种螯合剂可以与镧系离子形成稳定的配合物。

4. 酶致荧光物质 此类物质本身无荧光效应，但是经酶作用后可以产生荧光，如 4-甲基伞酮-*β*-*D*-半乳糖苷，被 *β*-半乳糖苷酶分解成 4-甲基伞酮后即可发出荧光，激发光波长为 360nm，发射光波长为 450nm。

近年来，激发光和发射光均处于近红外波段的荧光染料得到越来越多重视和应用，因近红外具有组织穿透能力强，适合于深部器官和组织成像的特点；而通常背景物质也不易被近红外激发产生自发荧光，从而降低了背景荧光，更有利于进行多重荧光染色。由于大多数传统荧光染料的吸收/发射波长都处于可见光区域，因此可通过扩展荧光染料的 π 共轭体系，增强分子内电荷转移，或将两个单独荧光染料通过一个 π 短桥偶联等手段使荧光染料的吸收/发射波长移到近红外区域。近红外荧光染料类别很多，如无机近红外荧光材料（包括单壁碳纳米管、半导体量子点、稀土纳米材料等），有机近红外染料（包括菁类染料、BODIPY 类、罗丹明类、方酸类、卟啉类等），还有近红外荧光蛋白（IFP2.0、miRFP703）等。目前抗体标记常用的近红外荧光染料有：Alexa Fluor 系列、DyLight 系列、Cy 系列、IRDye 系列等。

（三）免疫荧光技术的类型

免疫荧光技术根据被标记物的不同可分为直接法和间接法，前者荧光素标记于直接与抗原结合的一抗，后者荧光素则标记于识别一抗的二抗，可达到间接结合抗原的效果。另外，根据被检测对象不同，免疫荧光技术还可分为荧光免疫组化和荧光免疫分析，前者主要用于检测固定于组织或细胞的抗原，后者主要用来检测体液中的抗原。而荧光免疫分析常用方法包括时间分辨荧光免疫分析（time-resolved fluoroimmunoassay，TRFIA）、荧光偏振免疫分析（fluorescence polarization immunoassay，FPIA）、荧光酶免疫分析（fluoroenzyme immunoassay，FEIA）。

1. 荧光抗体直接法测定 荧光抗体直接法即荧光标记抗体为一抗，直接与待检抗原结合。此法操作简单，特异性高，但检测一种抗原就须单独标记一种抗体，不够经济，且与间接法比较灵敏度较差，常用于细菌、病毒等快速检查和临床标本活检等免疫病理检查。此外，如果标本中有两种以上待检抗原同时存在，则可采用双重标记或多重标记。此法则需用两种以上显示不同颜色的荧光素（如 FITC、RB200 等）分别标记不同抗体，通过对同一标本进行荧光染色，可同时显示两种以上荧光（如黄绿色、橘红色荧光等）。因此，本法可观察到细胞表面两种以上抗原的分布，适合用于对细胞亚群进行鉴定，如同时表达 CD3、CD4 的 Th 细胞或同时表达 CD3、CD8 的 Tc 细胞，见图 5-1。

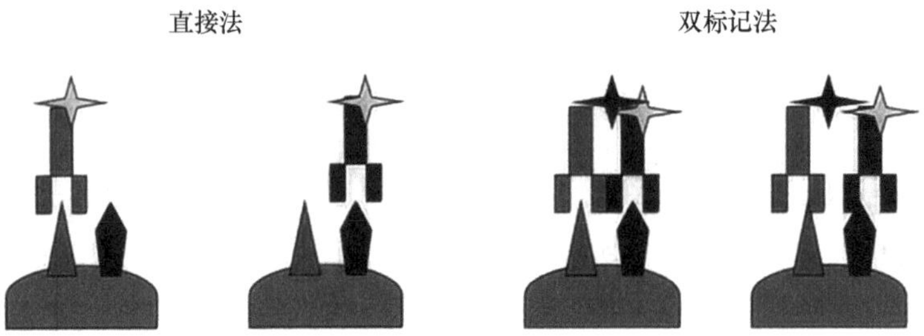

图 5-1 荧光标记抗体直接结合抗原

2. 时间分辨荧光免疫分析 时间分辨荧光免疫分析（TRFIA）是以镧系元素螯合物作为荧光示踪物，基于时间分辨技术测量荧光的产生。其检测下限可达 10^{-18}mol/L，可应用于临床体液样本所含的微量成分（例如，激素、肿瘤标志物、细胞因子等）的检测。其原理是：①镧系元素螯合物（以铕 Eu^{3+} 最为常用，且荧光效率最高）荧光强度高且寿命超长（10～1000μs），为传统荧光染料的 10^3～10^6 倍，通过延缓时间测量，可有效避免体液中某些成分如白蛋白等所产生的寿命较短（1～10ns）的背景荧光干扰。②镧系元素螯合物激发光和发射光的波长差异大，Eu^{3+} 的激发光与发射光之间存在 290nm 左右的波长差，很容易通过滤光片将激发光和发射光分开，有效消除背景散射光及来自生物样品的本底荧光干扰。③稀土元素标记物体积小，1 个抗体分子上可标记多达 20 个 Eu^{3+}，其标记方法是：可通过具有双功能基团的螯合剂（例如，异硫氰酸苯甲基-EDTA 或二乙烯三胺五乙酸）等作为连接载体，分别和镧系元素及抗体球蛋白上的游离氨基结合。由于水是镧系元素的荧光淬灭剂，还需使用含 β-二酮体、三辛基氧化膦、TritonX-100、乙酸和邻苯二甲酸氢钾的酸性增强液，待结合相和游离相 Eu^{3+} 分离后，将处于结合相的 Eu^{3+} 从螯合剂上解离下来，再与 β-二酮体形成以 Eu^{3+} 为核心的保护性胶态分子团，就可以有效消除水的荧光淬灭作用。因此，经紫外光激发 Eu^{3+} 发出的荧光，其信号增强可达上百万倍，与放射免疫灵敏度相近。

时间分辨荧光免疫分析常采用属于非均相的双夹心法，使用针对同一抗原不同决定簇的两种特异性抗体，一种抗体包被在固相上（固相抗体），另一种抗体用镧系元素标记。标准品或待检抗原先与固相抗体反应，洗涤后再加入标记抗体，再次温育，形成固相抗体-抗原-标记抗体复合物，充分洗涤后加入增强液，测定荧光强度，制作标准曲线，计算待检抗原浓度。当然，基于间接法和竞争法原理的检测也是可以采用的。

而对于某些特定的检测对象，时间分辨荧光免疫分析也可以实现均相法检测。例如，针对一对相互作用的蛋白（供体和受体），将一种荧光素标记抗体与供体偶联，另一种荧光素标记抗体与受体偶联。如果目标蛋白发生结合，则供体和受体各自所结合的抗体上的荧光基团也会相互靠近，而这两个荧光基团中，如果其中一个荧光基团（供体荧光基团）的发射光谱与另一个基团（受体荧光基团）的吸收光谱有重叠，当这两个荧光基团间的距离足够近时（一般小于 10nm），就会发生荧光共振能量转移（fluorescence resonance energy transfer，FRET）现象，即荧光能量由供体向受体转移，因此用激发光激发供体荧光基团，亦可观察到受体荧光基团发射出的荧光，见图 5-2。通过检测后者是否出现，就可以判断目标蛋白是否发生相互作用。该法不需要洗涤分离结合相和固定相，非常适合生物分子相互作用研究，如药物与其靶标的相互作用等。

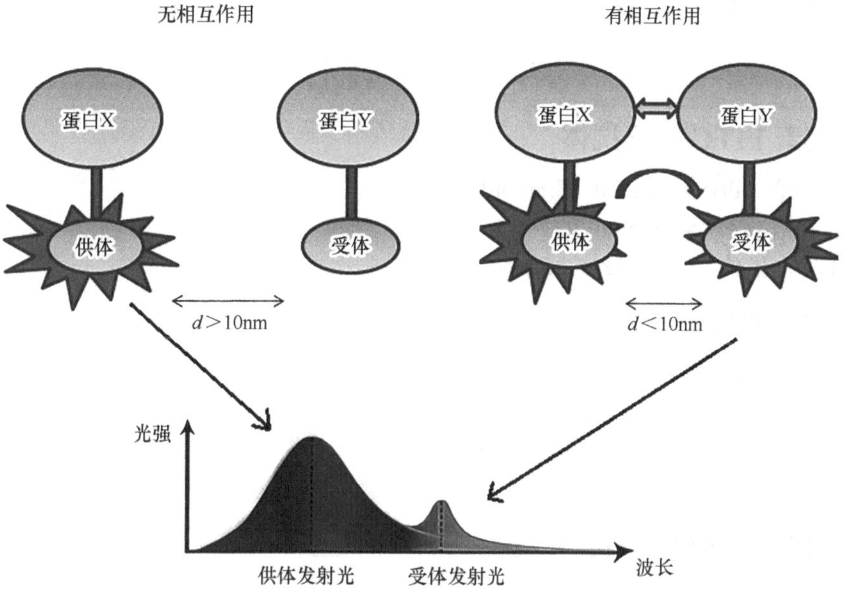

图 5-2　均相时间分辨荧光免疫测定的原理

3. 荧光偏振免疫分析　荧光偏振免疫分析属于均相法的一种，因检测过程中无须分离结合相和游离相标记物，故操作简便，检测速度快。其原理是：荧光素经单一波长的偏振光激发后发射出偏振荧光，其强度与荧光分子旋转速度相关，标记有荧光素的小分子抗原在溶液中旋转速度快，因此偏振荧光强度小；而当荧光素标记小分子抗原与抗体结合后，形成的大分子在溶液中旋转速度变慢，发出的偏振荧光强度随之提高，见图 5-3。荧光偏振免疫分析主要采用竞争法，待测体

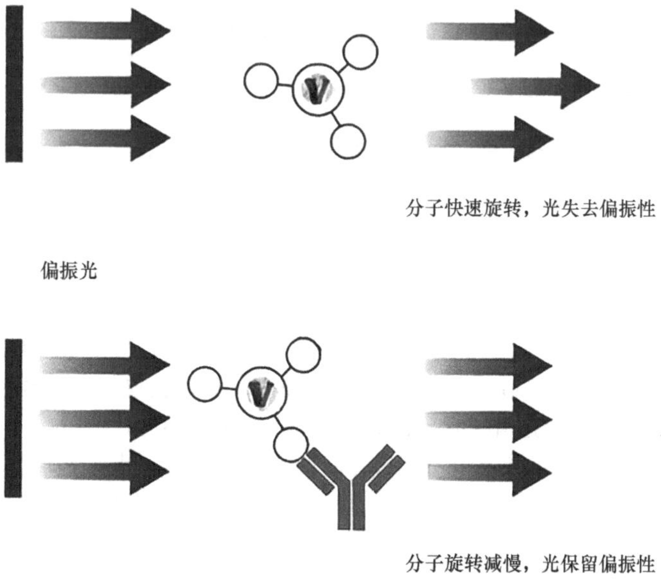

图 5-3　荧光偏振免疫测定的原理

系中有一定量的荧光标记抗原、对应抗体以及待检抗原，三者竞争，如待检抗原多，则荧光标记抗原与抗体结合的量就少，偏振荧光强度低，反之则高。用光学系统测定偏振荧光的强度，根据抗原标准品浓度绘制标准曲线，即可进行定量分析。荧光偏振免疫分析常用于定量测定体液中半抗原药物的浓度。

4. 荧光酶免疫分析 荧光酶免疫分析是一种利用酶催化底物发出荧光，通过荧光检测仪测定荧光强度，实现定量检测微量物质的免疫分析技术。其操作步骤与ELISA类似，酶可以标记在抗体或抗原上，利用夹心法、间接法或竞争法实现对抗原、抗体或半抗原的检测。

二、实验材料

（一）用荧光素FITC标记抗体

磷酸盐缓冲液（PBS）：pH 7.0，5mmol/L。

碳酸盐缓冲液：pH9.5，0.5mol/L。

其他：FITC，抗体，Sephadex G25柱。

（二）荧光抗体直接法测定

冷丙酮：4℃冰箱冷藏。

磷酸盐缓冲液（PBS）：0.01mol/L，pH7.4。

缓冲甘油：分析纯无荧光甘油9份+PBS 1份。

抗沙门菌FITC荧光标记抗体。

（三）时间分辨荧光免疫分析

包被液：0.1mol/L、pH 9.6碳酸盐缓冲液。

洗涤液：含Tween 20（0.1%）的生理盐水。

分析缓冲液：用Tris-HCl缓冲液（50mmol/L，pH 7.8）配制，每升含牛血清白蛋白5.0g，牛球蛋白0.5g，TweenX-20 0.1g，二亚乙基三胺五乙酸20μmol。

增强液：*α*-萘甲酰三氟丙酮15μmol，三正辛烷氧化膦50μmol，邻苯二甲酸氢钾6.8mmol，冰醋酸100mmol，TritonX-100 1g，37℃水浴溶解，加双蒸水（ddH_2O）至1000ml。

其他：AFP标准品（0～500U/ml），鼠抗人AFP抗体，鼠抗人AFP-Eu^{3+}标记单抗。

三、实验流程

（一）荧光抗体标记

1. 抗体准备 将纯化好的IgG抗体用碳酸盐缓冲液（pH 9.5，0.5mol/L）稀释至终浓度20mg/L。

2. 荧光素准备 称取适量FITC，用量为1mg FITC/100mg抗体蛋白，用相当于抗体溶液体积1/9的碳酸盐缓冲液（pH 9.5，0.5mol/L）溶解。

3. 交联 将FITC溶液逐滴加入抗体溶液中，调pH至9.5，将标记物置磁力搅拌器，室温，避光搅拌1h。

4. 层析纯化 用Sephadex G25装柱，以5mmol/L PBS进行平衡。样品上柱，用5mmol/L PBS洗脱，流速控制在1ml/min。待黄绿色荧光离下端2cm时开始收集，当黄绿色荧光进入洗脱液时换一支试管收集，当黄绿色荧光出柱时，换第三支试管收集约3ml。

5. 比色检测 将各管收集液按一定比例稀释后进行比色，计算F/P值：$F/P = 2.87 \times OD_{495} / (OD_{280} - 0.35 \times OD_{495})$。

（二）荧光抗体直接法测定细菌

1. 涂片标本 先将载玻片通过火焰 3 次，冷却后，以接种环挑待检细菌适量均匀涂布成直径约 1cm 的圆形涂片。涂好后，自然晾干。

2. 固定 用冷丙酮滴加覆盖样本，固定条件为室温 3～10min 或 4℃ 30～60min。

3. 染色 将固定好的玻片标本置于湿盘中，滴加 0.1mol/L PBS 于待检标本片上，10min 后弃去，使标本保持一定湿度。抗沙门菌 FITC 荧光标记抗体以 0.1mol/L PBS 进行适当稀释后，滴加到玻片上使其完全覆盖标本区。

4. 孵育 将玻片置于带盖不透光容器内（底部垫以滤纸，纸上放玻片架，加适量水使滤纸浸湿，玻片数量少时可用平皿，内置 2～3 个浸湿的棉球），密盖，置于 25℃温箱中孵育 30min 左右。

5. 洗涤 取出玻片，置玻片架上，先以 0.1mol/L PBS 冲去未结合的标记抗体溶液，然后用 0.1mol/L PBS 漂洗 15min。用滤纸吸去多余水分，保持标本湿润，加一滴缓冲甘油，以盖玻片覆盖。

6. 镜检 立即用荧光显微镜观察。观察标本的特异性荧光强度，荧光强度用以下符号表示：–：无荧光；±：极弱的可疑荧光；+：荧光较弱，但清楚可见；++：荧光明显，呈黄绿色；+++：荧光明亮，呈明显的绿色；++++：荧光闪亮，呈耀眼的亮绿色。若待检标本特异性荧光染色强度达“++”以上，即可判定为阳性。

（三）时间分辨荧光免疫法测定 AFP

1. 包被 将鼠抗人 AFP 抗体用包被液稀释到 10mg/ml，滴入聚苯乙烯板条加样孔中，每孔 100μl，室温放置 20h，甩干包被液，用洗涤液洗 3 次。

2. 稀释荧光标记抗体 使用前 1h 准备。将含 Eu^{3+} 标记抗体的储存液与分析缓冲液以 1∶100 比例配制所需的抗体溶液（现配现用）。

3. 加样 在每个板孔中加 25μl 的 AFP 标准品或患者样品，再加入 100μl 的 Eu^{3+} 标记抗体溶液。

4. 孵育 室温孵育 2.5h，并用振荡器低速振荡，温度不超过 30℃。

5. 洗涤 孵育结束后，用洗涤液充分洗涤板条。

6. 振荡 加 200μl 增强液于微孔板的每个微孔中，慢速振荡 5min。

7. 测量 将微孔板条转移至时间分辨荧光检测仪，读板。

8. 分析 根据荧光值读数，绘制标准曲线，确定待测样品中 AFP 浓度（U/ml）。

四、注意事项

（一）荧光抗体标记

FITC 需避光 4℃保存，临用前取出。碳酸盐溶液需新鲜配制，以防其吸收空气水分和二氧化碳引起 pH 漂移。

（二）荧光抗体直接法测定

1. 为了排除非特异性荧光染色的干扰，试验需设置对照：阳性对照（已知的阳性标本加荧光标记的特异性抗体）、自发荧光对照（不加荧光抗体，标本加 PBS）、特异性对照（标本加未标记的特异性抗体封闭抗原，再加荧光标记的特异性抗体）。如果标本自发荧光对照和特异性对照呈无荧光或弱荧光，阳性对照和待检标本呈强荧光，则为特异性阳性染色。

2. 染色的温度和时间的控制。染色时间一般设为 30min，温度选择室温 25℃，而 37℃可加速染色。对不耐热抗原可选择 0～4℃的低温、染色过夜。荧光抗体的孵育及后续处理尽量选择避光操作。

3. 经荧光染色的标本应尽快观察，随时间的延长，荧光强度会逐渐下降。

4. 使用荧光显微镜前须仔细阅读使用说明，理解构造原理，选择合适波长滤色片，并使用无荧光镜油及其他耗材。

（三）时间分辨荧光免疫分析测定

1. 由于 EDTA、柠檬酸盐会与 Eu^{3+} 发生螯合反应，因此不能使用含有这些物质的血浆，须使用肝素作为抗凝剂。

2. 在开始测定前，试剂及冷冻保存的标本均应缓慢恢复到室温（20～25℃）再使用，使用前可轻轻摇匀，不能剧烈振荡。

五、应用举例

例 1：长春中医药大学附属医院张守琳研究团队在“益肾止血颗粒对 IgA 肾病模型大鼠的影响”的研究中，采用全自动生化分析仪、ELISA、免疫荧光直接法等实验手段，对益肾止血颗粒治疗 IgA 肾病大鼠的效果和机制展开研究。在研究过程中，以荧光标记的兔抗大鼠 IgA 抗体对大鼠肾组织冰冻切片 IgA 进行检测（免疫荧光直接法），结果显示，益肾止血颗粒组大鼠肾小球系膜区荧光（散在轻度或中等强度 IgA 荧光）较模型组（团块状强荧光或颗粒状中等强度 IgA 荧光）有明显减弱，提示益肾止血颗粒具有明显治疗效果，从而与其他实验结果形成相互印证，也体现出免疫荧光直接法的可靠性和应用价值。

资料来源：邹迪，张守琳，王银萍，等 . 益肾止血颗粒对 IgA 肾病模型大鼠的影响 [J]. 中国中医基础医学杂志，2021，27(1): 71-74, 139.

例 2：广西中医药大学谭小明研究团队在“八角莲内生真菌抑制 HIV-1 IN-LEDGF/p75 相互作用活性筛选”的研究中，采用均相时间分辨荧光技术（HTRF）对药用植物八角莲内生真菌发酵产物进行了抗 HIV-1 整合酶与晶状体上皮源性生长因子 p75 蛋白（LEDGF/p75）相互作用的药物筛选，结果证明八角莲内生真菌中含有抑制 HIV-1 IN 蛋白与 LEDGF/p75 蛋白相互作用的天然活性成分，这个研究成果也显示了均相时间分辨荧光技术在研究药物与靶标相互作用领域的应用价值。

资料来源：周雅琴，张大为，余丽莹，等 . 八角莲内生真菌抑制 HIV-1 IN-LEDGF/p75 相互作用活性筛选 [J]. 中国中药杂志，2019，44(9): 1808-1813.

第二节　间接免疫荧光技术

一、实验原理

免疫荧光技术间接法与直接法的主要区别是：荧光标记抗体为第二抗体，即荧光标记抗体不直接与待检抗原结合，而是与覆盖在待检抗原上的一抗结合，故此法也可用于检测抗体。因为荧光标记抗体为二抗，对同一种属的免疫球蛋白有普适性，比较经济，且存在放大效应。因此，间接法较直接法有更高的敏感度，是免疫组化中检测组织或细胞抗原的常用方法。荧光免疫组织化学技术基于抗原抗体反应的高度特异性，通过荧光显微镜可清晰显示抗原所在组织的形态结构，展现出抗原的位置信息。但需要注意的是，荧光素发射光寿命较短，稳定性差，且容易发生猝灭，因此无法制备永久性标本用于反复观察。同时在检查过程中，周边非待检物质也可能产生非特异荧光，干扰结果判断。

此外，还有补体结合法，荧光素标记对象是抗补体的抗体。当抗原与抗体反应后加入补体，补体与抗原-抗体复合物结合，再加入荧光素标记抗补体抗体与之结合，见图 5-4。本法敏感度高，且由于补体成分无种属特异性，只需制备一种荧光抗体即可识别不同种属动物来源的一抗，通用性更强。缺点是操作复杂，补体若被激活，形成的片段可能吸附到邻近非靶抗原所在的其他细胞表面，出现非特异性荧光染色，且补体本身亦不稳定，容易失活，影响结果展示。

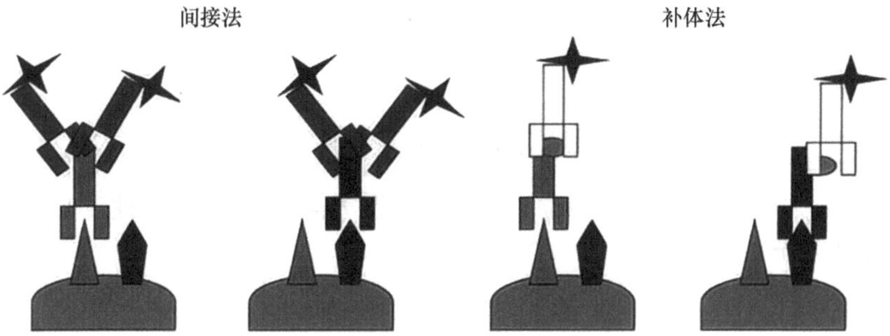

图 5-4　荧光标记抗体间接识别抗原

近年来，还出现了使用无重叠光谱的荧光素标记二抗的方法，这些二抗识别的是不同种属来源的一抗，这些一抗再结合与之对应的待检抗原，因此携带有不同荧光素的二抗可同时完成对不同抗原-抗体复合物的结合而互不干扰。该法与免疫印迹法相结合，可在同一张膜上准确区分位于紧邻位置的翻译后修饰蛋白，如磷酸化蛋白。

二、实验材料

0.5% 多聚赖氨酸：多聚赖氧酸 5g，溶于 ddH_2O 1000ml 中。

磷酸盐缓冲液（PBS）：0.01mol/L，pH7.4。

4% 多聚甲醛磷酸缓冲液：多聚甲醛 40g，pH 7.4 0.1mol/L PBS 500ml，混合加热至 60℃搅拌并滴加 1mol/L NaOH 至透亮，冷却后补加 PBS 至 1000ml。

0.5%TritonX-100：含 0.5% TritonX-100 的 PBS。

磷酸盐吐温缓冲液（PBST）：用 PBS（0.01mol/L，pH7.4）配制，含 0.05%Tween 20。

封闭液：含 1% BSA 的 PBST。

封片剂：甘油 1 份 + 碳酸盐缓冲液（0.5mol/L，pH9.0）1 份。

其他：OCT 包埋剂，待检人全血清，FITC 标记羊抗人 IgG。

三、实验流程

间接免疫荧光技术检测自身抗核抗体。

1. 贴壁生长细胞（Hep-2）　在传代培养时，将细胞接种到放置有玻片（预先经过酸浸泡、水洗、无菌）的培养皿中，待细胞接近长成单层后取出玻片，用 PBS 洗两次。

2. 组织冰冻切片（大鼠肝脏）　将组织块加适量 OCT 包埋剂浸没组织，然后将盛有组织块的容器放入液氮小杯内，容器底部接触液氮，10～20 秒即可速冻成块。取出组织块置于恒冷切片机冰冻切片，冰冻切片厚度 6～8μm，将切片贴在载玻片上（事先用重铬酸钾 + 浓硫酸、乙醇等彻底清洗，并涂布 0.5% 多聚赖氨酸），室温下风干 30min。

3. 固定　用 4% 多聚甲醛磷酸缓冲液覆盖样本，固定细胞，室温下孵育 15min，用预冷 PBS 浸洗玻片 3 次，每次 3min。

4. 通透　用 0.5% TritonX-100 覆盖细胞，室温 15min（如检测细胞膜上表达的抗原省略此步骤），用 PBS 浸洗玻片 3 次，每次 3min。

5. 封闭　用封闭液覆盖细胞样本，室温 1h，用 PBS 洗 3 次，每次 5min。

6. 抗体孵育　加入用 PBS 适当稀释的待检人全血清（可能含有自身抗核抗体）或正常血清作为第一抗体室温孵育 30min 或者 4℃过夜。用 PBST 漂洗 3 次，每次冲洗 5min。加入用 PBS 适当稀释的 FITC 标记的羊抗人 IgG（第二抗体），室温避光孵育 30min，PBST 漂洗 3 次，每次冲洗 5min，再用 ddH_2O 漂洗一次。

7. 封片及检测　滴加封片剂一滴封片，荧光显微镜检查，判断标准与前述的荧光抗体直接法测定相同。

四、注意事项

1. 标本处理时须注意保持抗原于原位，勿使其扩散；维持抗原的完整性，保证抗原充分暴露；消除可能产生的非特异性荧光。

2. 正常对照（正常人血清）应呈无荧光或弱荧光，而待检标本呈强荧光，则结果为特异性染色阳性。

五、应用举例

例 1：中国海洋大学医药学院海洋药物教育部重点实验室王伟研究团队在“马兜铃酸体内外抗单纯疱疹病毒作用”的研究中，采用致细胞病变效应、空斑实验、间接免疫荧光法等探究马兜铃酸（AAs）对单纯疱疹病毒（HSV）的抑制活性及其作用机制。在研究过程中，来自间接免疫荧光法的实验结果显示，HSV-1 病毒蛋白 gD 表达被药物明显抑制，而且这一效应是发生在病毒吸附宿主细胞之后阶段。这些研究结果与该研究的其他实验结果一起为阐明 AAs 的抗 HSV 活性及机制提供了重要实验依据，也体现了间接免疫荧光技术在抗病毒感染研究中的应用价值。

资料来源：王兆琦，闫涵，孙立山，等 . 马兜铃酸体内外抗单纯疱疹病毒作用 [J]. 中国药理学通报，2022，38(12): 1791-1800.

例 2：福建省片仔癀天然医药研发企业重点实验室林锦霞研究团队在“片仔癀抗 EV71 型肠道病毒的研究”中，采用化学发光法、致细胞病变效应法、绿色荧光蛋白法、间接免疫荧光法等实验手段研究片仔癀抗 EV71 型肠道病毒的效果和机制。在研究过程中，来自间接免疫荧光法的实验结果显示，片仔癀可剂量依赖地减少 EV71 病毒结构蛋白 VP-1 的表达，降低子代感染性病毒颗粒产生水平。这些结果与该研究的其他实验结果一起共同为揭示传统中药片仔癀在抗病毒方面的潜力提供了重要实验依据。

资料来源：林锦霞，于娟，陈志亮，等 . 片仔癀抗 EV71 型肠道病毒的研究 [J]. 中国中药杂志，2022，47(5): 1343-1349.

（缪珠雷）

第六章　化学发光免疫技术

物质吸收外界能量而进入激发状态，在恢复到低能量的基态时，以电磁辐射发射光子的形式释放能量，即发光（luminescence）。根据形成激发态分子的能量来源不同可分为光照发光（photoluminescence，由紫外线、可见光、远红外光激发引起）、生物发光（bioluminescence，由有生命的生物体发光，如萤火虫发光）、化学发光（chemiluminescence，由化学反应引起）以及电化学发光（由电化学反应引起）等。本章主要介绍化学发光免疫分析（chemilumin escence immunoassay，CLIA）。

第一节　概　　述

化学发光免疫分析是将化学发光分析和免疫反应相结合而建立起来的一种检测微量抗原或抗体的标记免疫分析技术，这种技术兼有发光分析的高灵敏性和抗原抗体反应的高特异性。

化学发光（chemiluminescence，CL）是指化学反应过程产生光的发射现象。某些物质（发光剂）在化学反应时，吸收了反应过程中所产生的化学能，使反应的产物分子或反应的中间态分子中的电子跃迁到激发态，当电子从激发态恢复到基态时，以发射光子的形式释放出能量，这一现象称为化学发光。化学发光反应包括两个关键步骤，即化学激发和发光，化学激发需提供足够的化学能，激发化学发光剂在吸收能量后跃迁至电子激发态（激发），而当返回较低能级基态时有足够的发光量子产率（发光）。大多数化学发光是以 O_2 和 H_2O_2 作为氧化剂的氧化反应发光。

根据发光的形式和种类不同，化学发光分为闪光型（flash type）和辉光型（glow type）两种类型。闪光型发光时间很短，只有零点几秒到几秒，且稳定性不强；辉光型发光持续时间长，从几分钟到几十分钟，或几小时至更久，且较稳定。闪光型的样本必须立即测量，并配以全自动化的加样及测量仪。辉光型的样本可以使用通用型仪器测量，也可以配套全自动化仪器。

第二节　常用化学发光剂及标记技术

在化学发光反应中参与能量转移并最终以发射光子的形式释放能量的化合物，称为化学发光剂或发光底物。发光剂的标记是通过化学反应将发光剂连接到抗体或抗原上。发光剂标记技术应保证被标记物既保持自身的特性（如抗体的特性），又具有标记物的特性（如发光）。

一、化学发光剂

能作为化学发光剂的有机化合物必须具备下列条件。

1. 发光的量子产率高。

2. 发光剂的物理-化学特性要与被标记或测定的物质相匹配。

3. 能与抗原或抗体形成稳定的偶联结合物。

4. 其化学发光通常是氧化反应的结果。

5. 在所使用的浓度范围内对生物体没有毒性。

在 CLIA 中所使用的标记物可分为两类，一类是直接用化学发光剂（如吖啶酯）标记抗原或抗体；一类是用能激发化学反应的酶（如 HRP、ALP 等）等物质标记抗原或抗体。

（一）直接化学发光剂

1. 吖啶酯和吖啶磺酰胺化合物　吖啶酯和吖啶磺酰胺化合物在碱性条件下被 H_2O_2 氧化生成电子激发态的 *N*-甲基吖啶酮，当激发态回到基态时，发出波长为 470nm 的光（发光反应原理如图 6-1 所示）。吖啶酯和吖啶磺酰胺化合物在发光免疫分析过程中不需要催化剂和增强剂，光释放快速集中、发光效率高、发光强度大，而且吖啶酯和吖啶磺酰胺化合物易于与蛋白质结合，结合后光量子产率不减少且标记物结构稳定，在 2～8℃下可保存数月。因此，吖啶酯和吖啶磺酰胺化合物是一类非常有效的化学发光标记物，可直接标记抗原或抗体。吖啶酯和吖啶磺酰胺化合物应用于化学发光，通常采用的体系是吖啶酯/H_2O_2 系统，即用吖啶酯或吖啶磺酰胺化合物标记抗体或抗原，用 H_2O_2 和 NaOH 作为发光启动试剂，这类化合物发光为闪光型。加入发光启动试剂后，0.4s 左右发射光强度达到最大，半衰期为 0.9s 左右。

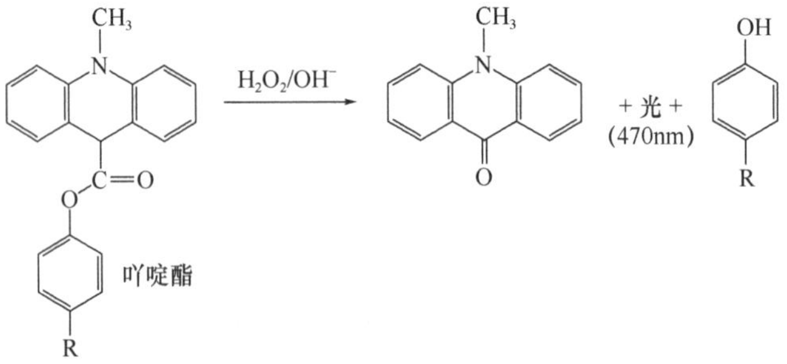

图 6-1　吖啶酯发光剂反应原理

2. 三联吡啶钌　三联吡啶钌 [$Ru(bpy)_3^{2+}$] 是电化学发光剂，可以通过在电极表面进行电化学反应而发光，$Ru(bpy)_3^{2+}$ 可直接标记抗原或抗体，反应快速，是目前最常用于电化学发光免疫分析（electrochemi-luminescence immunoassay，ECLI）的化学物质。$Ru(bpy)_3^{2+}$ 和电子供体三丙胺（TPA）在阳电极表面可同时失去一个电子而发生氧化反应。二价的 $Ru(bpy)_3^{2+}$ 被氧化成三价的阳离子 $Ru(bpy)_3^{3+}$，成为强氧化剂。TPA 失去电子后被氧化成阳离子自由基 $TPA^{+\cdot}$，它很不稳定，可自发地失去一个质子（H^+），形成自由基 $TPA^{\cdot}$，这是一种很强的还原剂，可将一个电子递给三价的 $Ru(bpy)_3^{3+}$ 使其成为激发态的 $Ru(bpy)_3^{2+\cdot}$。激发态的三联吡啶钌不稳定，很快衰减并发出 1 个波长为 620nm 的光子而返回基态。这一过程可以在电极表面周而复始地进行，产生许多光子，使光信号增强，极大地提高了检测敏感性，可达 pg/ml 或 pmol 水平。其发光反应原理如图 6-2 所示。

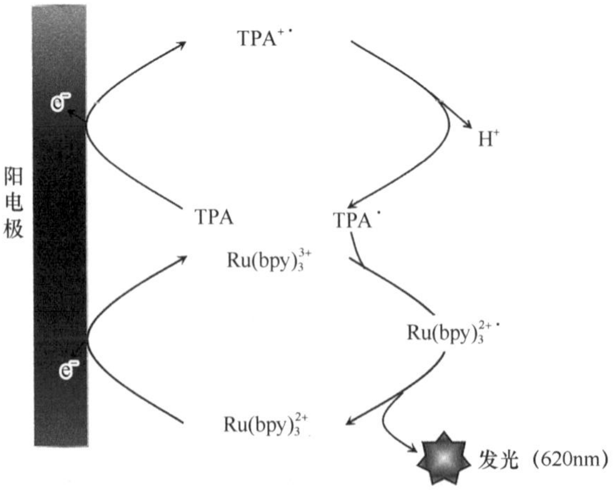

图 6-2　电化学发光剂反应原理

（二）间接化学发光剂

1. 酶促反应发光剂 酶促反应的发光剂是指经酶降解作用而发光的一类发光底物。目前化学发光酶免疫分析中常用的酶有 HRP 和 ALP，HRP 催化的化学发光底物为鲁米诺及其衍生物；ALP 催化的发光底物为（金刚烷）-1, 2-二氧乙烷及其衍生物。

（1）鲁米诺及其衍生物：鲁米诺（luminol），又名发光氨，化学名称为 3-氨基苯二甲酰肼。异鲁米诺（4-氨基苯二甲酰肼）及其衍生物都有化学发光特性。鲁米诺是最常用的化学发光试剂之一，于 1928 年由阿尔布雷希特（Albrecht）首先发现。鲁米诺在碱性条件下，与氢氧化物反应生成一个双负离子（dianion），可被 HRP 催化 H_2O_2 分解产生的氧气氧化，产物为一个有机过氧化物。该过氧化物（环状内式过氧化物）很不稳定，立即分解出氮气，生成激发态的 3-氨基邻苯二甲酸 [该产物为三线态二价负离子（T_1），T_1 体系间交叉相互作用形成单线态二价负离子（S_1）]。当此产物分子由激发态衰退至基态（S_0）时，发出光子释放能量，如图 6-3 所示。鲁米诺的发光光子产率约为 0.01，最大发射光波长为 425nm。由于鲁米诺的发光反应产生了大量的自由基，导致 HRP 失活，所以 HRP 催化的鲁米诺发光基本为闪光型，会在开始的数秒内达到最大峰值，几分钟后又迅速衰减，不易准确和重复检测。为了增加发光平台期，通常在传统的 HRP/H_2O_2/鲁米诺发光体系中添加发光增强剂，如对碘苯酚、1-溴-2-萘酚、对苯基苯酚、对羟基肉桂酸和 4-苯基硼酸等，可使发光时间延长持续 30～60min，发光强度至少增加 100 倍。

目前鲁米诺、异鲁米诺及其衍生物应用于化学发光，通常用 HRP 标记抗原或抗体，以鲁米诺、异鲁米诺及其衍生物作发光底物，对碘苯酚或对苯基苯酚等作增强剂，用 NaOH+H_2O_2 作发光启动剂，化学发光反应 2min 后，光发射强度达到最高峰；20min 后，光发射强度减少 20%。

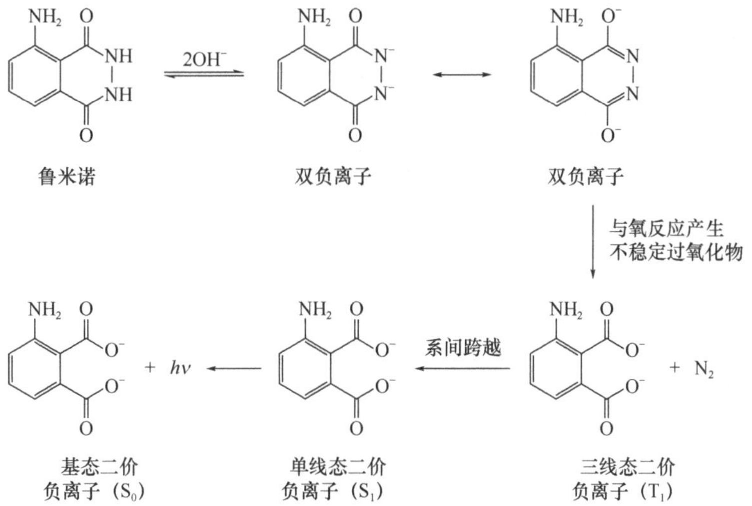

图 6-3 鲁米诺发光原理

（2）（金刚烷）-1, 2-二氧乙烷及其衍生物：1989 年，索普（Thorpe）等报道，金刚烷衍生物在 ALP 作用下可发出高强度的光，光信号可持续 1～2h。目前常用的 ALP 的底物主要以（金刚烷）-1, 2-二氧乙烷及其衍生物为主，如 3-（2-螺旋金刚烷）-4-甲氧基-4-（3-磷氧酰）-苯基-1, 2-二氧环乙烷二钠盐（AMPPD）、3-（1-氯-3′-甲氧基螺 [金刚烷-4, 4′-二氧杂环丁烷]-3′-基）苯基] 磷酸二氢酯（CSPD）等。能发生化学发光的（金刚烷）-1, 2-二氧乙烷，其结构如图 6-4 所示。其中 T 通常为环烷烃金刚烷，起稳定过氧环的作用，X 为烷氧基，作用是增加 2-二氧乙烷的水溶性，Y 是发光基团，Z 是 Y 的保护基团，它与 Y 连接的化学键能被 ALP 断裂，从而使 Z 与 Y 脱离。当酶促使 Z 从分子中脱离后，二氧乙烷分解成两个羰基化合物，一个含 T，另一个含 X 和 Y，分解反应放出的能量，使 Y 激发形成一个不稳定的电子激发态中间体，当其回到基态时发出光子。可以通过选择修饰不同取代基 Y 的二氧乙烷，使发射光的波长和光量子数不同，而通过选择修饰 T 和 X、Z 可改变二氧乙烷的水溶性和分解动力学性质。

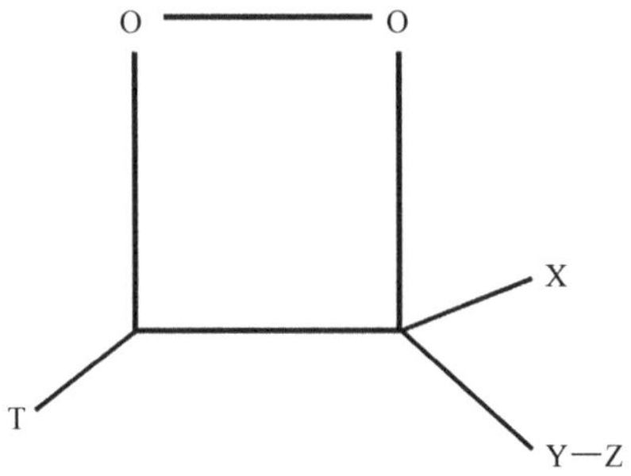

图 6-4 （金刚烷）-1, 2-二氧乙烷结构通式

目前常用于化学发光免疫分析的（金刚烷）-1, 2-二氧乙烷有几种结构。以 AMPPD 为例，分子结构中包含起稳定作用的金刚烷基基团，芳香基团为发光基团和酶作用的磷酸基团。在溶液中 AMPPD 的磷酸酯键很稳定，非酶催化的水解非常慢，因而几乎无试剂本身的发光背景值。ALP 催化的 AMPPD 发光机制如图 6-5 所示。ALP 酶解 AMPPD 脱去磷酸基后生成中间产物 AMPD。此中间产物经分子内电子转移裂解为一分子金刚烷酮和一分子处于激发态的间氧苯甲酸甲酯阴离子（酚盐），回到基态时发出波长为 470nm 的光，这类发光为辉光型，发光强度在 15min 时达高峰，60min 内持续并保持相对稳定。

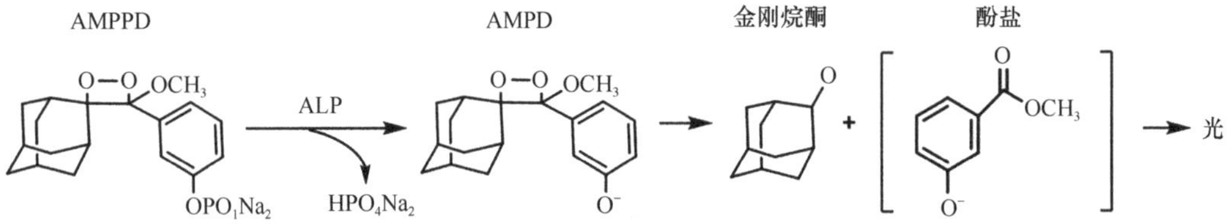

图 6-5 AMPPD 发光反应原理

2. 活性离子氧传递连接的化学发光剂 酞菁、二甲基噻吩衍生物及铕（Eu）螯合物是通过活性离子氧传递连接的间接化学发光剂。酞菁结构在 680nm 激发光照射下产生瞬间的离子氧，可在 200nm 范围内瞬间传递给二甲基噻吩衍生物，二甲基噻吩衍生物产生的紫外光又激发 Eu 螯合物，释放 612nm 的光能而被检测。其核心原理是高能态离子氧的产生和传递。离子氧的生存时间仅为 4μs，短暂的生存时间决定了酞菁结构和二甲基噻吩衍生物相邻距离要在 200nm 范围之内才能实现离子氧的有效传递。

二、发光剂的标记技术

按照标记反应的类型及形成结合物的特点，可将标记反应分为“直接偶联”和“间接偶联”两种方式。直接偶联是指通过偶联反应，使标记物分子中的反应基团直接连接到被标记物分子的反应基团上。间接偶联是用功能交联剂在标记物分子和被标记物分子之间插入一条链或一个基团，使两种物质通过引进的“桥”连接成结合物，此“桥”可以在原有的结构中引进新的活性基团，增加反应活性，还可减弱参与偶联双分子结构中存在的空间位阻效应。

1. 常用的标记方法

（1）碳二亚胺缩合法：水溶性碳二亚胺可用于制备大分子-大分子或大分子-半抗原衍生物的交联剂。经碳二亚胺缩合反应，蛋白质分子（如抗体）中的游离羧基与发光剂分子中的氨基形成稳定的酰胺键。此反应较温和，应用范围广，结构中有羧基或氨基的标记物均可选用此法进行标记。

（2）过碘酸钠氧化法：此法是先利用过碘酸钠氧化糖蛋白中的羟基，使之成为活泼的醛基，再通过醛基与发光剂中的氨基反应形成席夫（Schiff）碱；席夫碱含有亚胺或甲亚胺特性基团，经硼氢化钠还原—N═C—键后成为稳定的标记结合物。此发光剂标记的糖蛋白稳定性好，标记物不易脱落。凡含有芳香伯胺和脂肪伯胺的发光剂均可采用此法标记。

（3）重氮盐偶联法：芳香胺能与亚硝酸钠（$NaNO_2$）和 HCl 反应生成重氮盐，该重氮盐能直接与蛋白质的酪氨酸残基上的酚羟基发生邻位反应，形成偶氮化合物。这种重氮盐也能与蛋白质分子中组氨酸残基上的咪唑环或色氨酸残基的吲哚环反应。该法的优点是简易、成本低、重复性好。

（4）*N*-羟基琥珀酰亚胺活化法：蛋白质分子中羧基通过 *N*-羟基琥珀酰亚胺活化，再与发光剂的氨基偶联形成酰胺键的发光标记物。

（5）戊二醛法：戊二醛作为一个双功能偶联试剂，可以使发光剂芳香伯氨基和抗体上的氨基连接起来。

2. 影响标记的因素

（1）发光剂的选择：根据发光剂的结构和性质选择合适的标记方法。例如，吖啶酯类发光剂多选用 *N*-羟基琥珀酰亚胺法进行标记，此类发光剂的发光效率比鲁米诺高，且在较温和条件下，仅需 H_2O_2 和高 pH，即可激发化学发光。

（2）被标记蛋白质的性质：抗原作为被标记物时，应具有较高的纯度和免疫学稳定性；抗体作为被标记物时，要求具有较高的效价，用提纯的 IgG 来代替全血清，可以减少血清中所含氧化酶类的影响，也可排除其他物质对发光免疫测定的干扰。

（3）标记方法的选择：各种标记方法都有其独特的反应条件和适应对象，应熟悉这些方法的原理和应用情况，正确选择与发光剂和被标记物结构相适应的偶联方式。

（4）原料比：当确定一种交联剂后，必须认真选择被标记物（如抗体）、发光剂和交联剂之间的克分子比，求出最佳比例。

（5）标记率：由于每一种发光剂对应于被标记物都有特定的最佳标记率，标记物选择不好，会造成标记率低、不易保存等现象。

（6）温度：对于较稳定的小分子被标记物，温度影响较小；当被标记物是抗原或抗体蛋白质时，由于蛋白质对热的不稳定性，应尽量选择较低的温度，避免蛋白质在标记过程中活性丧失。

（7）纯化与保存：对于多数经偶联反应制备的结合物，使用前都需要透析法、凝胶过滤法和盐析沉淀法等进行及时的纯化。对新制备或经长时间保存的结合物，在使用前均需测定蛋白质的含量、免疫学活性及发光效率等指标，以保证实验结果准确、可靠。结合物一般可分装保存在 –70℃条件下，最好冷冻干燥保存，这样可保存数年之久而不丧失活性。

第三节　化学发光免疫分析类型

20 世纪 70 年代中期，阿拉卡韦（Arakawe）首先报道化学发光免疫分析（CLIA），CLIA 具有灵敏度高（最低可检测到 100 个分子，可达 10^{-21}mol）、特异性强、线性范围宽（可达 6 个数量级）、无放射性污染、发光标记物稳定等优点，已较好实现了检测的自动化，避免了手工操作的误差，是继放射免疫分析、酶免疫分析和荧光免疫分析等方法之后发展起来的一项新兴的免疫测定技术。广泛用于各种抗原、半抗原、抗体、激素、酶、脂肪酸、维生素和药物等的检测。

世界各大仪器制造商研制出了多种型号的全自动化 CLIA 检测仪（自动化分析系统），并开发了与自动化分析系统相匹配的测定不同临床指标的试剂盒。临床样品检测采用的 CLIA 技术主要是吖啶酯标记物直接化学发光、化学发光和电化学发光 3 种发光类型。

1. 直接化学发光免疫分析　直接化学发光免疫分析是化学发光剂（如吖啶酯）直接标记抗体或抗原，与待测标本中相应的抗原或抗体发生免疫反应后，形成固相双抗体（抗原）夹心免疫复合物，加入启动发光试剂（$NaOH-H_2O_2$），吖啶酯在不需要催化剂的情况下分解、发光。其化学反应简单、快速，夹心法主要用于检测大分子抗原（抗体）。另外，该分析方法背景干扰信号低，非特异性结合相对较少，光量不会因为分子大小而受影响，因此能增加灵敏度。产生的光量子最后由集光器和光电倍增管接收，记录单位时间内所产生的光子能，这部分光的积分与待测抗原或抗体的量成正比，可从标准曲线上计算出待测抗原的含量。

吖啶酯化学发光的特点：①吖啶酯发光的氧化反应简单快速，不需要催化剂，只要在碱性环境中即可进行；②反应体系中加入 H_2O_2 和 NaOH 溶液后，发光迅速，背景噪声低，保证了测定的敏感性；③吖啶酯可直接标记抗原或抗体，结合稳定，不影响标记物的生物学活性和理化特性；④吖啶酯发光为瞬间发光，持续时间短，因此，对信号检测仪的灵敏度要求比较高，主要适用于全自动 CLIA 系统。

直接化学发光免疫分析技术在生物医学领域广泛应用，如乙型肝炎病毒抗原和抗体、肿瘤标志物、内分泌激素、甲状腺功能等多项免疫项目的检测。

2. 化学发光酶免疫分析 化学发光酶免疫分析（chemiluminescence enzyme immunoassay，CLEIA）是用参与催化某一化学发光反应的酶如 HRP 或 ALP 来标记抗体（或抗原），采用竞争法测定小分子抗原物质，采用双抗体夹心法测定大分子抗原物质，以及采用间接法检测抗体等反应模式。CLEIA 操作步骤与 ELISA 相同，不同于 ELISA 之处在于酶的催化底物是化学发光剂，产生化学发光，产生的光信号强度通过化学发光信号检测仪来检测，由光量子阅读系统接收，光电倍增管将光信号转变为电信号并加以放大，再把它们传送至计算机数据处理系统，从而对待检样品进行定量。酶促催化底物发光，受温度、时间等因素的影响，但发出的辉光，对测量的要求不高，既可用于全自动 CLIA 系统（封闭型）对临床高通量样品检测，也可在完成免疫反应后由仪器自动测量光信号和进行数据处理（开放型），应用于生命科学研究。

（1）HRP 标记的化学发光免疫分析：该分析系统采用 HRP 标记抗体（抗原），当免疫反应完成后，结合上 HRP 的酶标物使用鲁米诺作为发光底物，$NaOH+H_2O_2$ 作为启动发光试剂，对碘苯酚或对氨基苯酚等作为发光增强剂，可将鲁米诺所发出的闪光转化为辉光，发光信号可持续 10～20min，并且显著提高了发光信号的强度，从而提高了检测的灵敏度。

（2）ALP 标记的化学发光免疫分析：该分析系统采用 ALP 标记抗体（抗原），一般多用（金刚烷）-1, 2-二氧乙烷及其衍生物作为发光底物，如 AMPPD、CSPD 等。临床常用于甲状腺功能、性激素、肿瘤标志物的定量检测。以双抗体夹心法检测大分子抗原为例，磁微粒子包被抗体与分析物结合后，外加磁场协助该复合物快速与其他非特异性物质分离，此时再加入 ALP 标记抗体，形成磁珠包被抗体-抗原-酶标记抗体复合物，经洗涤去掉未结合的抗体后，加入 ALP 的发光底物和发光增强剂。检测小分子抗原采用竞争法分析模式，分析物及 ALP 标记抗原与磁微粒子包被抗体竞争结合。

3. 电化学发光免疫分析（electrochemi-luminescence immunoassay，ECLIA） ECLIA 于 20 世纪 90 年代问世，是电化学发光（ECL）和免疫测定相结合的产物。以电化学发光物标记抗原或抗体，通过抗原-抗体反应和磁性颗粒分离技术，检测电化学发光物在电极上发出的光强度大小，从而对待测的抗原和抗体进行定量和定性分析。ECLIA 是继放射免疫分析、酶免疫分析、荧光免疫分析、化学发光免疫分析之后的新一代标记免疫测定技术，主要特点是高灵敏度、特异性强、测定范围宽、试剂稳定、无害、无污染及易于自动化检测的优点，临床已广泛应用于内分泌功能、肿瘤标志物、传染性疾病的抗原和抗体等多种项目检测。

目前最常用于 ECLIA 的电化学发光剂是三联吡啶钌 [$Ru(bpy)_3^{2+}$]，其测定模式与 ELISA 相似，分抗原抗体免疫反应和电化学发光反应两个步骤。以双抗体夹心法测定抗原为例，第一步在试管中进行，形成磁珠包被抗体 + 受检的抗原 +$Ru(bpy)_3^{2+}$ 标记抗体夹心复合物，除此之外，反应液中尚有游离、未结合的 $Ru(bpy)_3^{2+}$ 标记抗体和磁珠包被抗体。第二步是反应液被吸入流动测量室，流动测量室电极下因有磁铁，通过磁场将结合 $Ru(bpy)_3^{2+}$ 标记物的免疫复合物和游离 $Ru(bpy)_3^{2+}$ 标记物分离。此时在电极上施加一定波形的电压或电流信号，启动了可循环进行的电化学发光反应，产生的光信号通过光电倍增管检测，光强度与标本中抗原的含量相关。

第四节　化学发光免疫分析技术的临床应用

化学发光免疫分析具有灵敏度高、快速、准确、特异、可实现自动化等特点，目前已广泛应用于各种激素、肿瘤标志物、药物浓度及其他微量生物活性物质测定。随着科学技术的发展，化学发光技术在免疫学检验领域也在不断地更新、拓展，新的方法、新的检测项目不断涌现，有效地丰富和推动了免疫学检验在临床疾病诊疗中的作用。

一、化学发光免疫测定的应用

1. 甲状腺系统激素检测　甲状腺系统激素在患者体内含量极低，具有较低检测限、较高灵敏度的化学发光免疫分析或电化学发光免疫分析在甲状腺激素的测定方面具有应用优势。目前化学发光免疫分析或电化学发光免疫分析在测定总 T3、总 T4、游离 T3、游离 T4、超敏促甲状腺素、反 T3、甲状腺球蛋白、抗甲状腺球蛋白抗体、抗甲状腺过氧化物酶等方面占据主要位置。

2. 生殖系统、垂体和肾上腺系统激素检测　生殖系统、垂体和肾上腺系统激素是由内分泌腺或散在的内分泌细胞所分泌的高效能生物活性物质，是细胞与细胞之间信息传递的化学媒介，在个体的生长发育、繁育后代等方面具有重要的意义。目前，总 β 人绒毛膜促性腺激素（HCG）、催乳素（PRL）、促黄体激素、促卵泡激素、睾酮、孕酮、雌二醇、非偶联雌三醇、生长激素、促甲状腺激素（TSH）、促肾上腺皮质激素、抗利尿激素、皮质醇、醛固酮等激素均可通过化学发光免疫分析或电化学发光免疫分析进行检测。

3. 肿瘤标志物检测　肿瘤标志物是指肿瘤发生和增殖过程中由肿瘤细胞合成释放或机体对肿瘤细胞反应而产生的一类物质。肿瘤标志物存在于患者体液、组织和排泄物中，化学发光免疫分析或电化学发光免疫分析因其高灵敏度、高特异性等特点，已广泛用于如甲胎蛋白（AFP）、癌胚抗原（CEA）、糖类抗原 19-9（CA19-9）等肿瘤标志物的测定。其在肿瘤的早期诊断、治疗及预后检测等方面为临床医生提供了较好的参考。

4. 造血系统相关指标检测　如维生素 B_{12}、叶酸、铁蛋白、转铁蛋白、促红细胞生成素等。

5. 感染性疾病相关指标检测　如支原体抗体、弓形虫抗体、风疹病毒抗体、巨细胞病毒抗体、乙型肝炎表面抗原（HBsAg）、乙型肝炎表面抗体（HBsAb）、乙型肝炎病毒核心抗体（HBcAb）、乙型肝炎病毒 e 抗原（HBeAg）、乙型肝炎 E 抗体（HBeAb）、抗丙型肝炎病毒（抗-HCV）等。

6. 心肌标志物检测　如肌酸激酶（CK）、肌酸激酶同工酶（CK-MB）、肌红蛋白（MYO）、肌钙蛋白（TnI/T）、脑钠肽（BNP）等。

7. 治疗药物检测　如地高辛、环孢霉素、西罗莫司、苯巴比妥等。

8. 其他　如总免疫球蛋白 E（IgE）、骨钙素、骨特异性 ALP 等。

二、化学发光免疫分析临床应用的注意事项

化学发光免疫分析是以抗原和抗体结合反应为基础，理论上任何一种抗原或半抗原物质，只要能得到其特异性抗体，均可使用此方法进行检测。同样，只要能得到纯的、有结合活性的抗原，特异性抗体的免疫测定就变得很容易。而同一实验室不同批次检测和不同实验室间对同一份样本检测结果往往不一致。导致这种差异的原因，既有试剂和方法的原因，也有实验操作及检验程序的问题，还涉及一些新技术新方法的应用不当、结果报告与解释、试剂及测定方法的标准化和室内质量控制措施的实施等诸多方面。其中重要的原因是不同系统使用的抗原、抗体成分不同。化学发光免疫分析由于蛋白质的不均一性、基质效应、交叉反应及需要测定接近测定方法下限的浓度等，所测定的免疫反应性通常是在糖基化、降解和复合形式上有差异的蛋白质同种型的混合体。

因此，尽管标准化的难度相对于生化测定的化学反应来说要大得多，但测定的标准化对于保证结果的一致性非常重要。目前，WHO 已有 AFP、CEA、HCG、TSH 等的国际标准物质。一些通过美国食品药品监督管理局（FDA）批准和欧盟（CE）认证的试剂中，均采用这些标准物质对其检测进行量值溯源，因此其量值间有较好的一致性。

三、应用举例

（一）化学发光酶免疫分析技术的应用举例

以 TSH 化学发光免疫分析为例进行介绍。

1. 实验目的　血清中 TSH 水平可作为诊断原发和继发性甲状腺功能异常的敏感性指标。TSH 由垂体前叶分泌，主要生理作用是促进 T4 和 T3 的合成与分泌。TSH 是糖蛋白，分子质量为 28kDa，由 α 和 β 亚基组成。虽然 TSH 血清中的含量非常低，但足以维持甲状腺的功能。TSH 本身受下丘脑分泌的 TSH 释放激素（TRH）的调控，血液中甲状腺激素水平与 TSH 和 TRH 的水平有负反馈抑制关系，如对于甲状腺功能亢进患者，TRH 的释放和随之 TSH 的分泌均被抑制。

2. 实验原理　TSH 化学发光酶免疫分析，采用双抗体夹心法，即将 HRP 标记羊抗人 TSHα 亚基单克隆抗体和人血清标本混合液，加入预包被有鼠抗人 TSHβ 亚基单克隆抗体的 96 孔板孔中，常温下抗原抗体反应 60min。在充分洗去未结合酶标记物后，加入 HRP 的化学发光底物，用微板型化学发光仪测定各孔的发光强度（relative light units，RLU）。发光强度与未知标本血清 TSH 浓度呈正相关。未知标本血清 TSH 浓度，参照 TSH 标准品标准曲线进行定量。

3. 试剂与仪器　TSH 测定试剂盒（化学发光免疫分析法）。

（1）鼠抗人 TSHα 亚基单克隆抗体预包被板。

（2）HRP 标记羊抗人 TSHβ 亚基单克隆抗体（HRP-TSH_{β}mAb）。

（3）TSH 标准品（0μIU/ml、0.5μIU/ml、2μIU/ml、5μIU/ml、10μIU/ml、20μIU/ml）。

（4）洗涤剂（0.05% Tween 20/PBS pH 7.4）。

（5）化学发光底物 A 液和 B 液（鲁米诺-H_2O_2-增强剂发光体系，使用前混合）。

（6）待测血清样本。

（7）微板型化学发光分析仪。

4. 实验流程

（1）准备：自 2～8℃冰箱取出以上实验试剂及鼠抗人 TSHα 亚基单克隆抗体预包被板条，室温平衡 15min。

（2）添加待测血清样本、TSH 标准品及 HRP-TSH_{β}mAb：在对应孔中分别添加 50μl 待测血清标本和标准品后，每孔加入 100μl HRP-TSH_{β}mAb，充分混匀后，室温孵育 60min。

（3）洗板：倾倒板孔中的反应液，每孔加入洗涤液约 300μl，静置 20s，除去其中液体，将孔中液体排尽，如此洗 4～5 次。

（4）加入化学发光底物液：使用前取等量化学发光底物 A 液和 B 液，混匀后每孔加 100μl。

（5）测定化学发光强度：在加入发光底物液 5～20min 内完成检测。

5. 实验结果及分析

（1）定量方法：根据不同浓度 TSH 标准品（0μIU/ml、0.5μIU/ml、2μIU/ml、5μIU/ml、10μIU/ml、20μIU/ml）和其对应 RLU 值，绘制标准曲线。参照标准曲线和回归方程求得待测标本血清 TSH 浓度。

（2）判定结果：根据正常值范围 0.38～5.57μIU/ml 判定标本结果。若测定值高于正常值的上限，则可能为甲状腺功能减退（甲减），最终诊断应结合临床症状来确立。

6. 注意事项

（1）在无催化剂的情况下，鲁米诺与 H_2O_2 可发生缓慢的化学发光反应，造成一定的背景发光。

因此，需分开保存，使用前混匀。

（2）HRP-鲁米诺-H_2O_2-增强剂发光体系发出波长425nm蓝光，发光强度随时间而变化，应于5～20min内完成对各加样品孔的发光强度测定。

（3）清洗步骤需彻底，防止孔中有气泡，将影响检测结果的准确性。

（4）手工加发光底物的加样器吸量应准确，在加发光底物的过程中应避免加样器吸头与板孔或手指接触，以防底物受到污染，同时不能有气泡。

（二）直接化学发光免疫分析技术的应用举例

以万古霉素测定为例进行介绍。

1. 实验目的　万古霉素是一种糖肽类抗生素，其作用是抑制细菌的蛋白质合成。通常用于治疗如葡萄球菌等革兰氏阳性细菌，以及某些特殊的革兰氏厌氧菌引起的感染。万古霉素的半衰期一般约为6h，药物的清除率主要与肾脏的功能有关。对于个别肾功能损伤的患者来说，监测万古霉素水平和及时调整治疗剂量是相当重要的。由于具有一定耳毒性，因此对于同时接受其他耳毒性抗生素治疗的患者进行万古霉素水平监测也显得尤为重要。

2. 实验原理　ADVIA Centaur万古霉素测定法是一种采用直接化学发光技术进行的竞争免疫测定方法。患者样品中的万古霉素与标记试剂中吖啶酯标记的万古霉素衍生物竞争性结合固相试剂中与微磁颗粒共价结合的有限量的鼠单克隆抗万古霉素抗体。

3. 实验材料　ADVIA Centaur万古霉素ReadyPack主试剂盒：吖啶酯标记的结合牛血清白蛋白的万古霉素（约6ng/ml），与顺磁性颗粒共价结合的鼠单克隆抗万古霉素抗体（约6.7μg/ml），均置于含有叠氮钠（＜0.1%）和防腐剂的缓冲盐溶液中；含ADVIA Centaur® VANC标记试剂和固相试剂；ADVIA Centaur VANC标准曲线卡。

ADVIA Centaur和ADVIA Centaur XP全自动化学发光免疫分析仪。

4. 实验流程

（1）采集样本：按照常规静脉穿刺预防措施采集所有的血液样品。在离心前使样品充分凝结。始终使样品管加盖密封，并保持竖直向上。一次单项测定需要40μl样品。

（2）试剂装载：确保系统有足够的主试剂包和辅助试剂包。目视检查试剂包底部，以确保将所有颗粒分散重悬。将ReadyPack试剂包装载到主试剂区内。系统会自动将主试剂包混合，以保持试剂均匀悬浮。将ReadyPack试剂包装载到辅助试剂内。

（3）标准曲线校准：当使用新批号的标记试剂和固相试剂时，需要对ADVIA Centaur万古霉素测定项目进行重新校准。每一新批号的标记试剂和固相试剂，都可以通过条形码阅读器或键盘将校准曲线数值输入系统中。校准曲线数值在校准曲线卡上。

（4）质量控制：为监测系统性能和图表趋势，在分析样本的每一天，至少需要对两个水平的质控材料进行检测。进行两点定标时，也应对质控样本进行检测。所有质控样本的处理方式应与患者样本的处理方式相同。当获得的被分析物值在系统可接受质控范围内，或根据适用的内部质控方案所确定的范围内时，即达到满意的性能水平。

（5）测定和计算：将40μl样品加入反应杯中，加入400μl固相试剂，在37℃下孵育2.5min，再加入100μl标记试剂，孵育5min，然后进行分离、吸取，并用试剂液清洗反应杯，继而分别加入300μl酸性试剂和碱性试剂，激发化学发光反应，最后根据事先设置的选项报告结果。系统根据测定项目设置中定义的，以μg/ml（质量单位）或μmol/L（SI单位）报告万古霉素的测定结果。

转换公式为1μg/ml＝0 690μmol/L。

5. 实验结果及分析　由于给药不同而造成的采样时间的差异，因此万古霉素治疗范围有所不同。一般建议万古霉素治疗范围中不引起毒性作用的上限峰值浓度为30～40μg/ml（20.7～27.6μmol/L），有效治疗浓度的下限为5～10μg/ml（3.45～69μmol/L）。浓度超过80μg/ml（55.2μmol/L）

时会产生耳毒性。肾毒性的发生率较低，但是在浓度大于 20μg/ml（13.8μmol/L）时即可能产生。目前已经证明，当其与氨基糖苷类药物联合治疗时，有较高频率的肾脏毒性，但其病因和作用关系尚未明了。当与其他治疗药物联合治疗时，必须联合完整的临床方案对万古霉素进行评价，从而提供有效的治疗方案。

6. 注意事项 叠氮钠会与铜和铅制品发生反应，产生易爆炸的叠氮金属化合物。在使用后，应该用大量的水对试剂进行冲洗，以防止叠氮化合物的堆积，排放时应该遵守相关要求。

（三）电化学发光免疫分析的应用举例

以乙型肝炎血清标志物（HBV-M）HBsAg 检测为例进行介绍。

1. 实验目的 HBV-M 包括 HBsAg、HBsAb、HBeAg、HBeAb、HBcAb，是临床诊断 HBV 感染的血清学常用指标，HBV-M 模式检测已成为临床常规检查项目。HBsAg 是乙型肝炎病毒（HBV）颗粒的外衣壳成分，是一种分子大小不一的多肽。感染 HBV 的患者血液中不仅存在完整的具有感染性的 HBV 颗粒，同时也存在小的不具有感染性的空衣壳颗粒，其中也含有乙肝表面抗原。HBsAg 是 HBV 现症感染的重要指标，HBsAg 水平检测，特别是 HBsAg 定量检测，对明确 HBV 感染、HBV 感染后疾病进展、抗病毒疗效预测、治疗效果监测等均具有重要意义，HBsAg 还被用于血液和血液制品的安全性检测。

2. 实验原理 ECLIA 法检测乙肝 HBsAg，将待测血清样本、生物素化的抗 HBsAg 单克隆抗体和钌（Ru）标记的抗 HBsAg 单克隆抗体混匀，形成夹心复合物。采用生物素化抗 HBsAg 单克隆抗体-待测抗原-钌标记抗 HBsAg 单克隆抗体结合的夹心法原理，加入链霉亲和素包被的微粒，让上述形成的复合物通过生物素与链霉亲和素间的反应结合到微粒上。将反应混合液吸到测量池中，微粒通过磁铁吸附到电极上，未结合的物质被清洗液洗去，电极加电压后产生化学发光，通过光电倍增管进行测定。Elecsys 自动将标本产生的光电信号与从 HBsAg 定标液得出的 Cut-off 值相比较。光信号强弱表示抗原浓度的高低。ECLIA 法具有操作简便、试剂储存有效期长、检测速度快、灵敏度高（最低检测限可达 0.05ng/ml）、线性范围宽、应用范围广等特点。

3. 实验材料 表面抗原测定用混合人血清、链霉亲和素包被的微粒、生物素化抗 HBsAg 抗体、钌复合物标记的抗 HBsAg 抗体、阴性定标液（Cal 1）、阳性定标液（Cal 2）、Elecsys 专用样本稀释液、HBsAg 确证实验试剂。

Elecsys 全自动电化学发光免疫分析仪。

4. 实验流程

（1）测定：将冷藏试剂在室温平衡至 20℃左右，放于分析仪的试剂盘（20℃）内，避免形成泡沫。将 Cal 1 和 Cal 2 定标液放入样本区。

所有必需的定标相关信息都可通过条形码阅读自动获取。定标完成后，将 Cal 1 和 Cal 2 保存于 2～8℃或弃去。

（2）定标：采用 Elecsys HBsAg Cal 1、Cal 2 和新鲜试剂对每一批号的试剂盒进行定标（在试剂盒被分析仪识别后的 24h 内）。

（3）质控：质控采用 Elecsys PreciControl HBsAg Ⅱ。各浓度质控至少每 24h 内检测一次，每次更换试剂盒或定标后也须进行质控。质控间隔和限值应适应各实验室各自的要求。获得的数值应当在设定的范围内。

（4）计算：仪器通过测 Cal 1 和 Cal 2 的值自动计算 Cut-off 值。样本的结果以有反应性或无反应性及 Cut-off 指数（样本信号值/Cut-off 值）表示。

5. 实验结果及分析 ECLIA 测定结果报告方式是：临界值指数（cut off index，COI）。结果解释：Elecsys HBsAg Ⅱ检测中，样本的 COI＜0.90 判断为无反应性。这些样本可认为 HBsAg 抗原阴性，无须进一步实验。Elecsys HBsAg Ⅱ检测中，样本的 Cut-off 指数范围在≥0.90 到＜1.0 之间时，判断为临界结果。样本的 Cut-off 指数≥1.0 判断为有反应性。所有呈现有反应性或临界的样本应当使用 Elecsys HBsAg Ⅱ 试剂重复测定两次。如果重复测定的平均 Cut-off 指数值小于 0.90，则认为 HBsAg 阴性。

6. 注意事项　定标液必须 20～25℃平衡后方能使用。每次吸样完毕后立即将定标液盖紧置 2～8℃保存。确定打开的盖子中没有残留定标液。考虑到可能存在的挥发效应，每瓶定标液最多使用 5 次。试剂应直立保存，确保使用前自动混合期间微粒完全有效。

（王　平）

第七章　免疫金标记技术

免疫金标记技术（immunogold labelling technique）是以胶体金作为示踪物，应用于抗原-抗体反应的一种新型免疫标记技术。其吸附机制是胶体金颗粒表面带负电荷，与蛋白质的正电荷基团因静电吸附而形成牢固结合。用还原法可以将氯金酸制备成各种不同粒径的球形粒子，这种粒子对蛋白质有很强的吸附功能，可以与葡萄球菌 A 蛋白、免疫球蛋白、毒素、糖蛋白、酶、抗生素和激素等多种物质非共价结合，从而使其成为免疫反应的优良标记物，反应最终形成胶体金-抗原-抗体复合物。

免疫胶体金颗粒具有高电子、高密度的特性，金标蛋白在相应的配体处大量聚集。胶体金的粒径不同会呈现不同的颜色，粒径大小与颜色的对应情况如下：粒径 5～20nm，呈葡萄酒红色；粒径 20～40nm，为深红色；粒径 40～60nm，呈紫红色。在显微镜下金标蛋白结合处，可见黑褐色颗粒；当胶体金颗粒在相应的配体处大量聚集时，肉眼可见红色或粉红色斑点，因而可用于定性或半定量快速免疫检测。在光学显微镜下，金颗粒还可催化银离子还原成金属银，因此在胶体金免疫测定时加入银染色液，能放大反应信号，有效提高测定的灵敏度。在电子显微镜水平，胶体金颗粒具有很高的电子密度，大小胶体金颗粒清晰可辨，且不影响对原有超微结构的观察，通过计量被检部分金颗粒，可以对被检抗原或抗体进行免疫定量研究，并可采用不同直径的金颗粒标记抗体进行免疫双重或多重染色，能在一张电镜图片上同时显示两种或多种被检测物质所在的组织或细胞的超微结构，是电镜检测中较为理想的免疫标记物。

胶体金的制备一般采用化学还原法，常用的还原剂有柠檬酸钠、鞣酸、抗坏血酸、白磷、硼氢化钠等，可以从氯金酸溶液中制备不同粒径（5～150nm）的胶体金颗粒。胶体金颗粒常用的制备方法有白磷还原法、抗坏血酸还原法、柠檬酸三钠还原法、鞣酸-柠檬酸三钠还原法、乙醇超声波还原法和硼氢化钠还原法等。其中，以鞣酸-柠檬酸三钠还原法最为常用，它可根据需要制备出多种不同直径的胶体金颗粒，适用于多重标记。

免疫金标记技术具有以下优点：①使用方便快速，基本上所有反应均能在 15min 内完成；②成本低，不需要特殊的仪器设备；③应用范围广，可适应多种检测条件；④可以进行多项检测，若阳性样本比较难获得，多项检测可以节省样品，降低成本；⑤标记物稳定，标记样品在 4℃储存两年以上，无信号衰减现象；⑥胶体金本身带有颜色，不需要加入发色试剂，省却了酶标的致癌性底物及终止液的步骤，对人体无毒害。因而，免疫金标记技术广泛用于各种液相免疫测定和固相免疫测定等。液相免疫测定法是将胶体金与抗体结合，建立微量凝集试验检测相应的抗原，用肉眼可直接观察到凝集颗粒。固相免疫测定法分为斑点金免疫渗滤试验和斑点金免疫层析试验等。本章将对这两类测定方法分节进行介绍。

第一节　斑点金免疫渗滤试验

一、实验原理

斑点免疫渗滤试验是以硝酸纤维素（nitrocellulose，NC）膜为载体，利用微孔滤膜的可滤过性，使抗原-抗体反应和洗涤在一特殊的渗滤装置上，以液体渗滤过膜的方式迅速完成。斑点免疫渗滤试验最初是在斑点 ELISA 基础上发展建立，应用的结合物是酶标记的，故称为斑点酶免疫渗滤试验。但 ELISA 法操作程序复杂，时间较长，原因是液相中的抗原（或抗体）需经扩散才能与固相上的抗原或抗体反应，若不适当地缩短反应时间，将使灵敏度降至临床要求以下。近年来发展了多种简便、快速的免疫学检测方法，以胶体金为标记物的斑点金免疫渗滤试验（dot immunogold filtration assay，DIGFA）即为其中一种，又名滴金免疫测定法。斑点金免疫渗滤试验无须酶对底物的反应，因其简便、快速性，在临床检验中应用日渐广泛。

斑点金免疫渗滤试验按其基本原理可分为间接法或双抗体夹心法等。

1. 间接法　间接法测抗体是预先将已知的特异性抗原固定在硝酸纤维素膜上，当待测液体渗滤通过膜时，液体中所含的抗体被膜上的抗原捕获，其余无关蛋白等则滤出膜片，然后加入胶体金标记的抗体（二抗），通过渗滤与膜上捕获的抗体结合，在膜中央呈现胶体金的红色斑点［即固定于膜上的特异性抗原 + 标本中的相应抗体 + 金标记的抗体（二抗）显色］。

2. 双抗体夹心法　双抗体夹心法测抗原是预先将已知的纯化抗体固定在硝酸纤维素膜上，当待测液体渗滤通过膜时，液体中所含的抗原被膜上的抗体捕获，其余无关蛋白等则滤出膜片，然后加入胶体金标记的抗体也通过渗滤与膜上的捕获抗原结合，在膜中央呈现胶体金的红色斑点（即固定于膜上的抗体 + 标本中待测抗原 + 金标记的特异性抗体显色，夹心法测抗原）。

二、实验材料

1. 渗滤装置　渗滤装置是斑点金免疫渗滤试验中的主要装置，由塑料小盒、吸水垫料和滴加了抗原或抗体的硝酸纤维素膜三部分组成。塑料小盒可以是多种形状的，分为底、盖两层，盖的中央有一个直径 0.5cm 的小孔。盒底充填吸水性较强的垫料，盖孔下，紧贴垫料放置一片硝酸纤维素膜。紧闭盒盖，即为渗滤装置。在孔中的硝酸纤维素膜上点加 1～2ml 特异性抗体（一抗）或抗原，室温自然干燥，保存于放干燥剂的密封塑料袋中备用。由于滴金法的整个反应过程都是在渗滤装置上进行的，因此渗滤装置又称为滴金反应板。

2. 封闭液　含 0.2% 牛血清白蛋白和 0.05% Tween 20 的洗涤液。

3. 洗涤液　50mol/L，pH7.2 PBS。

4. 抗体或抗原　特异性抗体（一抗）或抗原，金标记抗体，待检标本。

三、实验流程

（一）间接法

以间接法测人血清中抗核抗体为例进行说明。

1. 封闭　取出渗滤装置，先在小孔的硝酸纤维素膜上，滴加 2 滴（约 100μl）封闭液。

2. 加样　待其渗入盒内，在硝酸纤维素膜上，加待检标本 1 滴（约 50μl）。

3. 洗涤　待其渗入盒内，在硝酸纤维素膜上，滴加 2 滴（约 100μl）洗涤液。

4. 加金标记抗体　待其渗入盒内，在硝酸纤维素膜上，加金标记抗体 1 滴（约 50μl），使其与硝酸纤维素膜上吸附的抗核抗体发生反应。

5. 洗涤　待其渗入盒内，在硝酸纤维素膜上，滴加 2 滴（约 100ml）洗涤液，至洗涤液完全渗入盒内。

6. 判读结果　阳性对照合格的情况下，在膜中央有清晰的淡红色斑点显示者判为阳性反应；反之，则为阴性反应。斑点呈色的深浅相应地提示阳性强度。

（二）双抗体夹心法

以双抗体夹心法测人血清中 IgE 为例进行说明。

1. 封闭　取出渗滤装置，先在小孔的硝酸纤维素膜上滴加 2 滴（约 100μl）封闭液。

2. 加样　待其渗入盒内，在硝酸纤维素膜上，加待检标本 1 滴（约 50μl）。

3. 洗涤　待其渗入盒内，在硝酸纤维素膜上，滴加 2 滴（约 100μl）洗涤液。

4. 加金标记抗体 待其渗入盒内，在硝酸纤维素膜上，加金标记抗体 1 滴（约 50μl），使其与硝酸纤维素膜上吸附的 IgE 发生反应。

5. 洗涤 待其渗入盒内，在硝酸纤维素膜上，滴加 2 滴（约 100μl）洗涤液，至洗涤液完全渗入盒内。

6. 判读结果 阳性对照合格的情况下，在膜中央有清晰的淡红色斑点显示者判为阳性反应；反之，则为阴性反应。斑点呈色的深浅相应地提示阳性强度。

四、注意事项

1. 特异性抗体（一抗）或抗原、待检标本和金标记抗体的用量，在实验前须用方阵法确定最适用量。

2. 盒底充填的垫料吸水性要强，否则会影响结果。

3. 斑点金免疫渗滤试验间接法测血清标本中抗体，导致假阳性结果的主要原因是血清标本中非目的 IgG 的干扰。

4. 滴金法的质量控制常采用在硝酸纤维素膜上点加质控点的方法。质控小圆点常位于反应斑点的正下方。夹心法的质控点最好是相应抗原，间接法的质控点采用盐析法粗提的人 IgG 最为方便。有试剂盒将包被斑点由圆点改成短线条式的；质控斑点横向包被成横线条，如“-”；反应斑点纵向包被成竖线条，如“｜”；两者相交成“+”。这样，阳性反应结果在膜上显示红色正号（+），阴性反应结果则为负号（–），目视判断直观、明了。

五、应用举例

此方法已成功地应用于人类免疫缺陷病毒（HIV）、人血清中甲胎蛋白、幽门螺杆菌、农药残留及多种寄生虫的快速检测。

例 1：上海中医药大学张彤团队建立了 α-唾液淀粉酶（salivary alpha-amylase，sAA）胶体金免疫渗滤法，制备了胶体金免疫渗滤试纸，并将该试纸用于中药白术及葛根的酶学作用研究。该方法采用胶体金标记技术筛选最佳标记 pH 和抗体标记量，制备金标记抗体复合物，再利用免疫渗滤技术，设计单因素试验，优化包被液种类、包被条件、封闭液种类、封闭条件、洗涤液种类、抗原抗体最佳工作浓度、包被抗原与金标记抗体反应条件、待测样品与金标记抗体反应条件共 8 个影响因素，建立胶体金免疫渗滤分析法，同时对免疫试纸的灵敏度和初步稳定性进行验证，并利用该方法检测不同浓度中药白术和葛根提取液对 sAA 与其抗体特异性结合活性的促进或抑制作用。所建立的 sAA 胶体金免疫渗滤分析法具有操作简便、快速、成本低、灵敏度和稳定性良好等特点，可为 sAA 的快速检测提供新方法。

资料来源：金旻逸，丁越，陈静雯，等 . α-唾液淀粉酶胶体金免疫渗滤法的建立及其在中药酶学作用研究中的应用 [J]. 中国生物制品学杂志，2021，34(3): 340-348.

第二节　斑点金免疫色谱试验

一、实验原理

斑点金免疫色谱试验又称为斑点免疫层析试验（dot immunochromatographic assay，DICA），简称免疫层析试验（ICA），是以胶体金作为示踪标志物，应用于抗原-抗体反应中的一种新型免疫标记技术。斑点金免疫色谱试验通常以硝酸纤维素膜为载体，将多个试剂组合在一个约 6mm×70mm 的塑料板条上，成为单一试剂条，试剂条上端（A）和下端（B）分别粘贴吸水材料，金标记抗体干片粘贴在近下端（C）处，紧贴其上为硝酸纤维素膜条（膜上包被着线条状的抗体）。

硝酸纤维素膜条上有两个反应区域，测试区（T）包被有特异性抗体，参照区（R）包被有抗小鼠IgG（图 7-1）。测定时将试纸下端浸入液体标本中，下端吸水材料即吸取液体向上端移动，流经C处时使干片上的免疫金复合物复溶，并带动其向膜条移动。若标本中有待测的特异性抗原，则与免疫金复合物的抗体结合，此抗原-抗体复合物流至测试区即被固相抗体所捕获，在膜上显出红色反应线条（T）。过剩的免疫金复合物继续前行，至参照区与固相抗小鼠IgG结合（免疫金复合物中的单克隆抗体为小鼠IgG），而显出红色质控线条（R）。反之，阴性标本则无反应线条，而仅显示质控线条。该方法用肉眼即可判读检测结果，可实现目标物的快速检测。胶体金免疫层析法就是利用胶体金本身的显色特点结合免疫层析技术用来诊断特异性的待测物。

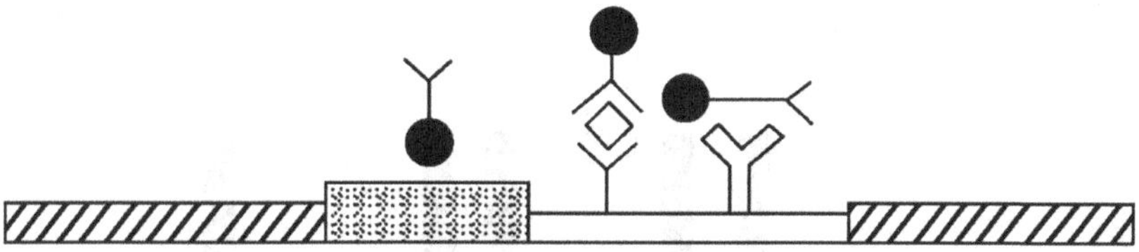

图 7-1　斑点胶体金免疫层析试验试剂条示意图

1. 非竞争性作用原理　即双抗体夹心法。检测试剂是一种与胶体金相偶联的待测抗原的特异性配体（即抗体 Ab1），它被沉积在结合垫上。当样品（尿、血浆、全血等）加到样品垫上后，由于毛细管作用，样品迅速浸透结合垫，检测试剂被溶解，并随着样品流沿膜条向前移动。若样品中存在待测抗原，它就会和检测试剂中的抗体结合形成 Ag-Ab1。随后，样品通过固化有捕获试剂（一般是待测抗原的另一表位特异性抗体 Ab2）的测试线区域，即将待测抗原-检测试剂复合物捕获形成 Ab1-Ag-Ab2 复合物。样品继续前移，通过固化有抗 Ab1 抗体（二抗 Ab3）的质控线区域，形成 Ab3-Abl-Ag-Ab2 复合物。这种方式通常用于检测带有多个抗原位点的分析，如 HCG、HIV 等。

2. 竞争性作用的原理　检测试剂仍是与胶体金结合的抗体（Ab1），而捕获试剂则是待测抗原或待测抗原的模拟物。若样品中含有待测抗原，则样品和检测试剂形成复合物（Ag-Ab1），即样品中的待测抗原与检测试剂中的抗体完全结合。随后通过已固化有捕获试剂的区域时，不再发生反应，测试线处不显色；样品继续前移。复合物（Ag-Ab1）被已固化在质控线处的抗 Ab1 的抗体（二抗 Ab2）所结合，形成 Ab1-Ag-Ab2 复合物，使质控线显色。这种方式适用于检测带有单一抗原表位的小分子抗原，常用于违禁药物的检测等。

本节将以 HCG 早孕试纸条为例，介绍斑点金免疫色谱试验的使用方法和结果判读。

HCG 生理状态下由胎盘的合体滋养层细胞产生，在妊娠早期维持黄体发育和刺激卵巢产生类固醇激素。一般受孕后 10～14 天，即末次月经后 24～28 天即可在孕妇尿中测出。因此检测尿中 HCG 对早期妊娠诊断有重要意义。对与妊娠相关疾病、滋养细胞肿瘤等疾病的诊断、鉴别和病程观察也有一定价值。吸附有胶体金标记的鼠抗人 HCG-α 干片粘在试纸条的近下端，鼠抗人 HCG-β 单克隆抗体和抗-鼠抗人 HCG-α 分别以条带状包被于硝酸纤维膜的检测区和质控区，两端粘有吸水纸。当试纸条的下端浸入液体标本中后，由于吸水纸的毛细作用，液体由下端向上端移动，流经干片时，金标抗体复溶，并和阳性标本中的 HCG 形成免疫复合物，溶液流经检测区时，免疫复合物被鼠抗人 HCG-β 单克隆抗体捕获而截留，聚集在检测带上，显示为红线，剩余的免疫复合物通过质控区的抗-鼠抗人 HCG-α 抗体捕获，而在质控区显示红线，即阳性显示两条红线。

二、实验材料

1. HCG 金标试纸条。

2. 妊娠晨尿。

3. 普通晨尿。

三、实验流程

1. 收集尿液 第一次晨尿为佳。

2. 测试 试纸条箭头端插入待测尿样至少 5s，取出后平放。

3. 观察 1～5min 内观察结果。

4. 结果判读 阳性：试纸条检测区和质控区均有红色带出现，表示受孕。阴性：只在试纸条质控区出现一条红色带而检测区无色带出现，表示未孕。无效：无色带出现，说明试纸条已失效（图 7-2）。

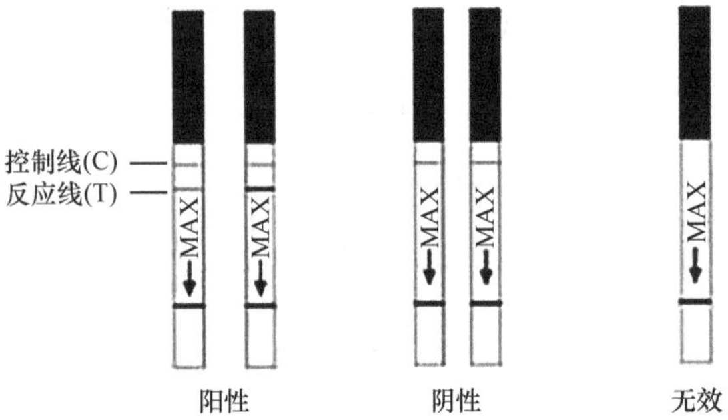

图 7-2 HCG 试纸条结果分析示意图

四、注意事项

1. 试纸条插入尿样时，样品的液面不能没过试纸条的 MAX 标志线。

2. HCG 试纸条为体外诊断一次性使用，不可重复使用。打开铝塑袋后，请勿将试纸置于空气中过久，以免受潮导致检测失效。

3. 斑点免疫层析试验不能准确定量，故临床上只能作为定性或半定量试验，目前主要应用于传染病抗原和抗体、毒品类药物、HCG 等的检测。

4. 斑点免疫层析试验灵敏度不及酶标法和酶发光免疫测定法，在临床应用中应引起高度重视。

五、应用举例

例 1：生物应急与临床 POCT（北京市）重点实验室（BZ0329）林长青团队对新型冠状病毒（SARS-CoV-2）抗原检测试剂盒（胶体金免疫层析法）进行国际多中心临床评价。1855 份具有有效检测结果的临床平行样本（分别用于核酸和抗原检测）来自德国、英国、乌克兰、法国、印度、泰国、马来西亚、美国和巴西 9 个国家，采样时间为 2021 年 1 月 3 日至 9 月 22 日。对这些样本分别采用 SARS-CoV-2 抗原检测试剂盒（胶体金免疫层析法）和核酸检测试剂盒（RT-PCR 法）进行检测。所有样本 SARS-CoV-2 抗原检测与核酸检测阳性符合率为 90.7%（569/627），阴性符合率为 99.7%（1224/1228），总符合率为 96.7%（1793/1855）。该研究结果表明，SARS-CoV-2 抗原检测试剂盒检测真实性好，且其各指标在 9 个国家间差异较小，可满足大规模早期筛查 SARS-CoV-2 感染的需要。

资料来源：张平平，张军，孙竹林，等 . 新型冠状病毒抗原胶体金免疫层析检测试剂的国际多中心临床评价 [J]. 中华医学杂志，2023，102(32): 2483-2488.

例 2：东部战区总医院任建安团队收集东部战区总医院 2022 年 3～6 月期间 88 份住院患者血

培养肠杆菌目细菌的血标本，用胶体金免疫层析法分别检测阳性血培养标本和培养分离菌株的5种碳青霉烯酶，以PCR为金标准，评估胶体金免疫层析法快速直接检测阳性血培养标本碳青霉烯酶的准确性。结果显示，与PCR相比，胶体金免疫层析法直接快速检测阳性血培养标本碳青霉烯酶的敏感度为97.6%，特异度为100%。胶体金免疫层析法直接快速检测阳性血培养标本碳青霉烯酶具有较高敏感度和特异度，可为临床抗生素的早期合理应用提供理论依据。

资料来源：王卫萍，王颖，周志涛，等. 胶体金免疫层析法直接快速检测阳性血培养标本碳青霉烯酶的效果评价 [J]. 医学研究生学报，2022，35(9): 925-929.

（张　薇）

第八章　免疫印迹技术

免疫印迹技术（immunoblotting technique）与经典血清学的免疫电泳技术有相似之处，免疫电泳技术是蛋白质电泳与双向扩散试验的叠加，即先将蛋白质样品进行琼脂糖凝胶电泳，待其分成若干组分后，再与相应抗体做双向扩散，从而可大大提高检测的分辨率。而免疫印迹技术是将蛋白质样品，先进行更高分辨率的SDS-PAGE蛋白分离，再转移至膜固相载体表面，加入特异性抗体进行抗原-抗体反应，接着加入标记二抗以放大检测信号，因此具备高分辨率、高特异性、高敏感度等优点，该方法亦称为蛋白质印迹法（Western blotting），是目前对复杂蛋白质样品进行定性、定量分析的常用方法。

除了上述经典的蛋白质印迹法之外，另外还有更早发展起来的基于DNA序列互补杂交原理的DNA印迹法（Southern blotting）及用于RNA检测的RNA印迹法（Northern blotting）。但随着PCR及高通量DNA测序技术，以及具有更高灵敏度和准确性的实时定量PCR及转录组测序技术的应用，大部分需要针对DNA或RNA目标序列的分析已很少进行印迹检测。然而，不可否认在方法学上，这些经典的技术方案仍然是对DNA/RNA检测新方法和新技术进行质控评价的金标准。

第一节　经典的免疫印迹技术

一、实验原理

（一）蛋白质印迹法

1. SDS-PAGE蛋白质电泳　SDS-PAGE即十二烷基硫酸钠（sodium dodecylsulfate，SDS）-聚丙烯酰胺凝胶电泳（polyacrylamide gel electrophoresis，PAGE）。SDS是一种阴离子表面活性剂，在水中能形成亲水头部和疏水尾部的分子结构，分别与蛋白质氢键和疏水基团作用，破坏蛋白质二级和三级结构，使蛋白质以线性方式展开，同时SDS带有大量负电基团，使蛋白质带上远超过其本身所带电荷的负电荷，消除了不同蛋白质原有的电荷差异对电泳速度的影响。聚丙烯酰胺凝胶，是由丙烯酰胺通过添加活化剂过硫酸铵和催化剂四甲基乙二胺（TEMED）产生聚合反应而交联形成的三维网络结构，对不同大小蛋白质的运动具有阻碍作用，即形成分子筛效应。因此，在电场力作用下，带有大量负电荷的蛋白质将从负极向正极方向泳动，其速度仅由其分子量决定。故可根据所需分离的日标蛋白质性质，选择合适的丙烯酰胺浓度，使得样本中含有的蛋白质按照分子量大小依次在给定时间内泳动到不同位置而被分离开来。由于有些蛋白质还存在二硫键，可能以多聚体形式存在，影响泳动速度，因此在SDS-PAGE中还可加入强效还原剂二硫苏糖醇（dithiothreitol，DTT），DTT可断开二硫键，将蛋白质还原为单体形式。

为进一步提高分离效果，SDS-PAGE还引入不连续凝胶体系，即浓缩胶和分离胶，主要是为了解决加样导致的蛋白质电泳起始位置不同，影响分离效果的问题。浓缩胶和分离胶的区别是：浓缩胶pH为6.7，且所含丙烯酰胺浓度低，交联稀疏，分子筛效应微弱，蛋白质泳动速度快；而分离胶pH为8.9，含丙烯酰胺浓度高，交联密度高，蛋白质泳动速度慢。电泳时，蛋白质先穿过浓缩胶再进入分离胶。在浓缩胶中蛋白质泳动速度快，而到达分离胶界面时，泳动受阻，速度迅速变慢，从而使得先到达蛋白质与后到达蛋白质之间的空间距离缩短，起到压缩的作用；另外，SDS-PAGE采用Tris-HCl-甘氨酸电泳缓冲液，其特性是甘氨酸为弱酸，等电点为5.97，在浓缩胶pH 6.7环境下，仅带有少量负电基团，因而其泳动速度较慢，走在最后，而氯离子为强酸根离子，泳动速度高，走在最前面，蛋白质泳动速度介于两者之间，夹在中间。因此，当带负电荷的蛋白质在浓缩胶向正极方向泳动时，前方氯离子所带负电荷对其泳动有阻碍作用，而蛋白质后方甘氨酸所带负电荷对蛋白质泳动起加速作用，两者共同作用，亦起到压缩蛋白条带的效应；而一旦进入分离胶，由于 pH 跃升，甘氨酸所带负电基团大量增加，泳动速度加快，越过蛋白质走到前面，于是压缩效应消失，见图 8-1。

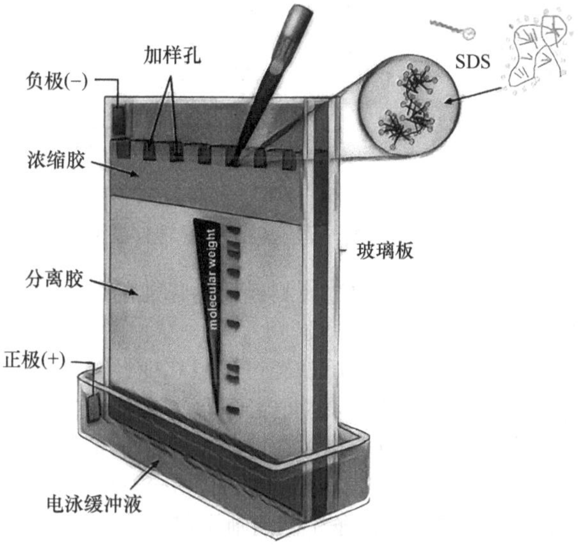

图 8-1　蛋白质 SDS-PAGE 原理

2. 蛋白质印迹法　如前所述，经 SDS-PAGE 分离的蛋白质条带，还需要通过电转移方法转印到固相载体膜表面，方能与一抗及标记二抗结合，以显示检测信号，这一步是免疫印迹技术的关键，也是印迹法名称的由来。对固相载体的要求是：表面带有大量正电荷，使凝胶中移出的带负电蛋白质能牢固吸附于固相载体膜表面；对蛋白质抗原结构无影响。因此，在转膜过程中固相载体膜与聚丙烯酰胺凝胶叠放在一起，固相载体膜端接正极，凝胶端接负极，凝胶中蛋白质将在电场力的作用下，由负极向正极方向移出，牢固吸附于固相载体表面。可用的固相载体有尼龙膜、硝酸纤维素膜、聚偏氟乙烯（polyvinylidene fluoride，PVDF）膜等。其中，PVDF 膜具有明显优点：①高化学稳定性。PVDF 对酸、碱、有机溶剂、酶及其他有机化合物和酶有良好耐受性。②蛋白质高亲和性。PVDF 对蛋白质有强吸附和结合能力，并保持蛋白质天然构象不变。③优异的机械性能。PVDF 耐压耐磨耐拉伸，不易破损。④低渗漏。PVDF 具有较小的孔径，小分子蛋白质不会因穿透固相载体膜而流失，因而 PVDF 目前最为常用。

蛋白质的电印迹转膜主要采用两种方法：湿转移法和半干转移法。湿转移法将凝胶/固相载体膜叠加后浸没于电泳缓冲液中，然后加电压形成电场，见图 8-2；而半干转移法将凝胶/固相载体膜叠加后两端分别通过饱含缓冲液的滤纸与电极直接接触形成电场，也就是说，半干转移法无须泡在电泳缓冲液中完成。因此，湿转移法不容易发生电泳液干涸现象，适合需要长时间转移的大分子量蛋白质；而半干转移法在相同电流强度下，转膜速度更快、消耗电泳液少，但电泳液缓冲能力也相应减弱，故适合只需要短时间转移的分子量相对较小蛋白质。另外，根据半干转移法的原理，其正极和负极，可以根据需要分别选择用不同组分电泳缓冲液浸泡的滤纸连接电极，便于进一步优化实验条件，如 pH 值、离子种类和强度等。

3. 抗体结合及检测　蛋白质样品转印至固相载体膜以后，由于固相载体膜还有大量未吸附蛋白质样品的空白处存在，会发生与一抗的非特异性吸附，因此在加入一抗之前需进行封闭处理。可采用无关蛋白质或表面活性剂进行封闭。常用 5% 脱脂奶粉、0.5%～2% 牛血清白蛋白、10% 马/羊血清、0.2%Tween 20 等浸泡封闭处理。经过封闭处理以后，加入特异性抗体结合待测蛋白质，

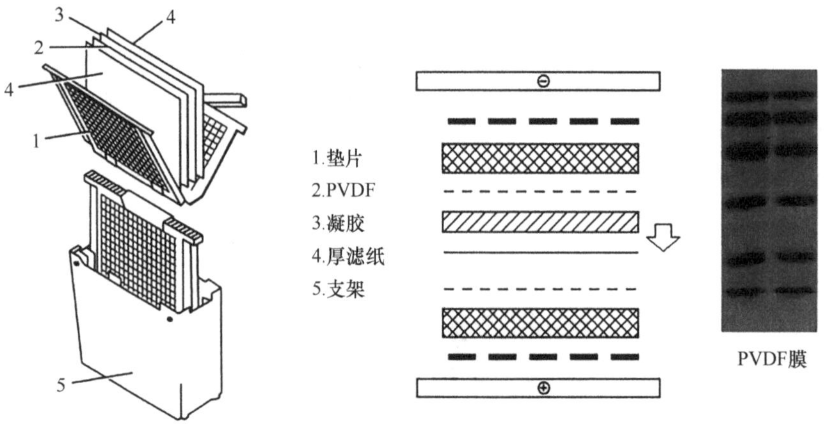

图 8-2 蛋白质转印示意图（湿转移法）

洗去未结合的一抗后，再加入标记二抗，通过检测标记物释放的信号，对转印在固相载体膜表面的待测蛋白质进行定性或定量分析。

如前所述，经过 SDS-PAGE 分离的蛋白质是经过还原和变性处理的，其二级和三级结构都已被破坏，也就是说原有的绝大部分构象抗原表位已经不复存在，只有能够识别目标蛋白质中由线性排列氨基酸所形成的具有特定结构表位的抗体才能用来作为一抗使用。要筛选到这样的单克隆抗体难度较大且成本高，因此一抗多选用多克隆抗体，但相应发生交叉反应的可能性也随之增加，需通过预试验调整抗体效价，以尽量使目的条带能清晰呈现而不被杂背景影响。

可用来标记二抗的标记物有放射性核素、荧光染料、酶。其中，①放射性核素采用放射自显影法显示检测信号，灵敏度高，但因有放射性污染，常规实验一般较少采用。②荧光染料则是通过特定波长激发光（紫外线或激光）诱导产生一定波长发射光（荧光）来显示检测信号，如 FITC 吸收波长为 490～495nm 的紫外线，可发出波长为 520～530nm 的黄绿色荧光。③酶则以催化底物形成显色反应显示检测信号，如 HRP 能以二氨基联苯胺（DAB）为底物，使 DAB 被氧化形成棕色沉淀物。增强化学发光（enhanced chemiluminescence，ECL）法是提供能产生化学发光的底物，如鲁米诺、AMPPD 等，这些物质经 HRP 或 ALP 催化可产生强烈的发光效应，且维持时间长（数小时至 24h），便于长时间曝光，因而具有很高的稳定性和灵敏度。

蛋白质印迹法的定量是属于半定量的，即将目标蛋白质与对照组目标蛋白质，或与表达恒定的管家基因编码蛋白如甘油醛-3-磷酸脱氢酶（GAPDH）或 β-肌动蛋白（β-actin）条带的信号强度值来进行比较，以得到相对含量。此外，为便于对电泳速度、电转印效率等情况进行实时监控，可以使用预染标准蛋白标准品，即预染 Marker，使其与样本同时电泳作为对照。预染 Marker 是由若干条不同颜色染料结合的重组蛋白片段组成的混合物，电泳中单独占据一个泳道，与其他蛋白质同步迁移。随着不同分子量蛋白条带被分离并显示不同色彩，可实时显示泳动速度及分离状况。一般当与目标蛋白分子量最接近的 Marker 条带迁移到距凝胶底部 1/3 处，且相邻两条 Marker 条带达到足够分辨距离时，即可停止电泳。而转印过程中预染 Marker 也会随同目标蛋白一并转移，根据转印膜上 Marker 条带的颜色深浅，也可以初步推断转印效率的高低。

（二）DNA 印迹法

DNA 印迹法（Southern blotting）的基本原理是：DNA 分子经限制性核酸内切酶酶切后，用琼脂糖凝胶电泳将所得 DNA 片段按分子量大小分离，然后使凝胶中 DNA 片段变性，将游离出的单链 DNA 片段通过毛细管虹吸作用转移到硝酸纤维素膜或尼龙膜等固相支持物表面，然后与序列互补的已标记 DNA 或 RNA 探针进行杂交反应，用放射性自显影或酶反应显色来鉴定。该法可用于对基因组 DNA 特定靶序列的定性和定量分析。

（三）RNA 印迹法

RNA 印迹法（Northern blotting）的基本原理与 DNA 印迹法类似：首先使 mRNA 变性为线性形式，由琼脂糖凝胶电泳将 mRNA 按分子量大小分离，然后转移至硝酸纤维素膜上，再与序列互补的已标记 DNA 或 RNA 探针进行杂交反应，用放射性自显影或酶反应显色来鉴定。该法可用于特定 mRNA 分子的定性和定量分析，从而推断基因表达情况。

二、实验材料

（一）蛋白质印迹法

分离胶：ddH_2O 4.0ml，30% 丙烯酰胺 3.3ml，1.5mol/L Tris-HCl（pH8.8）2.5ml，10% 过硫酸铵 100μl，10%SDS 100μl，TEMED4μl（临灌胶前加）。

浓缩胶：ddH_2O 4.1ml，30% 丙烯酰胺 1.0ml，1.0mol/L Tris-HCl（pH6.8）0.75ml，10% 过硫酸铵 60μl，10%SDS 60μl，TEMED 6μl（临灌胶前加）。

5× 蛋白质电泳上样缓冲液：用 Tris-HCl（0.25mol/L，pH 6.8）配制，含 0.5mol/L DTT，10%SDS，0.5% 溴酚蓝，50% 甘油。4℃保存。

1×Tris-甘氨酸电泳缓冲液：25mmo/l Tris，0.25mol/L 甘氨酸，0.1%SDS。

转移缓冲液：0.025mol/L Tris，0.052mol/L 甘氨酸，20% 甲醇，0.037% SDS。

TBST 缓冲液：含 0.05%Tween 20 的 Tris-HCl（0.05mol/L，pH7.5）。

封闭液：含 5% 脱脂奶粉或 2%BSA 的 Tris-HCl（0.05mol/L，pH7.5）。

其他：抗 GAPDH 一抗（鼠），HRP 标记二抗（羊抗鼠），转移膜（PVDF 膜），蛋白质预染 Marker，ECL 显色液，Raw 264.7 细胞，细胞裂解液。

（二）DNA 印迹法

电泳缓冲液（5×TBE）：含 10mmol/L EDTA 的 Tris-硼酸（0.45mol/L，pH8.0），临用时根据需要加 ddH_2O 稀释。

脱嘌呤液：0.25mol/L HCl。

变性液：0.5mol/L NaOH，1.5mol/L NaCl。

中和液：1mol/L Tris-HCl，1.5mol/L NaCl，pH8.0。

转移液（20×SSC）：0.3mol/L 柠檬酸钠，3mol/L NaCl，pH7.0，临用时根据需要加 ddH_2O 稀释。

50×Denhardt：0.5g 聚蔗糖、0.5g 聚乙烯吡咯烷酮、0.5g BSA，加 50ml ddH_2O。

（预杂交液中含 5× Denhardt 试剂）

预杂交液：含 6×SSC，5×Denhardt 试剂，0.5% SDS，1μg/ml poly(A)RNA，100μg/ml 变性鲑鱼精 DNA。

1× 马来酸缓冲液：0.1mol/L 马来酸，0.15mol/L NaCl，pH 7.5。

洗涤液：含 0.3%Tween 20 的 1× 马来酸缓冲液。

检测液：0.1mol/L Tris-HCl，0.1mol/L NaCl，pH9.5。

其他：溴化乙锭，溴酚蓝，尼龙膜或硝酸纤维素膜，保鲜膜，放射性标记的 StB12.3 DNA 探针，显影液，定影液。

（三）RNA 印迹法

DEPC 水：1ml DEPC 加入 1000ml ddH_2O 中，混合均匀，放置 6～8h 后高压灭菌。

10× 甲酰凝胶电泳加样缓冲液：50% 甘油，0. 25% 溴酚蓝，0. 25% 二甲苯青，1mmol/L EDTA，pH 8.0。

10×MOPS 电泳缓冲液：48.1g MOPS 溶解于 700ml DEPC 水，用 2mmol/L NaOH 调 pH 至 7.0，

加 1mol/L 乙酸钠 20ml，0.5mol/L EDTA 20ml，补加 DEPC 水至 1000ml，过滤除菌，临用前稀释成所需浓度。

变性液：0.05mol/L NaOH，1.5mol/L NaCl。

中和液：0.5mol/L Tris-HCl，1.5mol/L NaCl。

预杂交液：SDS 3.5g，$Na_2HPO_4 \cdot 12H_2O$ 2.45g，$NaH_2PO_4 \cdot 2H_2O$ 0.494g，BSA 0.5g，加 DEPC 水 30ml，0.5mol/L EDTA（pH 8.0）100μl，去离子甲酰胺 7.5ml，加 DEPC 水至 50ml。

封闭液：含有 1% 封闭剂（含有 tRNA 或鲑鱼精 DNA 等成分）的 1× 马来酸溶液。

其他试剂：甲醛（37% 浓度），甲酰胺，RNA 上样缓冲液，地高辛标记的 *β-actin* 基因的 RNA 探针，碱性磷酸酶标记的抗地高辛抗体，显色液（NBT/BCIP），另有部分试剂与 DNA 印迹法相同。

三、实验流程

（一）蛋白质印迹法

1. 上样液准备 吸取 Raw 264.7 培养细胞，用细胞裂解液处理，离心后取上清液，用 Bradford 比色测浓度并适当调整，临用前以 16μl 上样液与 4μl 5× 蛋白质电泳上样缓冲液混合，94℃变性 3min，离心后取上清液备用。

2. 准备凝胶槽 将石英玻璃板固定于制胶板上。确定灌制分离胶液面标志线（距样品梳子底部 0.5～1.0cm 处）。将 1ml ddH_2O 加入凝胶槽中检漏，若漏水需重新安装。

3. 加胶 分离胶混匀后用吸管轻轻加入凝胶玻璃槽中，使其液面至标志线位置（避免产生气泡）。用 ddH_2O 覆盖胶面，室温放置约 20min 使凝固。倒掉分离胶上的覆盖液，用吸水纸吸掉残留的液体，将凝胶板重新垂直放置，轻轻加入浓缩胶（注意避免产生气泡），插入样品梳，室温放置约 20min 使凝固。

4. 加样 将凝胶板放于电泳槽中，缓慢加入 1×Tris-甘氨酸电泳缓冲液，轻轻拔去梳子，将变性蛋白液样品 20μl（蛋白质量≤5μg）轻轻加入凝胶孔中，另在左右边缘孔各加预染 Marker 5μl。

5. 电泳 将电泳仪设置成稳压状态，接通电源，电压调至 80V，30min 使样品通过浓缩胶，当溴酚蓝进入分离胶后，将电压调高到 120V，继续电泳 90min 使染料至分离胶适当位置，结束电泳，关掉电源。

6. 取胶 电泳结束，取一托盘，放入少量转移缓冲液，将玻璃板轻轻撬开（切勿用力过猛，防止玻璃板碎裂），取下凝胶，置于托盘中，切去边缘多余凝胶（包括浓缩胶和无样品部分）。

7. 准备转移膜 量取凝胶的长度和宽度，剪下相应大小的 PVDF 转移膜（膜的长宽分别比胶大 1～2mm），在 100% 甲醇中浸泡 15s，转移至纯水中 2min，再至转移缓冲液中 5min。同时剪下 2 张滤纸（滤纸的长宽分别比胶小 1～2mm）置于托盘中浸湿。

8. 转印 依次按照负极垫片（黑色）-厚滤纸-凝胶-转移膜-厚滤纸-正极垫片，顺序叠放，左上角剪角做标记，轻刮去气泡，注意上下两层滤纸不能直接接触，防止短路。装入转移槽，负极对黑板，正极对红板，电压调至 100V。冰浴转膜 75min。

9. 封闭 转印结束后用镊子取出转移膜，在 TBST 缓冲液中漂洗数分钟。置于封闭液中，室温、摇床上缓慢摇动封闭 1h。

10. 一抗孵育 封闭完成后，转移膜置于 1∶500 TBST 稀释的一抗，室温摇床缓慢摇动 1h，TBST 洗膜 3 次，每次 5min，洗去未结合的一抗。

11. 二抗孵育 转移膜置于 1∶1000 TBST 稀释的标记二抗，室温摇床上缓慢摇动 1h，再用 TBST 洗膜 3 次，洗去未结合的二抗。

12. 显色 取适量 ECL 显色液 A 和 B 液 1∶1 混合，充分覆盖转移膜，孵育时间 1～5min（时间长短根据信号强弱确定），然后置于成像仪中扫描成像，观察是否有特异条带出现。

（二）DNA 印迹法

1. DNA 片段电泳分离　取适量经过限制性内切酶酶切的 DNA 样本，于 0.8%～1.25% 的琼脂糖凝胶上电泳分离，待指示剂溴酚蓝移动至适当位置后停止电泳。取出凝胶，切去一角以标记方向，用溴化乙锭染色，拍照记录电泳结果。拍照时，凝胶旁放标尺，确定电泳带位置。

2. DNA 变性　ddH_2O 短暂漂洗凝胶 1 次，将凝胶浸没入 10 倍凝胶体积的脱嘌呤液中 15～30min，再以 ddH_2O 短暂漂洗凝胶 2 次。将凝胶浸没入 10 倍体积的变性液中 20min，反复 2 次。ddH_2O 漂洗 2 次。将凝胶浸没入 10 倍凝胶体积的中和液 20min，反复 2 次。

3. 转印　在转印槽中加入适量 20×SSC 溶液，槽中置一固相支持物，在固相支持物从下向上依次放置两张与凝胶等宽的滤纸（滤纸自固相支持物垂于转印槽中）、凝胶（底面往上，四周用保鲜膜包围）、杂交膜（与凝胶等大，事先用 20×SSC 浸湿 5min）、滤纸（与凝胶等大，事先用 20×SSC 浸湿）、多层吸水纸（略小于滤纸，厚度 5～8cm）。然后压上重物，转膜 4h 以上或过夜，使凝胶中的 DNA 转移到上方的转移膜上。

4. 固定　取出转移膜，于 2×SSC 摇洗 5min，用滤纸吸干。用两张滤纸夹住，置于 80℃真空烤箱烘烤 2h。

5. 预杂交　将预杂交液和杂交炉加热至杂交温度 65℃，如果使用的是寡核苷酸探针需计算熔解温度值（T_m），根据 T_m 通过预试调整杂交温度。将杂交膜浸湿于 6×SSC 2min，将杂交膜封于杂交袋，加入预杂交液（0.2ml/cm^2 膜面积），置杂交炉预杂交 3h。

6. 杂交　将标记 DNA 探针置沸水浴 10min，迅速置冰上冷却 1～2min，使 DNA 变性，然后取适量与预杂交液（0.35ml/cm^2 膜面积）混合，即成为杂交液，温浴至杂交温度。将杂交袋开口弃去预杂交液，然后将含探针的杂交液注入杂交袋，在杂交炉中杂交过夜。

7. 洗膜　倒出杂交液，杂交膜以含 0.1% SDS 的 2×SSC 室温旋转洗涤 2 次，每次 5min；再以含 0.1% SDS 的 0.2×SSC 室温旋转洗涤 2 次，每次 5min。

8. 结果显示

（1）压片：吸取杂交膜上残余液体，将滤膜正面向上，放入暗盒中（加双侧增感屏）。在暗室内将 2 张 X 射线底片放入暗盒，用透明胶带固定，合上暗盒。

（2）曝光：将暗盒置 −70℃低温冰箱中，根据信号强弱决定时间，一般放置 1～3 天。

（3）洗片：取出暗盒，置室温 1～2h，取出底片浸入显影液 5min，水洗 1min，再浸入定影液 5min，再水洗 1min，晾干。洗片时可先洗一张，若信号弱，则增加曝光时间，再洗第二张。

（三）RNA 印迹法

1. 凝胶制备　制备含甲醛琼脂糖凝胶：琼脂糖 0.75g，加入 DEPC 水 35ml，加热熔化，于 55℃保温状态下加入 10×MOPS 电泳缓冲液 5.5ml、甲醛（37% 浓度）10ml，EB 2.5μl，凝固后置于 1×MOPS 中 100V 预电泳 5min。

2. RNA 凝胶分离　取总 RNA 5.5μl（约 15μg），加入 10×MOPS 2.5μl、甲酰胺 12.5μl、甲醛（37% 浓度）4.5μl，55℃温育 15min、冰浴 5min。加入 RNA 上样缓冲液 5μl，上样于琼脂糖凝胶加样孔，60V 电压下电泳 2～3h，待溴酚蓝迁移至凝胶底部停止电泳。

3. 洗涤　取出凝胶，依次于 10 倍凝胶体积的变性液中浸泡 30min，10 倍凝胶体积的中和液中浸泡 20min，10 倍凝胶体积的 20×SSC 浸泡 45min，以去除凝胶中的甲醛。

4. 转印　将凝胶中 RNA 转印至杂交膜上，步骤同 DNA 印迹法。

5. 洗涤　转膜结束后，杂交膜于 2×SSC 摇洗 5min，用滤纸吸干。

6. 固定　杂交膜置于 80℃真空烤箱烘烤 2h。

7. 杂交　步骤同 DNA 印迹法，预杂交和杂交温度为 68℃（RNA 探针），50℃（DNA 探针）。

8. 结果显示

（1）封闭：杂交后的膜以 2×SSC 洗液洗 2 次，每次 15min；0.5×SSC 洗 2 次，每次 15min；

之后以洗涤液洗 3min；加入封闭液摇动孵育 60min。

（2）抗体结合：加入封闭液稀释的以 ALP 标记的抗地高辛抗体（稀释 5000 倍），37℃轻微振荡 30min。取出杂交膜，浸入洗涤液摇动洗涤 2 次，每次 15min，洗去游离抗体。

（3）显色：杂交膜浸入检测液，置于室温平衡 5min。取出杂交膜，将其放入显色液，避光作用 10～30min，观察结果。

四、注意事项

（一）蛋白质印迹法

1. SDS-PAGE 分离蛋白质须注意 ①上样蛋白需确保全部可溶，避免颗粒物堵塞凝胶。可利用高速离心去除不溶物。②蛋白质上样量不宜过大（≤5μg），以免产生拖尾现象。③选用预染色蛋白标准品监测电泳分离效果，及时观察，防止目标蛋白跑出凝胶。④电泳过程中如温度过高，可导致凝胶受损，条带出现扭曲现象，可通过降低电压或电流来避免，但相应电泳耗时可能会增加。

2. 蛋白质印迹法的操作须注意 ①电印迹转移一般横截面积较大，导致通过电流大，容易过热，故需采取降温措施，可放在冰浴中进行，以防止凝胶熔化变形；② SDS 可促进蛋白质从凝胶转移，若发现蛋白质难以从凝胶中转移，可考虑适当添加 SDS 到转膜缓冲液，使浓度为 0.1%SDS，但蛋白质与硝酸纤维素膜的结合易受 SDS 影响，可选用 PVDF 替代；③凝胶与转移膜之间应严格避免留有空隙，可用玻璃管轻压上下滚动以赶出气泡；④ PVDF 使用前需用甲醇充分激活，在使用中应始终保持湿润，如发现干涸应及时浸入甲醇重新活化后再用转移缓冲液浸泡；⑤小分子蛋白质在低浓度丙烯酰胺凝胶转移速度快，部分蛋白质有可能穿透转移膜而损失，这时可考虑减少转移时间或降低电压以减慢蛋白质的转移速度。

3. 结合抗体和观测结果须注意 ①封闭液的选择，若要检测磷酸化蛋白，应避免使用脱脂奶粉（可能内含磷酸化蛋白），可使用 BSA 或其他专用配方；②一抗和二抗的浓度选择，若出现高非特异性背景，可考虑调整一抗或二抗的稀释度或反应的孵育时间来优化；③如需定量检测，由于化学发光强度与目标蛋白量成比例关系是有条件的，其依赖于酶与底物的数量及其相互作用的动力学特征，因此须确保待测样品量在给定的测量线性范围内，如有必要可通过预试验来确定。

（二）DNA 印迹法

DNA 印迹法须注意：① DNA 酶切质量至关重要，电泳后应仔细观察 DNA 片段是否完整、电泳分离效果是否良好；② DNA 片段电泳分离使用的琼脂糖凝胶浓度在允许的范围内越低越好，转印前需切去边缘，防止因凝胶较厚难以与滤膜紧贴；③转印过程中，如吸水纸吸满液体应注意及时更换，防止缓冲液形成逆流导致 DNA 转移停滞；④不同 DNA 片段转移速度不同，片段越大 DNA 的转移速度越慢，当 DNA 片段长度大于 15kb 时需进行脱嘌呤，以提高转移效率。

（三）RNA 印迹法

RNA 印迹法须注意：① RNA 易被 RNA 酶降解，因此用于 RNA 印迹法的试剂配制均须用 DEPC 水，但 DEPC 是强致癌剂，操作须谨慎，所配试剂只有高压灭菌后才安全；环境中普遍存在 RNA 酶，因此操作时也须特别警惕 RNA 酶的污染。②杂交液中加入甲酰胺，可使杂交在较低温度下完成，适合 T_m 较高的分子杂交，如 RNA-RNA 和 RNA-DNA。

五、应用举例

例 1：上海中医药大学中西医结合学院郑月娟教授研究团队在“Fei-Yan-Qing-Hua decoction decreases hyperinflammation by inhibiting HMGB1/RAGE signaling and promotes bacterial phagocytosis in the treatment of sepsis”的研究中，采用 ELISA、实时定量 PCR、免疫荧光、蛋白质印迹法等多种实验手段研究肺炎清化汤对感染性休克小鼠巨噬细胞的免疫调节机制，得到了系列结果。其中，来自于蛋白质印迹法的实验结果发现肺炎清化汤虽然对 NF-κB 和 MAPK 信号通路影响不明显，却能明显抑制 PI3K/AKT/mTOR/4E-BP1 信号通路，从而降低了 HMGB1/RAGE 表达，上调了 CD169 和 SR-A1 等吞噬受体的表达。这些结果显示了蛋白质印迹方法在研究免疫细胞信号通路方面的重要应用价值。

资料来源：Zhang H，Xu G，Wu X，et al. Fei-Yan-Qing-Hua decoction decreases hyperinflammation by inhibiting HMGB1/RAGE signaling and promotes bacterial phagocytosis in the treatment of sepsis[J]. J Ethnopharmacol，2024，321: 117553.

例 2：上海中医药大学中西医结合学院朱诗国研究员的研究团队在“Ailanthone inhibits non-small cell lung cancer growth and metastasis through targeting UPF1/GAS5/ULK1 signaling pathway”的研究中，采用噻唑蓝（MTT）比色法、划痕愈合、Transwell 实验、cDNA 微阵列、定量 RT-PCR、蛋白质印迹法多种实验手段研究臭椿酮对小鼠肿瘤模型及非小细胞肺癌（NSCLC）细胞株的抑癌机制，发现长链非编码 RNA（lncRNA）GAS5 是臭椿酮的一个重要靶点。在随后的机制研究中，蛋白质印迹法和定量 RT-PCR 被用来研究 GAS5 的上下游信号通路，发现 GAS5 对 ULK1 和自噬具有明显的调节作用，从而为阐明臭椿酮的抑癌作用机制提供了重要的实验证据。这些结果展现了蛋白质印迹法在研究肿瘤细胞信号通路方面不可替代的作用。

资料来源：Fang C，Wu W，Ni Z，et al. Ailanthone inhibits non-small cell lung cancer growth and metastasis through targeting UPF1/GAS5/ULK1 signaling pathway[J]. Phytomedicine，2024，128: 155333.

第二节　改进的免疫印迹技术

在经典蛋白质免疫印迹技术基础上，为满足不同用途，又发展出一些改进方法，如 Western 斑点印迹法、双向凝胶电泳联用免疫印迹分析、荧光蛋白质印迹分析、蛋白质-蛋白质印迹法（Far-Western blotting）、DNA-蛋白质印迹分析等。

一、实验原理

Western 斑点印迹法（Western dot-blotting），即省略了电泳分离蛋白质的步骤，直接将蛋白质或具有半抗原性质的样品点样于固相载体膜，再加入一抗和标记二抗，从而得到放大的检测信号。标记物可以选择酶（HRP、ALP）、荧光素或胶体金。该法的特点是操作简便快速、灵敏度高，适合同时检测大量样品。

双向凝胶电泳联用免疫印迹分析，是先用等电聚焦按等电点不同在一个维度将蛋白质分离，然后用 SDS-PAGE 将分子量不同的蛋白质在另一个维度分离，从而实现蛋白质混合物在二维平面上的分离，最多可以同时分离和显示上千种不同的蛋白质，见图 8-3。其分辨率相对于单纯的 SDS-PAGE 有大幅提高，在蛋白质翻译后修饰成分的研究中有很好的应用。美国和欧洲药典则推荐将该方法用于检测和分析基因工程药物中带有的杂蛋白成分。

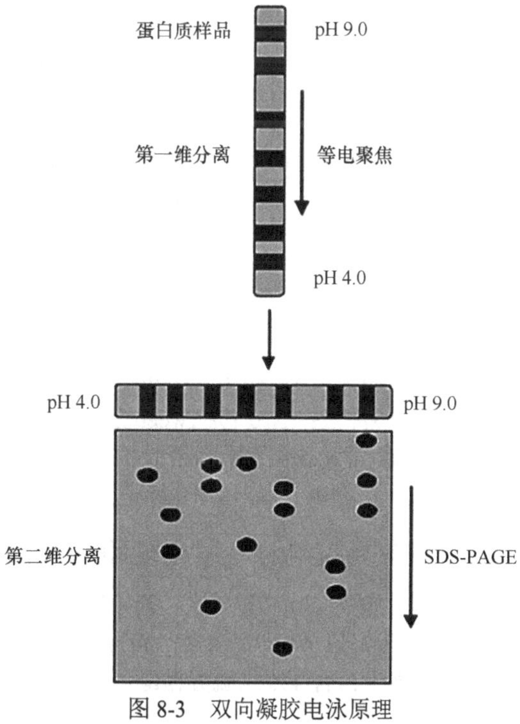

图 8-3　双向凝胶电泳原理

荧光蛋白质印迹分析，目前一般是指使用无重叠光谱的荧光素标记二抗，这些二抗识别不同种属一抗，一抗再识别与之对应的待检抗原，因此携带有不同荧光素的二抗可与不同抗原-抗体复合物结合而互不干扰。然后以不同波长激发光对同一张转印膜上的不同荧光素逐次激发显色并扫描，可以在同一张膜上精确显示和区分翻译后修饰蛋白（如磷酸化蛋白），这样就省去了传统方法检测完一个蛋白，需成像后将其印迹剥离，再加入识别另一蛋白质的抗体重孵育和显色等步骤，同时还保留了间接免疫荧光法的普适、经济和更高敏感度等优点。此外，还有一种做法是将化学发光显色和荧光显色结合起来，即其中一种二抗以 HRP 标记来催化化学发光，而另一种二抗以荧光素标记，分别显色，这样也可以达到显色结果不重叠的效果。

蛋白质-蛋白质印迹法与经典的蛋白质印迹法不同之处在于，直接与转印膜上目标蛋白结合的不是抗体，而是与之具有亲和力的蛋白配体（探针），这些探针可用放射性核素标记，亦可由特异性一抗去识别，再以标记二抗来显色，见图 8-4。因此，蛋白质-蛋白质印迹法的主要用途是检测蛋白质之间相互作用。

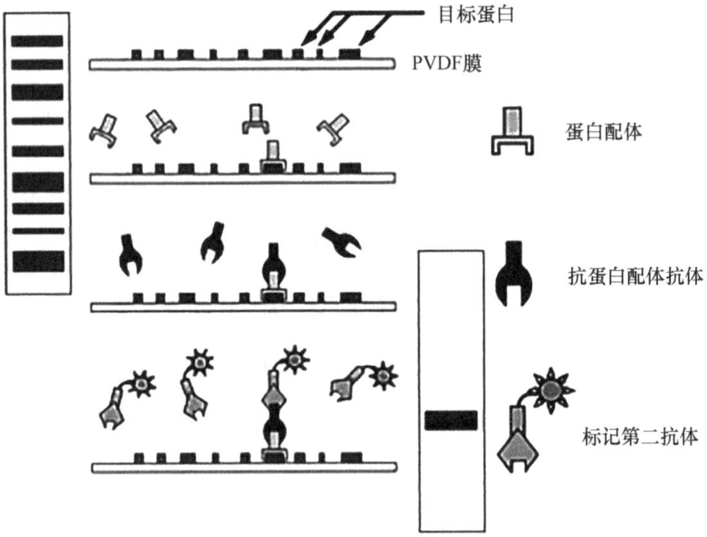

图 8-4　蛋白质-蛋白质印迹法显色原理

DNA-蛋白质印迹分析，即首先用 SDS-PAGE 的方法将蛋白质分离开来并转移到固相载体膜上，然后去除 SDS 使蛋白质复性，最后用带标记的特定序列 DNA 探针去检测，可用于基因转录调控因子等的检测，但该方法目前已被染色质免疫沉淀法（ChIP）替代。

二、实验材料

（一）Western 斑点印迹法

TBS 缓冲液：Tris-HCl（0.05mol/L，pH7.5）。

TBST 缓冲液：含 0.1% Tween 20 的 TBS 缓冲液。

封闭液：含 0.5% 脱脂奶粉的 TBST 缓冲液。

其他：抗 AFP 一抗，HRP 标记二抗，PVDF 转印膜，DAB 显色剂。

（二）双向凝胶电泳联用免疫印迹分析

水化缓冲液：8mol/L 尿素，2%CHAPS，微量溴酚蓝。

SDS 缓冲液：6mol/L 尿素，30% 甘油，2%SDS，微量溴酚蓝，0.05mol/L Tris-HCl，pH 6.8。

平衡液 Ⅰ：含 1% 二硫苏糖醇（DTT）的 SDS 缓冲液。

平衡液Ⅱ：含 2.5% 碘乙酰胺的 SDS 缓冲液。

其他：固相 pH 梯度（immobilized pH gradient，IPG）预制胶条（pH 4～9），抗 β-actin 一抗，HRP 标记二抗，IPG 缓冲液（IPG buffer）。

（三）荧光 Western Blotting 分析

兔抗 p-STAT1 抗体（一抗），鼠抗 STAT1 抗体（一抗），IRDye®680RD 荧光标记羊抗兔二抗，IRDye®800CW 荧光标记羊抗鼠二抗。

三、实验流程

（一）Western 斑点印迹法

1. 上样 用微量加样枪取待测血清样本直接滴于 PVDF 转印膜上，室温下晾干。用 TBST 缓冲液洗膜 3 次，20 分钟/次。

2. 封闭 PVDF 转印膜浸泡于封闭液中，室温或 37℃（平缓摇动）反应 1～3h，然后用 TBST 缓冲液洗涤 3 次，10 分钟/次。

3. 抗体结合 用封闭液配制一抗，与 PVDF 转印膜共同孵育 2h（室温）或 4℃过夜。取出用 TBST 缓冲液漂洗 4 次，15 分钟/次。加入 TBST 缓冲液配制的 HRP 标记二抗溶液，室温作用 1～2h，用 TBST 缓冲液漂洗转印膜 4 次，15 分钟/次。

4. 结果读取 滴入 DAB 显色剂（底物 A 和底物 B），显色 10～30min，观察显色结果。

（二）双向凝胶电泳联用免疫印迹分析

1. 上样 取水化缓冲液 1ml，加入 0.01g DTT，对应胶条 pH 范围的 0.5% IPG 缓冲液混匀。取其混匀液 400μl 与 100μl 待检样品液（Raw 264.7 细胞蛋白提取液，蛋白质含量约为 1mg）充分混匀后加入胶条槽，取 IPG 预制胶条从酸性端一侧剥去胶条表面的支持膜，胶面朝下浸入槽内水化液中，使胶条完全均匀地浸润，对准正负极，然后覆盖矿物油以避免电泳过程中水分蒸发。

2. 电泳聚焦 盖上 IPGphor 仪器盖子，按 IPG 预制胶条长度、pH 范围，设置电泳电压、温度和时间，展开电泳。例如，选择 180mm 长 IPG 预制胶条，pH 范围为 3～10，上样体积为 350μl，则电泳程序可设为: 30 V 10～12h（水化），200V 1h，500V 1h，500～8000V 30min，8000V 2h。

3. 平衡 电泳结束后，将 IPG 预制胶条用 ddH_2O 冲洗掉多余水化缓冲液，沥干。然后置于平衡液Ⅰ，水平摇床平衡 15min。取出胶条，用 ddH_2O 冲洗，沥干，放入平衡液Ⅱ，再次平衡 15min。取出胶条，用 ddH_2O 再次冲洗，沥干。

4. SDS-PAGE 凝胶配制 分离胶和浓缩胶的配制方法和试剂与上节“蛋白质印迹法”的对应步骤相同。

5. 胶条转移 将平衡后的 IPG 预制胶条在 SDS-PAGE 电泳缓冲液中蘸一下，使之润滑。然后在浓缩胶上表面加入少量 0.5% 低熔点琼脂糖（以电泳缓冲液配制），将胶条轻轻放置在玻璃夹板之间的浓缩胶上表面，轻轻压紧，再补加入 0.5% 低熔点琼脂糖，待其凝固后将胶条与浓缩胶固定在一起。

6. 电泳 SDS-PAGE 电泳及后续的转印、结果显色等步骤与上节“蛋白质印迹法”的对应步骤相同，下略。

（三）荧光 Western Blotting 分析

1. 含有磷酸化蛋白（如 p-STAT1）待检样品的 SDS-PAGE 电泳、转印及封闭操作与上节“蛋白质印迹法”的相关步骤相同。

2. 一抗孵育 转移膜置于 1∶500 TBST 稀释的兔抗磷酸化蛋白抗体（如抗 p-STAT1 抗体）和鼠抗非磷酸化蛋白抗体（如抗 STAT1 抗体）摇床孵育 1h，然后洗涤缓冲液漂洗 3 次，每次 5min。

3. 二抗孵育　转移膜置于 1∶10 000 TBST 稀释的 IRDye®680RD 荧光标记羊抗兔二抗和 IRDye®800CW 荧光标记的羊抗鼠二抗摇床孵育 1h，然后洗涤缓冲液漂洗 3 次，每次 5min。

4. 结果读取　漂洗后，转移膜用 25ml PBS 浸润 5min，用荧光成像分析仪以不同通道扫描，读取荧光信号。

四、注意事项

（一）Western 斑点印迹法

1. 点样蛋白质含量和上样体积不能过量，应分布均匀，否则易导致邻近样品相混。

2. 显色时间不可过长，否则导致本底过深，影响反应特异性，可用无抗原的空白液作为对照。

（二）双向凝胶电泳联用免疫印迹分析

1. 上样量不宜过多，否则蛋白质容易产生凝聚，使图像畸形。

2. 电泳图谱如出现条纹，可能是加样时样品未完全溶解，或电泳过程中蛋白质发生沉淀和重溶所致，亦可能由于等电聚焦电泳时间不够，导致聚焦不完全。因此，可设法改善样品的溶解状态或在加样前通过高速离心以除掉所有不溶物，以及适当增加电泳时间使聚焦完全。

3. 等电聚焦完毕进行平衡前，应用 ddH_2O 冲洗胶条，以免留有过量去污剂，影响电泳图谱。

4. 等电聚焦与 SDS-PAGE 电泳之间的平衡时间不可过长，一般为 10min，最多不超过 15min，防止蛋白质条带扩散。

5. 双向电泳中胶条和浓缩胶之间的界面须确保紧密接触，不能留有气泡，否则会影响蛋白质正常电泳迁移。

6. 尿素可以使蛋白质变性且不影响其所带电荷，改善电泳分离效果，但使用含尿素试剂需注意环境温度，不宜超过 30℃，否则尿素会分解产生异硫氰酸盐，导致蛋白质甲酰化产生电荷漂移。

（三）荧光蛋白质印迹分析

1. 进行多重检测时，确保使用的每个一抗都来自不同物种。

2. 荧光素标记二抗的孵育应注意避光。

3. 转印过程中，首先须切除带有溴酚蓝部分的凝胶，因其会产生自发荧光；其次须选择低荧光 PVDF 膜，避免其自发荧光导致高背景。

（四）蛋白质-蛋白质印迹法

1. 选择待检目标蛋白时需注意，由于经过 SDS-PAGE 和转印的蛋白质是经过还原剂还原和变性处理的，其二级结构和三级结构很可能已被破坏，因此蛋白质-蛋白质印迹法比较适合检测依赖于一级结构以多肽为主的蛋白质之间的相互作用。

2. 目标蛋白及其探针蛋白亲和力可能较弱，因此待检目标蛋白及其探针须尽可能纯化，排除杂质的影响，有利于它们之间的结合。

五、应用举例

例 1：山东中医药大学药学院王振国研究团队在“基于寒/热性对照抗原的斑点免疫印迹法中药药性研究”中，分别以热性中药和寒性中药水提物的混合物免疫家兔，制备相应抗体。然后用这些抗体与中药水提物作斑点免疫印迹，从而实现对中药成分的识别。结果显示，总体上测试中药与对照抗原抗体的印迹信号相似度越小，其药性与对照抗原的距离越大，体现出一定的规律性。因此，斑点免疫印迹法也可以用于中药药性物质的基础研究，是一种实用、有效的新方法。

资料来源：王厚伟，窦彦玲，田景振，等. 基于寒/热性对照抗原的斑点免疫印迹法中药药性

研究 [J]. 中国中药杂志，2009，34(4): 438-442.

例 2：广西中医药大学中医基础研究重点实验室农微等在“五脏温阳化瘀汤调节蛋白磷酸酶 2A 甲基化对 Tau 蛋白过磷酸化的抑制作用”的研究中，采用水迷宫、定位航行、空间探索、荧光蛋白质印迹法、透射电镜等实验方法研究五脏温阳化瘀汤改善小鼠认知能力的机制。在研究过程中，来自于荧光蛋白质印迹法的结果显示：与正常组比较，模型组脑神经组织蛋白磷酸酶 2A 甲基化与 Tau 蛋白磷酸化水平显著升高，而五脏温阳化瘀汤高剂量组脑神经组织蛋白磷酸酶 2A 甲基化与 Tau 蛋白磷酸化水平显著降低，从而为阐明五脏温阳化瘀汤的作用机制提供了佐证，也体现了荧光蛋白质印迹法在检测蛋白甲基化和磷酸化方面的重要用途。

资料来源：农微，卫智权，莫雪妮，等 . 五脏温阳化瘀汤调节蛋白磷酸酶 2A 甲基化对 Tau 蛋白过磷酸化的抑制作用 [J]. 时珍国医国药，2019，30(8): 1810-1813.

（缪珠雷）

第九章　免疫沉淀技术

免疫沉淀（immunoprecipitation，IP）是利用抗原-抗体特异性反应富集目的蛋白或其他大分子的一种方法。早期的免疫沉淀主要是可溶性抗原与其抗体产生可见沉淀反应的血清学实验。后来发展成为一种利用固定在磁珠或琼脂糖树脂等固相支持物上的特异性抗体对抗原进行亲和纯化的方法。免疫沉淀技术分为：免疫沉淀、免疫共沉淀（co-immunoprecipitation，co-IP）、染色质免疫沉淀（chromatin immunoprecipitation，ChIP）和 RNA 结合蛋白质免疫沉淀（RNA-binding protein immunoprecipitation，RIP）等。近年来，在免疫沉淀实验上发展起来的沉降（Pull-down）实验也广泛应用于实验研究。本章对目前较常用的 IP、co-IP、ChIP、RIP 和 Pull-down 技术进行分节介绍。

第一节　蛋白质免疫沉淀技术

一、实验原理

蛋白质免疫沉淀技术是基于抗原与抗体的高亲和力特性，用抗体结合并纯化溶液中的目标分子。抗原与抗体结合形成复合物后，即可利用结合了蛋白质 A 或蛋白质 G 的琼脂糖微球或磁性微球得到微珠-蛋白 A/G-抗体-靶蛋白复合物沉淀，洗涤后重悬于电泳上样缓冲液，再通过煮沸，使抗原-抗体复合物从微珠中分离出来。免疫沉淀与 SDS-PAGE 方法联用时，可以测量蛋白质的分子量，实现对已知抗原定量，确定蛋白质的降解速率等。

目前常用于免疫沉淀的微珠有琼脂糖和磁性微珠。磁性微珠因为具有磁性，无须离心，只要配合磁力架使用，即可完成对固相和液相的分离。这种方法更快速，也更温和，适用于高通量、自动化的解决方案，应用十分广泛。

二、实验材料

1. IP 裂解/洗涤缓冲液　0.025mol/L Tris，0.15mol/L NaCl，0.001mol/L EDTA，1% NP-40，5% 甘油，pH 7.4。

2. 蛋白质 A 或 G 微珠。

3. 蛋白酶抑制剂。

三、实验流程

1. 制备蛋白质样本　用预冷的细胞裂解液裂解细胞，冰上放置 20～60min，12 000r/min 离心 20min，回收上清液，即为细胞的蛋白质裂解液。

2. 沉淀抗原-抗体复合物

（1）准备蛋白 A/G-琼脂糖：取适量蛋白 A/G-琼脂糖离心后弃上清液，用 2～5 倍体积的细胞裂解液洗涤 3 次，仍按 50%（*V/V*）悬浮。

（2）免疫沉淀抗原-抗体复合物：在已制备的细胞蛋白裂解液中加入 1～5μg 识别靶蛋白的抗体，4℃孵育 1～2h，然后加入 10～50μl 50% 的蛋白 A/G-琼脂糖，于 4℃温和振荡 1h 或过夜。微型离心机 4℃，12 000r/min 离心 5s，弃上清液。

（3）分离抗原-抗体复合物：用 1ml 预冷裂解缓冲液重悬洗涤沉淀物 3～4 次。最后一次离心后彻底吸弃上清液。沉淀物加入 15μl 的 2×SDS 加样缓冲液，沸水煮 10min。

3. 靶蛋白的检测　SDS-PAGE 或免疫印迹（Western blotting）分析。

四、注意事项

1. 样品处理　样品处理的好坏是免疫沉淀实验成功关键的第一步。应该根据抗原样品的来源，选择合适的方式进行细胞或组织破碎。整个实验流程需在冰上操作，以防止蛋白质在操作过程中降解。

2. 裂解缓冲液的选择　细胞裂解的过程不仅要尽可能释放细胞内蛋白质，还要尽量保证蛋白质的完整性。因此，应该选择合适的裂解缓冲液。对于胞内可溶性蛋白质的实验，大多采用对蛋白质活性影响较小的非离子去污剂，如 Triton X-100、NP-40 和 Tween20 等。在进行膜蛋白相关实验时，则应该使用 Brij 35 等较为温和的去垢剂。如果需要检测蛋白质磷酸化，可以加入酪氨酸蛋白磷酸酶抑制剂或者丝氨酸/苏氨酸蛋白磷酸酶抑制剂。

3. 免疫沉淀抗原-抗体复合物　免疫沉淀选用结合了 A 或 G 蛋白的亲和树脂，由于抗体 Fc 段与 A 蛋白或 G 蛋白结合能力不同，因此需要根据所用的抗体选用合适的树脂进行免疫沉淀。另外，抗原抗体孵育时间不宜太长，特异性免疫结合一般在 60min 内即达到最大值，孵育时间过长会导致非特异性结合增加。

4. 为避免蛋白质 A 或者 G 微珠非特异性吸附从而造成免疫沉淀实验结果的假阳性，一般在加入目的蛋白抗体之前，预先将蛋白质 A 或者 G 微珠与细胞裂解液孵育数小时，然后取上清液用于后续的抗体-琼脂糖微珠孵育。

五、应用举例

例 1：南京医科大学杜军教授团队在“PlexinA1 通过以 rac1 依赖的方式阻止 MICAL1 蛋白泛素/蛋白酶体介导的降解从而促进胃癌迁移转移促进肿瘤的发展”的研究中，采用免疫沉淀实验和免疫荧光分析显示 PlexinA1 与 MICAL1 形成复合物。并且，PlexinA1 的特异性抑制阻断了 Rac1 的激活和 ROS 的产生，并通过加速 MICAL1 泛素/蛋白酶体依赖性降解而损害了 MICAL1 蛋白的稳定性。过表达 PlexinA1 增强了 Rac1 的激活、ROS 的产生、MICAL1 和 Vimentin 的表达，并有利于细胞迁移。结果表明：MICAL1 是胃癌细胞迁移的重要促进剂，至少部分是通过影响 Vimentin 的表达，而 PlexinA1 通过与 MICAL1 结合并以 Rac1/ ROS 依赖的方式抑制 MICAL1 的降解来促进胃癌细胞迁移。

资料来源：Ye F，Xia T，Zhao M，et al. PlexinA1 promotes gastric cancer migration through preventing MICAL1 protein ubiquitin/proteasome-mediated degradation in a Rac1-dependent manner[J]. Biochim Biophys Acta Mol Basis Dis，2024，1870(4): 167124.

例 2：中山大学附属第三医院钱孝贤教授团队在“人参皂苷 Rb1 通过调节 SIRT1/caveolin-1/eNOS 信号通路预防年龄相关性内皮细胞衰老”研究中，采用 Real-time PCR（RT-PCR）、Western blotting、小干扰 RNA（siRNA）和免疫沉淀法检测 G-Rb1 对 SIRT1/caveolin-1/eNOS 信号通路的影响，结果表明：G-Rb1 通过调节 SIRT1/caveolin-1/eNOS 信号通路阻止年龄相关的内皮细胞衰老。

资料来源：Zhou B，Shi G，Xie D，et al. Ginsenoside Rb1 prevents age-related endothelial senescence by modulating SIRT1/caveolin-1/eNOS signaling pathway[J]. Heliyon，2024，10(3): e24586.

第二节　免疫共沉淀技术

一、实验原理

免疫共沉淀（co-immunoprecipitation，co-IP）将细胞在非变性条件下裂解，在细胞裂解液中加入特异性的抗体，使抗体和相应的抗原结合形成抗原-抗体复合物，如果在系统中存在与已知抗原相互作用的蛋白质，该蛋白质也会以复合物的形式沉淀下来，经过洗脱就可以得到与已知抗原相互作用的蛋白质，然后进行 SDS-PAGE 及 Western blotting 分析。

二、实验材料

1. RIPA 细胞裂解缓冲液 50mmol/L Tris（pH 7.4），150mmol/L NaCl，1% TritonX-100，1% 脱氧胆酸钠，0.1% SDS，以及 2mmol/L 焦磷酸钠，25mmol/L β-甘油磷酸钠，1mmol/L EDTA，1mmol/L Na_3VO_4，0.5 μg/ml 亮抑蛋白酶肽（leupeptin）等多种抑制剂。

2. 蛋白酶抑制剂，磷酸酶抑制剂。

三、实验流程

1. 细胞加入适量细胞裂解缓冲液（含蛋白酶抑制剂），冰上裂解 30min，细胞裂解液于 4℃，14 000r/min 离心 30min 后取上清液。

2. 取少量裂解液以备 Western Blotting 分析，剩余裂解液加 1μg 相应的抗体后，4℃缓慢摇晃孵育过夜。

3. 取 10μl 蛋白质 A 琼脂糖珠，用适量裂解缓冲液洗 3 次，每次以 3000r/min 离心 3min。

4. 将预处理过的 10μl 蛋白质 A 琼脂糖珠加入到和抗体孵育过夜的细胞裂解液中，4℃缓慢摇晃孵育 2～4h，使抗体与蛋白质 A 琼脂糖珠偶联。

5. 免疫沉淀反应后，在 4℃以 3000r/min 离心 3min，将琼脂糖珠离心至管底；将上清液小心吸去，琼脂糖珠用 1ml 裂解缓冲液洗 3～4 次；最后加入 15μl 的 2×SDS 上样缓冲液，沸水煮 5min。

6. SDS-PAGE、Western blotting 或质谱仪分析。

四、注意事项

1. 细胞裂解采用温和的裂解条件，不能破坏细胞内存在的所有蛋白质-蛋白质相互作用，多采用非离子变性剂（NP40 或 TritonX-100）。如果用免疫共沉淀研究蛋白质间相互作用，需要去除裂解液中的离子去污剂，如 SDS 和脱氧胆酸盐（deoxycholate），因为它们可能破坏蛋白质之间的相互作用。

2. 需要确保共沉淀的蛋白质是由所加入的抗体沉淀得到，而并非外源非特异蛋白质，可以使用单克隆抗体减少误差。

3. 要确保抗体的特异性，即在不表达抗原的细胞溶解物中添加抗体后不会引起共沉淀。

4. 确定蛋白质间的相互作用是发生在细胞中，而不是由于细胞的溶解才发生的，可以通过蛋白质的定位来确定。

五、应用举例

例 1：贵州医科大学附属医院赵雪珂教授团队在“网络药理学和转录组学分析阐释毛茛通过抑制 MK3-NF-κB 对肝纤维化的治疗作用”研究中，基于 RNA-seq 结果发现 *β*-谷甾醇对肝纤维化的改善作用与 MK3 和 NF-κB 信号通路有关。MK3 是 MAPK 通路中的一个重要激酶，在传递上游和下游信号中起作用，而 NF-κB 信号通路已被证明与肝星状细胞（HSC）激活有关，进一步利用内源性 Co-IP 验证了 MK3 和 I-κB 在 HSC 细胞中的相互作用，而 *β*-谷甾醇抑制了 MK3 与 I-κB 的结合和 NF-κB 信号通路的激活。研究结果揭示了 *β*-谷甾醇在肝纤维化治疗中的作用机制，提示 *β*-谷甾醇可能是一种治疗肝纤维化的有前景的药物，值得进一步研究。

资料来源：Han L，Lin G，Li J，et al. Network pharmacology and transcriptomic profiling elucidate the therapeutic effects of *Ranunculus ternatus* Thunb on liver fibrosis via MK3-NF-κB inhibition[J]. Aging（Albany NY），2024，(5): 4759-4777.

例 2：广西医科大学郭宏伟教授团队在“复方罗汉果清肺颗粒（LQG）通过 MAVS 依赖性 I 型干扰素抗病毒信号通路降低流感病毒易感性”的研究中，在采用 H&E 染色和 ELISA 检测各组肺组织病理变化和炎性细胞因子变化，RNA-seq 探索 LQG 影响的信号通路，qPCR 进一步证实，采用免疫印迹法和免疫组化法测定蛋白质水平的同时，采用 co-IP 和药物亲和反应的靶点稳定性（DART）方法分别检测蛋白质-蛋白质相互作用和化合物-蛋白质相互作用。结果表明：复方罗汉果清肺颗粒可以通过抑制 E3 连接酶滑膜蛋白 1 的募集，抑制 Mfn2 介导的线粒体抗病毒信号蛋白泛素化，从而增强 IFN-β 抗病毒应答。

资料来源：Lu YH，Wang M，Lin JQ，et al. Fufang Luohanguo Qingfei granules reduces influenza virus susceptibility via MAVS-dependent type I interferon antiviral signaling[J]. Ethnopharmacol，2024，324: 117780.

第三节 染色质免疫沉淀技术

一、实验原理

染色质免疫沉淀（chromatin immunoprecipitation，ChIP）技术是研究体内蛋白质与 DNA 相互作用的一种技术。它利用抗原-抗体反应的特异性，可以用来研究细胞内 DNA 与蛋白质的相互作用，或是确定基因组上组蛋白的修饰。基本原理是在活细胞状态下把细胞内的 DNA 与蛋白质交联在一起，并通过超声或酶处理将其随机切成染色质小片段，然后通过免疫学方法沉淀 DNA-蛋白质复合体，特异性地富集与靶蛋白结合的 DNA 片段，通过对目的片段的纯化与检测，从而获得蛋白质与 DNA 相互作用的信息。

二、实验材料

1. 实验试剂 生物素化抗体，生物素化正常 IgG（阴性对照），裂解缓冲液，稀释缓冲液，洗涤缓冲液，螯合树脂，37% 甲醛溶液，1mol/L 甘氨酸，亮抑蛋白酶肽（leupeptin），抑蛋白酶多肽（aprotinin），苯甲基磺酰氟（phenylmethylsulfonyl fluoride，PMSF），链霉亲和素磁珠或琼脂糖珠。

2. 试剂盒 PCR 试剂盒，DNA 纯化试剂盒。

三、实验流程

1. 将细胞加入 37% 的甲醛中，使得甲醛的终浓度为 1%，在室温下与细胞摇动孵育 15min，从而使蛋白质-DNA 复合物交联。

2. 加入 1mol/L 甘氨酸，至甘氨酸终浓度为 125mmol/L，将甲醛淬灭。在室温下静置 5min，使细胞成球，取出培养基（此时，样品可在＜ –70℃下保存过夜）。

3. 在裂解缓冲液中加入蛋白酶抑制剂（10μg/ml leupeptin，10μg/ml aprotinin 和 1mmol/L PMSF）。每 5×10^6 个细胞用 500μl 裂解缓冲液重悬细胞颗粒。上下移液使细胞重悬，并在冰上孵育 10min。从这一步开始将样品保持在冰上。

4. 对样品进行超声处理，剪切染色质至平均长度约 1kb。将每种样品 500μl 转移到 1.5ml 微离心管中。

5. 将裂解液用冷冻超离心机在 12 000*g* 下离心 10min。将上清液收集在干净的试管中，丢弃颗粒。

6. 加入 1ml 稀释缓冲液（含有与步骤 3 中相同量的蛋白酶抑制剂）稀释上清液，并向样品中加入 5μg 生物素化抗体或生物素化正常 IgG。在超声浴中室温孵育 15min（如果抗原的表达水平较低，可在旋转装置上于 2～8℃孵育过夜）。加入 5μg 二抗，室温超声浴培养 15min（或在旋转装置上于 2～8℃培养 1～2h）。当使用生物素化的一抗时，二抗步骤是不必要的。

7. 在样品中加入 50μl 链霉亲和素磁珠（磁性或琼脂糖），在旋转装置上于 2～8℃旋转 30min。

8. 如果使用磁珠，将试管留在磁铁中 2min，收集磁珠。如果使用琼脂糖珠，在 12 000*g* 离心 1min，收集琼脂糖珠。使用预冷至 2～8℃的洗涤缓冲液进行 4 次洗涤。每次洗涤，加入 1ml 洗涤缓冲液。从洗涤缓冲液 1 开始，用洗涤缓冲液 4 结束。每次洗涤之间用移液管上下移液。

9. 最后一次洗涤后，将 100μl 的螯合树脂溶液直接加到链霉亲和素磁珠上，上下移液约 10s。用温控水浴将样品煮沸 10min。

10. 室温下 12 000*g* 微离心 1min，将上清液（80μl）转移到干净的微离心管中。在磁珠中加入 120μl 去离子水或蒸馏水。上下移液 10s，离心 1min，收集新的上清液（此时样品可保存在＜–20℃或＜–70℃）。

11. 使用 DNA 纯化试剂盒纯化和浓缩 DNA 制剂。将 DNA 重悬于 50μl 去离子水或蒸馏水中。这一步将 DNA 浓缩在更小的体积中，并最大限度地减少可能影响 PCR 反应的杂质，从而提高 PCR 片段的产量（此时，样品也可以保存在＜–20℃或＜–70℃）。

12. PCR 反应中使用 2～10μl 的 DNA 样品。

四、注意事项

1. 甲醛能够使蛋白质-蛋白质、蛋白质-DNA、蛋白质-RNA 交联形成生物复合体，防止细胞内组分的重新分布。但是要注意甲醛固定的时间，一般为 5～60min。时间过久，会造成裂解的 DNA 小片段过长（超过 1000bp）。时间太短，会导致交联不完全，实验过程中导致一部分的 DNA-蛋白质复合物分离，最终分析的结果必然是不准确的。

2. 超声波使用机械力断裂染色质，容易引起升温和产生泡沫，容易造成蛋白质的变性，进而影响 ChIP 效率。因此，超声波断裂染色质需在冰上操作，且要采用时断时续的超声程序，超声时间不宜过长。

3. 含微珠（非磁珠）样品离心时，注意转速不能太快，防止微珠破碎。

4. 在进行免疫沉淀前，需要取一部分断裂后的染色质作 Input 对照。

5. 抗体的选择是实验成功的关键，阴性抗体对照和阳性抗体对照是最基本的实验对照。阴性抗体对照一般选择目的蛋白抗体宿主的 IgG 或血清。阳性抗体一般选择与已知序列相结合的比较保守的蛋白抗体。

五、应用举例

例 1：北京中医药大学李晓骄阳教授团队在“丹酚酸 B 通过减轻刺激蛋白 1 介导的巨噬细胞和肺泡 2 型细胞衰老来防止肺纤维化”的研究中，以博来霉素诱导的肺纤维化小鼠和不同肺细胞为研究对象，应用 ChIP-qPCR 技术证实丹酚酸 B 的作用，确定丹酚酸 B 直接阻碍转录因子刺激蛋白 1 与衰老相关的分泌表型启动子（P21 和 P16）的结合，从而阻止肺细胞衰老。研究表明：丹酚酸 B 可以减少博来霉素诱导的 AT2 和巨噬细胞衰老，以及肺成纤维细胞衰老相关的分泌表型因子的释放，从而双重缓解特发性肺纤维化。

资料来源：Li Y，Chen R，Wu J，et al. Salvianolic acid B protects against pulmonary fibrosis by attenuating stimulating protein 1-mediated macrophage and alveolar type 2 cell senescence[J]. Phytother Res，2024，38(2): 620-635.

例 2：北京中医药大学胡仲冬教授团队在“用 Usenamine A 干扰 AKT/mTOR/STAT3/ID1 信号

轴可抑制人肝癌细胞的增殖和侵袭潜能”的研究中，通过表达谱分析、实时定量 PCR、免疫印迹、免疫组化分析、RNAi、免疫沉淀和 ChIP 分析，探讨 Usenamine A 对人肝癌细胞中新发现的 AKT/mTOR/STAT3/ ID1 信号轴的影响。免疫沉淀实验显示，Usenamine A 通过泛素-蛋白酶体途径促进了 ID1 蛋白的降解。Usenamine A 还能抑制人肝细胞癌（HCC）细胞中 STAT3 的活性。ChIP 分析表明，STAT3 在人 HCC 细胞的转录水平上正调控 ID1 的表达。STAT3/ID1 轴在介导 Usenamine A 对人 HCC 细胞的抗增殖和抗侵袭作用中发挥作用。结果表明：Usenamine A 显示出强大的抗肝细胞癌潜力，部分原因是其能够下调 AKT/mTOR/STAT3/ID1 信号通路，促进泛素蛋白酶体介导的 ID1 降解。

资料来源：Yang A，Huang H，Xie J，et al. Interfering with the AKT/mTOR/STAT3/ID1 signaling axis with usenamine A restrains the proliferative and invasive potential of human hepatocellular carcinoma cells[J]. Chin Med，2024，19(1): 4.

第四节　RNA 结合蛋白免疫共沉淀技术

一、实验原理

RNA 结合蛋白免疫共沉淀（RNA binding protein immunoprecipitation，RIP）是一种基于抗体的技术，用于定位体内的 RNA-蛋白质相互作用。将所关注的 RNA 结合蛋白（RBP）与其结合的 RNA 一起进行免疫沉淀，再通过实时 PCR、微阵列或测序等技术检测和鉴定结合的 RNA（mRNA、非编码 RNA 或病毒 RNA）。

二、实验材料

1. 细胞核分离缓冲液：1.28mol/L 蔗糖，40mmol/L Tris-HCl（pH 7.5），20mmol/L $MgCl_2$，4% Triton X-100。

2. RIP 缓冲液：150mmol/L KCl，25mmol/L Tris-HCl pH 7.4，5mmol/L EDTA，0.5mmol/L DTT，0.5% NP40，100U/ml SUPERase in ™ RNA 酶抑制剂（每次新加入）、磷酸盐缓冲液（PBS）。

3. 蛋白酶抑制剂。

三、实验流程

1. 细胞收集　通过胰蛋白酶消化收集细胞，用 10ml 预冷 PBS 洗涤细胞 2 次，收集细胞。

2. 细胞核分离和沉淀

（1）用新鲜制备的细胞核分离缓冲液 2ml 重新悬浮细胞。冰上放置 20min，不时搅拌。

（2）采用 2500*g* 离心 15min 沉淀细胞核。

（3）将细胞核沉淀重新悬浮于新鲜制备的 RIP 缓冲液 1ml 中。

为避免污染，使用不含 RNA 酶的试剂，如不含 RNA 酶的枪头、试管和试剂瓶；同时使用不含 DNA 酶和 RNA 酶的超纯蒸馏水制备缓冲液和溶液。

3. 染色质剪切

（1）将重悬后的细胞核分成两份，每份 500μl（用于模拟实验和免疫沉淀）。

（2）使用杜恩斯匀浆器捣碎细胞核，对染色质进行机械剪切（15～20 次）。

（3）13 000r/min 离心 10min 沉淀细胞核膜和碎片，吸取上清液。在液氮中冷冻一份 10μl 上清液，用于 RNA 分离对照。

4. RNA 免疫沉淀

（1）将所关注的蛋白质的抗体（2～10μg）加入上清液中，4℃轻柔搅动孵育 2h 以上。

（2）加入蛋白质 A/G 磁珠（40μl），4℃轻柔搅动孵育 1h。根据所关注的蛋白质和抗体，加入的抗体量和孵育时间可能需要进行优化。如果一种抗体可以用于免疫沉淀，则表明它也可能用于 RIP。

5. 洗去未结合的物质

（1）2500r/min 离心 30s 沉淀磁珠，移去上清液，在 500μl RIP 缓冲液中重悬磁珠。对蛋白质 A/G 磁珠沉淀的严格清洗至关重要，并且实验条件可能需要优化。

（2）用 RIP 缓冲液重复洗涤三次，随后用 PBS 洗涤一次。第二次洗涤后，将 5% 的磁珠进行冷冻，用于 SDS-PAGE 分析（例如，磁珠悬浮液总体积为 100μl，则冷冻 5μl 的磁珠悬浮液）。

6. 对免疫沉淀后的 RNA 进行纯化

（1）加入 1ml TRIzol RNA 提取试剂重悬磁珠，分离共沉淀的 RNA。

（2）使用不含核酸酶的水 20μl 洗脱 RNA。洗脱的 RNA 可储存于 –80℃。

7. 将 RNA 逆转录（RT）为 cDNA 并进行分析

（1）根据 RNA 逆转录试剂盒的操作说明，使用 DNA 逆转录酶处理 RNA，将免疫沉淀的 RNA 逆转录成 cDNA。

（2）如果靶标已知，使用 qPCR 分析 cDNA。如果靶标未知，可创建 cDNA 文库，经过微阵列和测序进行 cDNA 序列分析。

四、注意事项

1. 蛋白酶抑制剂和 RNA 酶抑制剂需要现配现用。

2. 所有枪头、试管和试剂瓶需要经过 RNA 酶处理，避免 RNA 降解。

3. 样品避免反复冻融。

五、应用举例

例 1：空军军医大学牛晓琳、刘慧教授团队在“表没食子儿茶素没食子酸酯（epigallocatechin gallate，EGCG）通过 lncRNA MEG3/TAF15/AIM2 轴在心肌梗死中阻止心肌细胞焦亡”研究中，采用冠状动脉结扎法诱导小鼠心肌梗死，细胞模型采用氧糖剥夺/再氧合（OGD/R）处理的小鼠心肌细胞（HL-1 细胞）。采取 2, 3, 5-氯化三苯基四氮唑（TTC）、苏木精-伊红（HE）、Masson 染色评价心脏组织病理变化，采用 RNA 沉降实验和 RIP 实验分析了 MEG3/TAF15 和 AIM2 mRNA/TAF15 的相互作用，采用荧光原位杂交（FISH）联合免疫荧光（IF）双染色检测 MEG3 和 TAF15 的共定位。结果表明：EGCG 处理可提高心肌细胞活力，抑制 AIM2、Caspase-1、ASC、GSDMD-N、IL-18 和 IL-1β 的表达。lncRNA MEG3 和 AIM2 mRNA 与 TAF15 相互作用，MEG3 又通过调控 TAF15 促进 AIM2 mRNA 的稳定性。TAF15 过表达逆转了 EGCG 和 MEG3 敲低对细胞活力的促进作用和对细胞焦亡的抑制作用。因此认为，EGCG 通过 MEG3/TAF15/AIM2 轴保护心肌细胞免于焦亡。

资料来源：Qin C，Wang T，Qian N，et al. Epigallocatechin gallate prevents cardiomyocytes from pyroptosis through lncRNA MEG3/TAF15/ AIM2 axis in myocardial infarction[J]. Chin Med，2023，18(1): 160.

例 2：南京中医药大学第二附属医院许尤琪团队在“益肺散结方通过调节 PRMT6-YBX1-CDC25A 轴缓解肺癌进展”的研究中，用益肺散结方处理 A549、NCI-H1975 和 Calu-3 细胞，通过相应的实验记录细胞集落数量、凋亡、迁移和侵袭特性；通过萤光素酶报告基因、RNA 免疫沉淀法、染色质免疫共沉淀法和挽救实验检测和验证 PRMT6-YBX1-CDC25A 轴。结果表明：益肺散结方通过增加凋亡和抑制增殖、迁移和侵袭过程来改善肺癌细胞的恶性行为，可抑制 PRMT6、YBX1 和 CDC25A 的表达，抑制肺癌细胞的集落生长、迁移和侵袭，促进细胞凋亡，缓解了肺癌的进展。

资料来源：Tang J，Yin C，Chen M，et al. Yifei Sanjie formula alleviates lung cancer progression via regulating PRMT6-YBX1-CDC25A axis[J]. Environ Toxicol，2024，39(5): 3225-3237.

第五节　沉降技术

沉降（pull-down）技术与免疫沉淀技术相似，不同点在于富集的过程利用亲和作用代替了抗原-抗体相互作用。在沉降实验中，诱饵蛋白（或配体）通过非抗体亲和系统固定到固相支持物上，这种固定可以通过共价偶联而结合到活化的微珠上，也可以通过与支持物上的受体分子的亲和标签结合从而固定。沉降技术分为 GST 融合蛋白质沉降（GST pull-down）技术、DNA 沉降（DNA pull-down）技术、RNA 沉降（RNA pull-down）技术。

一、实验原理

（一）GST 融合蛋白沉降技术

GST pull-down 利用 DNA 重组技术将已知蛋白与 GST（谷胱甘肽 S-转移酶）融合，融合蛋白通过 GST 与固化在载体上的 GSH（谷胱甘肽）亲和结合。假定 a 蛋白（融合蛋白）和 b 蛋白（靶蛋白）存在相互作用，将纯化的融合 GST 的 a 蛋白和纯化的 b 蛋白及能特异性结合 GST 的 Sepharose 4B 微珠混合孵育一定时间，然后洗去未结合的蛋白，煮沸微珠，进行 SDS-PAGE 电泳，再通过 Western blotting 检测，可以看到 GST-a 蛋白和 b 蛋白所对应的条带（即表明了 a 蛋白和 b 蛋白发生了相互作用）。

（二）DNA 沉降技术

DNA pull-down 是体外研究 DNA 与蛋白质相互作用的有力工具。该技术将生物素标记的 DNA 片段结合在链霉亲和素磁珠上，再与细胞核蛋白孵育，纯化出与 DNA 片段相互作用的蛋白质，洗涤洗脱得到的蛋白质产物，通过 Western blotting 检测特定蛋白是否与靶 DNA 片段结合；通过质谱鉴定即可筛选出与 DNA 片段可能相互作用的蛋白质信息（比如具体某个或某些转录因子/组蛋白等）。生物素与链霉亲和素间的作用是目前已知强度最高的非共价作用，其中活化生物素可以在蛋白质交联剂的介导下，与已知的几乎所有生物大分子偶联。因此用生物素标记核酸后，可以纯化出与该核酸结合的各种生物大分子复合物。

（三）RNA 沉降技术

RNA pull-down 是检测 RNA 结合蛋白与其靶 RNA 之间相互作用的主要实验手段之一。使用体外转录法标记生物素 RNA 探针，然后将其与胞质蛋白提取液孵育，形成 RNA-蛋白质复合物。该复合物可与链霉亲和素标记的磁珠结合，从而与孵育液中的其他成分分离。复合物洗脱后，通过 Western blotting 实验检测特定的 RNA 结合蛋白是否与 RNA 相互作用。质谱实验检测特定的 RNA 结合蛋白，鉴定蛋白质类型。

二、实验材料

（一）GST 融合蛋白沉降技术

1. 裂解缓冲液　20mmol/L Tris-HCl（pH8.0），200mmol/L NaCl，1mmol/L EDTA（pH8.0），0.5% NP-40。使用前加入蛋白酶抑制剂：2μg/μl 抑蛋白酶多肽（aprotinin）、1μg/μl 亮抑蛋白酶肽（leupeptin）、0.7μg/ml 胃酶抑素（pepstatin）及 25μg/ml 苯甲基磺酰氟（PMSF）。

2. 溶于 50mmol/L Tris-HCl（pH8.0）中的还原型谷胱甘肽（20mmol/L）。

3. SDS 聚丙烯酰胺凝胶；谷胱甘肽琼脂糖珠；探针；带有“诱饵”或探针序列的 GST 融合蛋白；微珠。

4. 大肠杆菌 BL21 表达菌株。

（二）DNA 沉降技术

Streptavidin-agarose G 磁珠；生物素；蛋白质上样缓冲液。

（三）RNA 沉降技术

1. RNA 结构缓冲液 10mmol/L Tris-HCl（pH 7.0），0.1mol/L KCl，10mmol/L $MgCl_2$。

2. 核分离缓冲液 1.28mol/L 蔗糖，40mmol/L Tris-HCl（pH 7.5），20mmol/L $MgCl_2$，4% Triton X-100。

3. RIP 缓冲液 150mmol/L KCl，25mmol/L Tris-HCl（pH 7.4），0.5mmol/L DTT，0.5% NP40，1mmol/L PMSF 和蛋白酶抑制剂。

4. Northern Max 试剂盒。

5. 链霉亲和素琼脂糖珠。

三、实验流程

（一）GST 融合蛋白沉降技术

1. GST-a 融合蛋白的表达

（1）将目的蛋白与 GST 的重组质粒转化到 BL21 菌株中。

（2）挑取单克隆细胞集落至含有 5ml LB 培养基（加入 5μl 氨苄西林）的 10ml 试管中，于 37℃恒温振荡培养箱中培养过夜。

（3）将培养菌液转移到含有 500ml LB 培养基（含 500μl 氨苄）的 1L 锥形瓶中，37℃，200r/min 培养数小时。

（4）测定 OD_{600} 值达到 0.6 左右时，加入适当浓度的异丙基-β-D-硫代半乳糖苷（IPTG），在 20℃，200r/min 条件下培养 10～16h（诱导细菌内的蛋白质表达。通常需要进行预实验，以确定最佳 IPTG 浓度、诱导温度和时间）。

（5）诱导适当时间后，将菌液分次倒入 50ml 离心管中，4℃ 4000r/min 离心 10min，弃上清液，收集管底的菌体。

（6）在离心管中加入少量 PBS 重悬菌体，离心 5～10min 后弃去上清液，再按每 10ml 菌液沉淀 1ml PBS 的量加入相应的 PBS，涡旋振荡，使菌体沉淀充分溶解于 PBS 溶液中。

（7）用超声仪对置于冰浴中的混合菌体进行破碎。每次超声破碎 20s，间隔 30s（破碎时间、破碎次数和间隔时间可视具体情况调整）。

（8）将超声处理后的溶液 4℃ 4000r/min 离心 10min，上清液转移至新的离心管中，–80℃保存备用。

2. GST-a 融合蛋白的纯化

（1）在新鲜制备的裂解液上清液中加入适量体积 50% 谷胱甘肽琼脂糖凝胶 4B（Glutathione Sepharose 4B），4℃摇床上缓慢摇动 30～60min。

（2）4℃，4000r/min 离心 5min，弃去上清液，该 Sepharose 上结合了 GST-a 融合蛋白。

（3）加入 200μl 预冷的 PBS 溶液，轻晃悬浮珠子，将 Sepharose 4B 洗涤一次，4℃，4000r/min 离心 5min，弃去上清液，重复此步骤 3 次。

（4）最后一次用移液枪吸去珠子表面的液体（注意不要吸走珠子），即可获得结合 GST-a 融合蛋白的 Sepharose 4B。

3. 体外蛋白的结合

（1）将结合有 GST-a 融合蛋白的 Sepharose 4B 悬浮在适量体积的缓冲液中，加入 20μl 含有 b 蛋白的溶液，同时采用结合有 GST 蛋白的 Sepharose 4B 作为阴性对照，在摇床上晃动 4～8h（4℃）。

（2）4℃，4000r/min 离心 5min，弃去上清液。

（3）沿壁加入 200μl 预冷的缓冲液对 Sepharose 4B 进行洗涤。

（4）4℃，4000r/min 离心 5min，弃上清液，该步骤重复 3 次。

（5）吸干 Sepharose 4B 上面的液体后，加入 20μl 1× 蛋白电泳上样缓冲液，沸水浴 5min，放入 −20℃冰箱备用。

（6）通过 SDS-PAGE 和 Western blotting 进行检测。

（二）DNA 沉降技术

1. 生物素标记的 DNA 探针制备

（1）针对靶标区域设计特异性 DNA 探针，使用 PCR 法或末端标记法对探针进行脱硫生物素标记。

（2）标记的探针利用凝胶回收试剂盒纯化回收，并检测探针浓度。

2. 沉降

（1）预先混合 5μg 生物素标记的 DNA 和 500μg 核蛋白，置于冰上。

（2）取 100μl Streptavidin-agarose G 磁珠，用冰冷 PBS 洗一次，5000*g* 离心 30s。

（3）将 DNA 与蛋白质的混合物加到磁珠中，重悬磁珠。4℃孵育 1h。

（4）5000*g*，离心 30s，去除上清液，收集沉淀。

（5）用冰冷 PBS 洗磁珠三次，5000*g* 离心 1min，尽可能去除上清液，收集沉淀。

（6）加入 30μl 蛋白上样缓冲液，重悬沉淀，沸水煮 10min。

3. 蛋白质检测　通过 Western blotting 或质谱进行蛋白质检测。

（三）RNA 沉降技术

1. 生物素标记 RNA 制备　用生物素标记核苷酸混合物（Roche）在体外转录目标 RNA，用 RNase-free DNase Ⅰ处理，用 RNeasy Mini Kit 纯化。

2. 生物素-HRP Northern blotting 法证明所有 RNA 都被生物素化。

3. 将 3μg 生物素化 RNA 加热至 90℃ 2min，放在冰上 2min，加 RNA 结构缓冲液，然后转移到室温 20min，形成适当二级结构。

4. 用 6ml 核分离缓冲液重悬，冰上放置 20min（经常搅拌）。

5. 2500*g* 离心 15min 使细胞核成球。

6. 将核球重悬于 1ml RIP 缓冲液中，用匀浆机进行机械剪切。

7. 核膜和核碎片在 13 000r/min 离心 10min，沉淀。

8. 折叠后的 RNA 与 1mg 细胞核提取物在 RIP 缓冲液中混合，室温下孵育 1h。

9. 加入 60μl RIP 缓冲液洗过的链霉亲和素琼脂糖珠进行结合反应，室温孵育 1h。

10. 用 RIP 缓冲液在旋转柱中洗涤给合后的微珠 5 次，加入 50μl RIP 缓冲液重悬微珠，然后加入 10μl 蛋白上样缓冲液，沸水煮 10min，用标准 Western blotting 技术检测提取的蛋白。

四、注意事项

（一）GST 融合蛋白沉降技术

1. 载体的选择对融合蛋白有很大的影响，需要综合考虑表达融合蛋白的可溶性，能否被 IPTG

诱导表达，以及是否能够高质量表达。

2. 不同温度下融合蛋白存在的形式不一，诱导温度的选择对于蛋白质的表达也具有较大影响。从目前研究报道来看，获取可溶性蛋白的最佳诱导温度一般集中在 20～30℃。

3. 一般选择在细菌生长的对数期加入诱导物。加入诱导物后的诱导时间是根据诱导温度来确定的，一般诱导温度高，诱导表达的时间就较短；诱导温度低，诱导表达的时间就需要适当延长。

4. GST 标签可能会影响蛋白质的正确折叠。如果对融合蛋白进行质量控制，会使实验结果更加可信。例如，加入核磁共振、X 射线晶体分析等方法验证蛋白质结构有无变化。

5. 加入核酸酶的步骤十分必要。

（二）DNA 沉降技术

1. DNA 探针的设计要考虑其特异性和亲和性，确保与目标蛋白质有高度的结合效率。

2. 在洗涤步骤中，要避免过度洗涤，以防止特异性结合的蛋白质也被洗脱。

3. 选择适当的蛋白质分析方法，确保对结合的蛋白质进行准确的鉴定和定量。

（三）RNA 沉降技术

1. RNA 探针制作完成后需及时电泳检测，以免 RNA 降解影响结果。

2. 设计 RNA 沉降技术的探针一般先采用体外转录的方式获得目的 RNA 全长序列，再随机标记生物素（碱基 U 标记）。也可以对目的 RNA 全长做分段截短探针，或针对指定蛋白结合区域制备探针。

五、应用举例

例 1：广西医科大学肿瘤医院陈国忠教授团队在“清解化攻汤通过调节 circHipk3/miR-193a-5p/NLRP3 通路抑制胰腺腺泡细胞焦亡”的研究中，采用 CCK-8 法检测细胞活力，ELISA 法测定炎症介质的含量，qRT-PCR 检测 circRNA、miRNA 和 mRNA 的表达水平，Western blotting 检测蛋白质表达，采用 HE 染色及免疫组织化学和免疫荧光分析评估胰腺组织。在此基础上，采用沉淀技术和萤光素酶活性测定来确定 circHipk3、miR-193a-5p 和 NLRP3 的调控关系。结果表明：清解化攻汤通过 circHipk3/miR-193a-5p/NLRP3 通路发挥其抗急性胰腺炎的作用。

资料来源：Feng M，Qin B，Luo F，et al. Qingjie Huagong decoction inhibits pancreatic acinar cell pyroptosis by regulating circHipk3/miR-193a-5p/NLRP3 pathway[J]. Phytomedicine，2024，126: 155265.

例 2：上海中医药大学杨晓东、郑月娟教授团队在“WSB1/2 靶向染色质结合赖氨酸甲基化的 RelA 用于蛋白酶体降解和 NF-κB 终止”的研究中，采用 GST 融合蛋白沉降法检测 WSB1/2 是否与甲基化的 RelA 结合，发现 WSB1 或者 WSB2 与 RelA 的结合特异性依赖于 K314/315 的甲基化。利用 ChIP 评估 WSB2 对 NF-κB 靶基因启动子的募集情况，结果表明，在 TNF-α 刺激下，稳定表达的 WSB2 被招募到 WSB2 调控的 NF-κB 靶基因的启动子中，类似于 TNF-α 诱导的 Cul5 的招募。结合 RNA-seq、计算建模等技术，最终揭示了 WSB1/2 在降解与 DNA 结合的甲基化 RelA 和阻止 NF-κB 持续激活方面的新功能及其分子机制。

资料来源：Zhang J，Yu Y，Zou X，et al. WSB1/2 target chromatin-bound lysine-methylated RelA for proteasomal degradation and NF-κB termination[J]. Nucleic Acids Res，2024，52(9): 4969-4984.

（董　杨）

第十章　放射性标记技术

放射性免疫实验是以使用放射性核素为基本特征，通过放射性核素标记抗原或者抗体分子，测定放射性强度评价抗原-抗体反应情况，从而实现对待测物质的定性或者定量分析。放射免疫标记技术结合了同位素分析的高灵敏度与抗原-抗体反应特异性的优势，被广泛应用于微量蛋白质、激素、小分子药物及肿瘤标志物等的定性分析与定量测定。

早在20世纪50年代，雅洛（Yalow）和贝尔松（Berson）等偶然观察到 ^{131}I 标记的胰岛素与胰岛素抗体的结合与该体系中存在的非标记胰岛素的量呈一定的相关关系，从而创立了放射免疫分析（radioimmunoassay，RIA），开辟了医学生物学检测史上的新纪元，该法的建立对医学的发展起到了推动作用，使得人类能够简便、灵敏地检测各种微量的生物活性物质，彻底改变临床医学特别是内分泌诊断学的现状，Yalow因此于1977年荣获诺贝尔生理学或医学奖。随后埃金斯（Ekins）又报道了甲状腺激素的竞争性蛋白结合分析法。此类技术具有样品用量小、高敏感度（pg/ml）等优点，广泛用于激素、神经肽等测量方面。放射性标记技术常用于微量物质及半抗原，如神经肽、激素等的定量检测、细胞表面受体数量分析等方面。

放射免疫分析是一种放射性竞争结合分析（competitive radioactive binding assay），随后又相继建立了放射性非竞争结合分析（non-competitive radioactive binding assay），如免疫放射分析（immunoradiometric assay，IRMA）。此外，还有用于测定细胞表面受体的放射受体分析（radioreceptor assay，RRA）等。放射性标记技术具有灵敏度高、特异性强、重复性好、应用范围广（可用于激素、维生素、药物、肿瘤标志物、病原体、抗原或抗体的定量分析）、操作简便等优点，但也存在放射性污染和辐射危害、试剂盒有效期短、试剂成本较高、稳定性易受影响、灵敏度受方法本身限制、仪器费用昂贵等问题。本章将对放射免疫分析技术和免疫放射分析技术分节进行介绍。

第一节　放射免疫分析技术

一、实验原理

放射免疫分析（radioimmunoassay，RIA）用放射性核素标记小分子抗原为特征，让待检抗原和标记抗原竞争性结合限量特异性抗体，通过测定与抗体结合的标记抗原的放射性强度反映待检抗原的含量，属于经典的放射免疫标记技术。其基本原理是：当同位素标记的抗原（Ag^*）与待测抗原（Ag）竞争性结合有限的特异性抗体（Ab）时，由于 Ag^* 和Ab的量保持恒定，且 Ag^* 与Ag之和大于Ab分子上的有效结合点时，Ag^* 与Ag间存在逆函数关系。随着Ag量的增加，Ag-Ab复合物的生成量也增加，而 Ag^*-Ab复合物的形成量就相对减少。因此，以标准品管 Ag^*-Ab放射性强度（B）与标准管抗原量为零时 Ag^*-Ab放射性强度（B_0）的比值（B/B_0）为纵坐标，标准品管抗原浓度对数值为横坐标，即可绘制出标准曲线（图10-1）。然后检测待测管 B/B_0 值，就可从标准曲线中查出待测Ag的含量。

放射免疫分析首先要利用合适的同位素标记抗原，常用的同位素示踪物有 ^{125}I 和 ^{3}H，^{125}I 因其半衰期较短（约59天）而在免疫测定中广泛使用，^{3}H 因半衰期较长（约13年），只有在特殊的检测试剂中使用。制备高纯度与高活性的同位素标记物，需要有高纯度、良好免疫活性的抗原，而且标记后抗原的纯化应尽量采用温和的方法，否则标记过程中已受潜在性损伤的蛋白

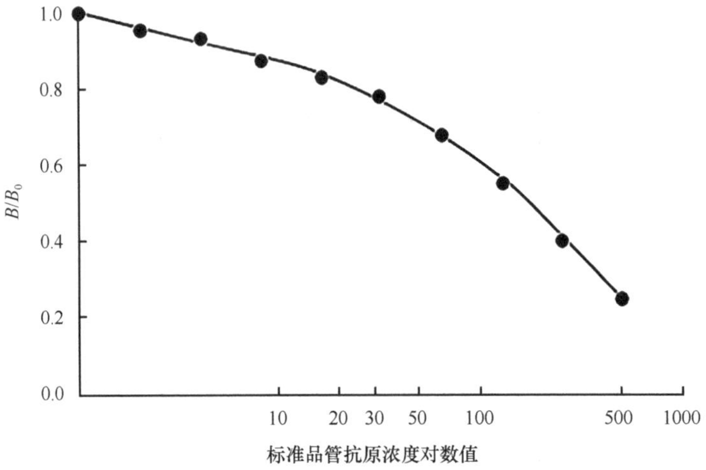

图 10-1　RIA 测定标准曲线

质，再经纯化影响会显著降低抗原活性，影响以后的免疫分析。常用的 ^{125}I 标记抗原的基本过程是通过氧化剂的作用，使碘化物（^{125}I$^-$）氧化成碘分子（$^{125}I_2$），再与多肽、蛋白质分子中的酪氨酸残基发生碘化反应。所以不管采用哪种放射性碘标记法，标记的化合物内部必须有碘原子可结合的化学基团，即结构上应含有酪氨酸残基或组氨酸残基。凡多肽及蛋白质抗原，在结构上含有上述基团，可直接用放射性碘进行标记，不含上述基团的多肽与蛋白质，必须连接上述基团后才能进行碘标记。因此，影响多肽及蛋白质碘化效率的因素，主要是多肽及蛋白质分子中的酪氨酸残基数量及它们在分子结构中的暴露程度；此外，碘化物的用量、反应条件（pH、温度、反应时间）及所用氧化剂的性质等对标记也有影响。因此，RIA 标记可分为直接标记法和间接标记法。

1. 直接标记法　主要用于标记肽类、蛋白质和酶，常用的方法包括氯胺 T 法和乳过氧化物酶标记法。其优点是反应体系简单，只有两种因子参与，使得结果判断相对简单；特异性强，与其他抗原交叉染色的情况较少；操作步骤较少，方法简便、省时。缺点：敏感性较差；一种标记抗体只能鉴定一种抗原；不能用于鉴定未知抗原。

2. 间接标记法　也称为连接标记法，主要用于标记甾体类化合物、环核苷酸、前列腺素等缺乏碘标记基团的小分子化合物。例如，通过引入 *N*-琥珀酰亚胺-3-［4 羟 5（^{125}I）碘苯］丙酸盐（NSHPP）作为间接标记试剂，其 *N*-琥珀酰亚胺基能够与蛋白质的游离氨基缩合，使含 ^{125}I 的苯基结合到蛋白质上，完成标记过程。

放射免疫分析属于非均相测定技术，当待测抗原，标记抗原及对应抗体充分反应后，需要将处于游离相的标记抗原与结合相的标记抗原分离后再加以测定。常用的分离方法包括：①吸附法：利用只能吸附小分子物质的表面活性物质（如经葡聚糖或 BSA 处理后的活性炭）将游离抗原吸附，而较大的 Ag-Ab 复合物（结合部分）被排除在外。经过离心后，活性炭和游离抗原一起沉降于试管底部，从而达到分离目的；②第二抗体法：利用第二抗体与第一抗原-抗体复合物结合，形成更大分子量的第二抗体-抗体-抗原网格复合物，经过离心后沉淀，可实现将复合物与游离抗原分开；③免疫分离剂法：此法将第二抗体附着于葡聚糖凝胶或纤维素载体上，其与反应体系中的第一抗原-抗体复合物结合，经孵育后再通过离心分离沉淀即可实现分离。此法优势是反应时间短，适合大样本分离。

下面以双抗体夹心法测人血清 AFP 的含量为例对 RIA 的操作进行具体说明。

二、实验材料

1. 待检人血清。
2. ^{125}I-AFP（商品试剂或自行制备）。
3. AFP 标准品浓度分别为 10ng/ml、20ng/ml、50ng/ml、100ng/ml、200ng/ml、400ng/ml。
4. AFP 抗体（第一抗体）。
5. 分离试剂 兔抗人球蛋白（第二抗体）和（或）聚乙二醇或药用炭。
6. 温育液等。
7. 微量加样器。
8. 13cm×78cm 聚苯乙烯管。
9. 37℃水浴箱。
10. 水平离心机。
11. γ 计数仪。
12. 加样器吸头等。

三、实验流程

（一）同位素标记 AFP 的制备

1. 取人血清甲胎蛋白（AFP）10μl、pH 7.5 0.05mol/L PBS 10μl、Na^{125}I 100μl（7.4×10^{7}Bq）加入试管底部，然后将新鲜配制的氯胺 T20μl（120μg）快速冲入。充分混合反应 1～2min，立即注入偏重亚硫酸钠溶液 160μl（240μg）终止反应，1min 后再加 KI 700μl 进行稀释。

2. 将全部反应液仔细滴加在葡聚糖 G50 凝胶柱上，用 2g/L BSA-PBS 洗脱，流速为 0.5ml/min，用自动样品收集器收集洗脱液，每管 1ml，测每管每分钟脉冲数（counts per minute，CPM）值。在直角坐标纸上，以试管序号为横轴，cpm 值为纵轴，绘制洗脱曲线。第一峰为标记抗原峰，第二峰为游离放射性碘峰。合并标记抗原峰各试管的洗脱液，加等量 10g/L 白蛋白作稳定剂，测定各质量参数。

（1）放射性纯度（抗原结合放射性占总放射性的百分率）应达 95% 以上。

（2）放射性比度（单位质量或摩尔标记抗原的放射性强度，Bq/g），该比值越高，试剂的敏感度越高。但应根据实验目的选择适当的放射性比度，如用于活细胞实验时，过高的放射性比度可能会造成细胞损伤而影响实验的结果。

（3）免疫活性（Ab-Ag* 的放射性占总放射性的百分率）应达 90% 以上。

（4）将鉴定好的标记抗原分装，冷冻保存备用。

（二）RIA 法检测 AFP

1. 配制试剂 恒温试剂盒，按照试剂商品说明书配制试剂，待其完全溶解后，摇匀。加入试剂和操作顺序见表 10-1。

2. 加温育液 在 5～6 号管各加温育液 200μl，7～8 号管各加入温育液 100μl。

3. 加 AFP 标准液 在 9～20 号管中分别加入不同浓度的 AFP 标准液各 100μl。

4. 加待检血清 21 号管及之后的各管分别加待检血清各 100μl。

5. 加 ^{125}I-AFP 液 各管（1～2 号管除外）加入 ^{125}I-AFP 液 100μl，混匀。

6. 加 AFP 抗体 零标准管、标准管和待测管分别加入 AFP 抗体各 100μl，充分混匀，置于 37℃水浴 2～3h。

7. 加分离试剂 各管（除 BKG、T 管）均加入分离试剂 500μl，充分混匀，置于 37℃水浴 30min。

8. 离心 充分混匀后，在水平离心机上 3500r/min 离心 20min，立即吸去上清液。

9. γ 计数仪测定 测定各管的 cpm 值。

10. 结果计算

（1）结果计算方法

B/B_0(%) = [标准管（或待测管）cpm – 非特异管 cpm] ÷（零标准管 cpm – 非特异管 cpm）×100%

（2）制作曲线并记录结果：在半对数坐标纸上，以 B/B_0（%）为纵坐标，浓度的对数为横坐标作图，得一反“S”曲线。正常参考值：血清中 AFP ＜ 20ng/ml。

表 10-1 RIA 检测 AFP 操作顺序 单位：μl

	标准曲线					
	本底（BKG）	总计数管（T）	非特异管（NSB）	零标准管（B_0）	标准管（S）	待测管（B）
	1～2 管	3～4 管	5～6 管	7～8 管	9～20 管	21 管～
温育液	—	—	200	100	—	—
AFP 标准液	—	—	—	—	100	—
待检血清	—	—	—	—	—	100
^{125}I-AFP	—	100	100	100	100	100
AFP 抗体	—	—	—	100	100	100
充分混匀，置于 37℃水浴 2～3h						
分离试剂	—	—	500	500	500	500
充分混匀，置于 37℃水浴 30min						

四、注意事项

1. RIA 测定 AFP 的范围为 0～400ng/ml，最敏感段为 0～100ng/ml。因此受检血清中 AFP 值高于 400ng/ml 时，需进行稀释，稀释的浓度最好在 100ng/ml 范围内。

2. 分离试剂（第二抗体）加入反应管温育后，必须用肉眼检查，反应液呈明显絮状沉淀时，才能进行离心分离。否则必须延长温育时间，或增加第二抗体量。

3. 作 AFP 标准曲线测定时，AFP 0ng/ml 的脉冲数与 AFP 400ng/ml 的脉冲数的比值要大于 3.0，此时曲线敏感性和准确性较高。

4. 严重溶血标本不能用；血脂会使结果偏高，所以宜空腹采血。

5. 操作过程应做好自身防护措施，实验废弃物应按国家有关规定存放或处理。

五、应用举例

例 1：黑龙江中医药大学附属第二医院的陈巍研究团队在“中药贴膜对兔膝骨性关节炎关节液中 IL-1、IL-6、TNF-α、HA 含量水平的影响”的研究中，通过建立兔右膝关节骨性关节炎模型，分别设立医用橡皮膏外敷组、中药粉外敷组、玻璃酸钠关节内注射组、中药贴膜外敷治疗组。经过治疗后，采用 ELISA 法测定动物右膝关节液细胞因子 IL-1、IL-6、TNF-α 的含量；放射免疫分析法测定动物右膝关节液透明质酸（HA）的含量变化。结果显示，中药治疗组动物模型关节液中 IL-1、IL-6、TNF-α、HA 含量水平较之模型对照组均有明显改善。上述结果显示了放射免疫分析法及 ELISA 法在测定关节炎相关微量指标方面的重要应用价值。

资料来源：徐英杰，尹羽薇，付新，等. 中药贴膜对兔膝骨性关节炎关节液中 IL-1、IL-6、TNF-α、HA 含量水平的影响 [J]. 中医药学报，2021，49(02): 27-32.

例 2：中国中医科学院中药研究所崔晓兰研究团队在“抗抑郁新药——参味宁郁片对大鼠慢

性应激模型及小鼠悬尾模型的抗抑郁作用”的研究中，建立大鼠慢性应激模型，通过体重变化、糖水实验、自发活动开场实验测试，观察给药大鼠相应指标的评分变化；采用放射免疫测定法检测相关激素水平。结果显示，中药低剂量组在糖水实验、水平及垂直运动评分与模型组比较差异均有显著改善。中药3个剂量组均可有效降低慢性应激模型大鼠促肾上腺皮质激素释放因子的含量，低剂量组可显著降低模型大鼠的促肾上腺皮质激素水平。上述结果显示了放射免疫分析法在测定激素水平方面的重要应用价值。

资料来源：王雅欣，郭姗姗，高英杰，等. 抗抑郁新药——参味宁郁片对大鼠慢性应激模型及小鼠悬尾模型的抗抑郁作用研究 [J]. 世界中医药，2021，16(22): 3326-3330.

第二节　免疫放射分析技术

一、实验原理

免疫放射分析（immunoradiometric assay，IRMA）的基本原理是用放射性同位素标记抗体，测定相应抗原，标记抗体与抗原结合产物的放射强度与抗原浓度成正比，因而灵敏度较RIA法更高。随着单克隆技术的发展，IRMA检测普遍采用了单克隆抗体，具有较高的特异性，并利用固相支持物，建立起固相IRMA检测方法，简化了操作过程。其基本原理是：将单克隆抗体与乳胶颗粒或聚苯乙烯塑料（试管）偶联，然后加入抗原。由于单克隆抗体稍许过量，因此可与抗原完全结合，并决定了反应的特异性；在反应结合完成后，将未结合抗原洗去，再加入^{125}I标记的抗原特异性抗体（Ab_2^*），与结合在单克隆抗体上的抗原反应，形成单克隆抗体-抗原-Ab_2^*复合物，在反应结束后，洗去未结合的Ab_2^*，测定结合于固相支持物上的单克隆抗体-抗原-Ab_2^*复合物的放射性强度，根据标准曲线即可得知待测样品中抗原的含量。IRMA是目前最常用的体外分析技术之一，具有敏感性高、特异性强、标记物稳定、容易标记、结果稳定等优点。但其也有抗体用量偏多，而且抗体的特异性纯化较难等缺点。

IRMA根据检测过程的操作步骤不同，有以下几种类型。

1. 直接IRMA法　将待测抗原与过量的标记抗体进行温育，使二者结合，然后加入固相抗原免疫吸附剂再次温育，吸附游离的标记抗体。离心去除沉淀物，测定上清液中放射性强度，根据标准曲线即可得知待测样品中抗原的含量。

2. 双抗体夹心IRMA法　在待测抗原内依次加入固相抗体和标记抗体，反应后形成固相抗体（Ab_1）-抗原-标记抗体（Ab_2）复合物，洗涤去除游离的标记抗体，测定固相抗体或载体上免疫复合物的放射性强度，根据标准曲线即可得知待测样品中抗原的含量。此法仅用于检测有多个决定簇的多肽和蛋白质抗原。此法是最为常用的IRMA检测方法。

3. 间接IRMA法　在上述双抗体夹心法的基础上，进一步改良为用核素标记Ab_2的抗体（羊抗兔或抗鼠的IgG），反应后形成固相抗体（Ab_1）-抗原-Ab_2-$^*Ab_3$（标记抗抗体）的四重免疫复合物。其中，Ab_3可作为通用试剂，省去标记针对不同抗原的特异性抗体。

4. BSA-IRMA法　是将生物素-亲和素系统（biotin-avidin-system，BAS）引入IRMA而建立的新一代IRMA。此法最大的优点是使用生物素化抗体和以放射性核素标记亲和素为示踪剂，可以通用于甾体类、前列腺素等小分子物质的检测。1个抗体分子可标记数十个生物素分子，而每个亲和素又可与4个生物素分子结合，从而产生多级放大效应。同时生物素与亲和素之间的亲和力要比抗原抗体间的亲和力大10万～100万倍，二者结合极为稳定，因此，其灵敏度、特异性和精密度都大大提高。目前一些超灵敏度的IRMA分析试剂盒就是应用上述原理制成的。

下面以双抗体夹心法测人血清胰岛素（INS）的含量为例对IRMA分析的操作进行具体说明。

二、实验材料

1. ^{125}I 标记抗胰岛素单克隆抗体（^{125}I-INS McAb）。
2. INS McAb 包被管。
3. 标准抗原。
4. 待测血清标本。
5. **包被缓冲液** 0.1mol/L，pH 9.5 的碳酸盐缓冲液。
6. **封闭液** 含 1% BSA 的 0.05mol/L，pH 7.4 的磷酸缓冲液。
7. **标记抗体稀释液** 含 0.2% BSA 的 0.05mol/L，pH 7.4 的磷酸盐缓冲液。
8. **洗涤液** 0.02mol/L，pH 7.4 的磷酸盐缓冲液。
9. 胎牛血清。
10. γ 计数仪。
11. 低温离心机。
12. 微量加样器。
13. 加样枪吸头。
14. 坐标纸等。

三、实验流程

1. **标记物制备** ^{125}I-INS McAb 标记物的制备（用氯胺 T 法标记，高效液相色谱柱分离纯化）。

2. **固相抗体的制备** 用包被缓冲液将 INS McAb 稀释成 5mg/L，加入聚苯乙烯六角试管中，200μl/管，置 4℃过夜。次日倾去包被液，以 500μl/管加封闭液，37℃封闭 1h。弃去封闭液，自然晾干。

3. **胰岛素标准品的配制** 胎牛血清 56℃灭活 4h，3000r/min 离心 20min 后，取上清液进行标准品配制。将不同量的胰岛素加入到灭活后的胎牛血清中，配制胰岛素浓度分别为 5mIU/L、10mIU/L、20mIU/L、40mIU/L、80mIU/L、160mIU/L 的标准品，用胰岛素放射免疫分析试剂盒校正该标准品的浓度。校正好的标准品以 0.5ml 分装，冻干，于 2～8℃保存。

4. **胰岛素免疫放射分析** 在已包被抗体的包被管中（总 T 管除外）加入 100μl 胰岛素标准品和待测血清样品、100μl ^{125}I-INS McAb，混匀，37℃反应 3h。弃反应液，用洗涤液洗 3 次（每次 500μl 洗涤液），用吸水纸吸干管口残液，用 γ 计数仪测量包被管的放射性计数。以胰岛素浓度（mIU/L）为横坐标，各标准点的结合率（B/T）为纵坐标，在双对数坐标纸上绘制标准曲线。根据样品的 B/T，从标准曲线上查出相应的胰岛素浓度，或者使用仪器内的计算程序直接获得样品中胰岛素浓度。

四、注意事项

1. 实验时将试剂盒从冰箱中取出，室温下放置 30min 后方可使用。
2. 一定要严格按照试剂盒中的说明书进行规范操作。
3. 为了避免胰岛素对抗体测定的影响，采血应选择在早晨注射胰岛素之前。
4. 严重溶血标本不能用；血脂会使结果偏高，所以宜空腹采血。
5. 操作过程应搞好自身防护措施，实验废弃物应按国家有关规定存放或处理。

五、应用举例

例 1：云南省肿瘤医院乳腺科聂建云医生团队在“参芪扶正注射液配合化疗对Ⅳ期乳腺癌患者

血清 CA153 水平及免疫细胞活性的影响”的研究中，用免疫放射分析法检测患者血清 CA153 水平，用流式细胞术检测 T 细胞亚群和 NK 细胞活性。结果发现，参芪扶正注射液治疗组（中药 + 西药）较之对照组（西药）血清 CA153 下降幅度更大，且参芪扶正注射液治疗组免疫细胞活性也比对照组更强。上述结果显示了放射免疫分析法在评价中药治疗肿瘤相关指标方面的应用价值。

资料来源：聂建云，邹天宁，张勇，等 . 参芪扶正注射液配合化疗对Ⅳ期乳腺癌患者血清 CA153 水平及免疫细胞活性的影响 [J]. 实用肿瘤杂志，2005，20(5): 452-453.

例 2：杭州市红十字会医院沈岚医生在“活血化瘀清热法治疗子宫内膜异位症 56 例”的研究中，采用固相双位点免疫放射分析法检测患者治疗前后月经周期同时期血清 CA125 含量。结果显示，接受 CA125 检测的 36 例患者中治疗前血清 CA125 含量增高者有 19 例，而经中药治疗后这些患者血清 CA125 含量明显下降，有显著性差异。上述结果显示了放射免疫分析法在检测中医治疗子宫内膜异位症相关指标方面的应用价值。

资料来源：沈岚 . 活血化瘀清热法治疗子宫内膜异位症 56 例 [J]. 江苏中医，1998，19 (3): 10.

第三节　放射受体分析的原理简介

放射受体分析技术主要用于细胞表面受体及亲和力测定。其基本原理是：以放射性核素标记配体，与对应受体结合，再根据需要加入非标记配体阻断标记配体与受体结合，根据配体与受体形成复合物的多少，可以计算得到细胞表面相应受体数量及亲和力的大小。由于配体和受体的结合与抗原抗体的结合类似，主要依赖物理作用力，因此也是一种可逆反应。在反应体系中，如果标记配体与非标记配体能够竞争性与受体结合，也就是当标记配体与受体浓度一定时，增加非标记配体，则标记配体与受体结合率随之下降，据此就可绘制出竞争抑制曲线，从而证明该配体和受体的结合是具有特异性的，而如果非标记配体不能完全阻断标记配体与受体的结合，则说明体系中存在非特异结合，如该配体可能与一些其他膜蛋白发生吸附（图 10-2）。

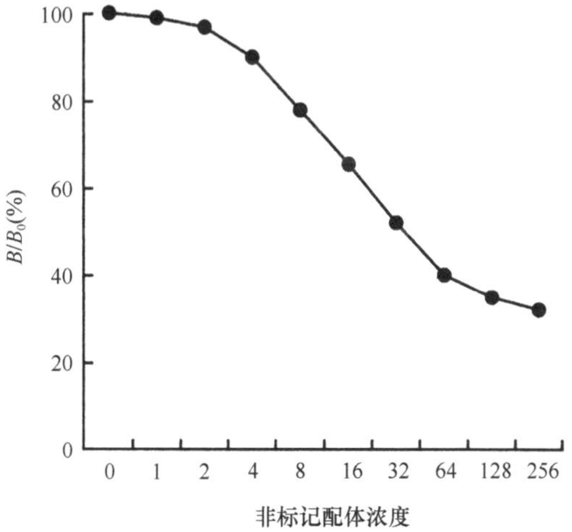

图 10-2　受体测定的竞争抑制曲线

B_0：非标记配体为零时的标记配体结合量；B：非标记配体非零时的标记配体结合量

基于上述原理，将一系列浓度的标记配体与受体反应，同时另设一组，在每个浓度的标记配体反应管中加入过量（一般为标记配体量的几百倍）的非标记配体，同时另设一组不加非标记配体的反应管，该反应管标记配体与受体复合物的形成量，即为最大结合量（T），而加入过量非标记配体反应管虽然可以几乎完全阻断标记配体与受体的特异性结合，但不能阻断非特异性结合。因此，此时测得的处于结合相的标记配体放射性强度属于非特异性吸附（N）。于是将 T 和 N 相减，可以得到标记配体与受体特异性结合的量 B（$B=T-N$）。将 B 除以比放射性（放射性比度），就可以推算反应体系中受体的含量了。此外，将前述每一不同浓度管的标记配体对应的 *B* 与该浓度下处于未结合状态的游离标记配体浓度（*F*）的比值作为纵坐标（*B*/*F*），处于结合相的标记配体摩尔浓度为横坐标，可以绘制曲线图，即斯卡查德（Scatchard）作图（图 10-3）。如该曲线为一直线，则配体与受体的解离常数（K_D）就等于该直线斜率的负倒数，而 K_D 值就反映了配体与受体亲和力的大小。

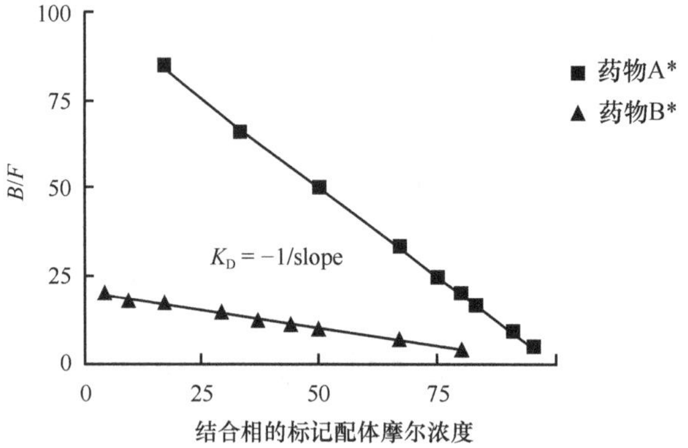

图 10-3　激活受体的 Scatchard 作图分析

（黄　燕）

第十一章　免疫细胞分离与纯化技术

免疫细胞的分离与纯化是体外分析免疫细胞功能状态的基础。免疫细胞包括 T/B 淋巴细胞、树突状细胞、单核/巨噬细胞、粒细胞、肥大细胞等。各种免疫细胞分工与协作，共同完成免疫应答及其调控，因此，免疫细胞的分离及其功能测定对于了解其在免疫应答中的作用及相互关系有着重要意义。免疫细胞分离的方法有很多，主要是根据细胞的理化性状、功能，以及细胞表面标志等的差异而设计的。

第一节　外周血中单个核细胞的分离与纯化

一、实验原理

在外周血细胞中，存在一类参与机体免疫应答与调控相关的细胞，统称为外周血单个核细胞（peripheral blood mononuclear cell，PBMC），其是外周血中具有单个核的细胞，包含淋巴细胞和单核细胞。由于单个核细胞的体积、形态和相对密度与其他外周血细胞不同（红细胞和多核白细胞的相对密度在 1.092 左右，单个核细胞的相对密度为 1.075～1.090，血小板为 1.030～1.035）。因此，利用一种介于 1.075～1.092 之间而近于等渗的溶液（密度梯度分离液或分层液）做密度梯度离心，使一定密度的细胞按相应密度梯度分布，可将各种血细胞与单个核细胞分离。

常用的密度梯度离心液为聚蔗糖-泛影葡胺（Ficoll-hypaque），分离人 PBMC 的分层液是相对密度为（1.077 ± 0.001）kg/L 的 Ficoll-hypaque 分层液。一般来说，单个核细胞密集在血浆层和分层液之中，呈白膜状，即白膜层（密度 1.067～1.090）；红细胞和粒细胞位于离心管下层（密度 1.092～1.093）。在离心后，可以通过吸取白膜层细胞获得单个核细胞，进一步反复进行密度梯度离心和洗涤，可以获得高纯度的单个核细胞。这种分离方法简单、快速、对细胞损伤小，是常用的外周血单个核细胞分离方法之一。

二、实验材料

刻度离心管、吸管、试管、橡皮乳头、离心机、PBS、抗凝剂（如：EDTA、枸橼酸钠、肝素等）、淋巴细胞分离液。

三、实验流程

1. 取 3～5ml 新鲜抗凝全血（EDTA、枸橼酸钠或肝素抗凝均可），用等体积 PBS 将抗凝血稀释一倍。

2. 在离心管中加入等体积淋巴细胞分离液，将稀释后的血液平铺到淋巴细胞分离液液面上方，注意保持两液面界面清晰。

说明：可以使用巴氏德吸管吸取血液，然后将血液小心地平铺于分离液上，因为两者的密度差异，将形成明显的分层界面。

3. 室温，水平转子 500～1000*g*，离心 20～30min。

4. 离心后将出现明显的分层，如图 11-1 所示：最上层是稀释的血浆层，中间是透明的分离液层，血浆与分离液之间的白膜层即为单个核细胞层，离心管底部是红细胞与粒细胞。

5. 小心吸取白膜层细胞到 15ml 洁净的离心管中，取 10ml PBS 洗涤白膜层细胞。250*g*，离心

10min。

6. 弃上清液，取 5ml 的 PBS 重悬细胞，250g，离心 10min。

7. 重复步骤 6。

8. 弃上清液，细胞重悬备用。

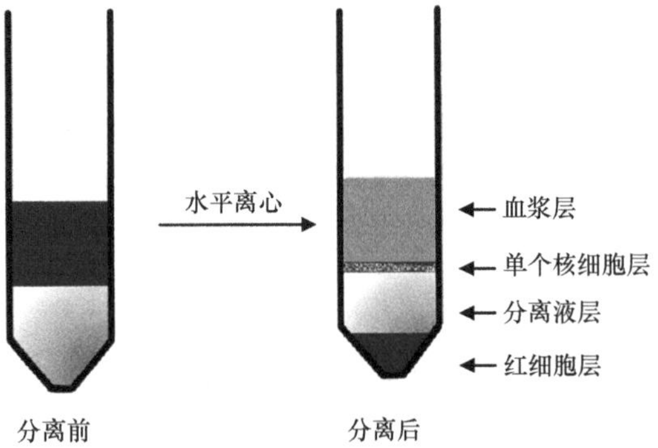

图 11-1　抗凝全血离心分层示意图

四、注意事项

1. 上述操作过程均在无菌条件下进行，避免微生物污染。

2. 分离液使用时应始终保持室温（18 ～25℃），如室内温度较低，需将分离液预热。在 4℃或者是温度较低的条件下离心，可能会导致白膜层中红细胞污染加重。

3. 血液样本最好为新鲜抗凝血（采血 2h 以内），为保持单个核细胞的活性，应避免冷冻和冷藏。

4. 稀释血液或洗涤细胞，不可使用含 Ca^{2+}、Ag^{+} 的缓冲液及培养液，其成分会导致血细胞凝集，降低细胞得率及纯度。

5. 部分塑料制品（如聚苯乙烯）因带有静电作用，可能会导致细胞挂壁，影响分离效果。

6. 血液样本的黏稠度或者是温度差异，可能会影响分离效果，可以调节离心转数和离心时间，获得最佳的分离条件。

7. 吸取过多的单个核细胞层及分离液层会导致分离液交界处的粒细胞被吸出，可能导致混杂的粒细胞数量增加；吸取过多的血浆层可能导致单个核细胞中血浆蛋白及血小板污染。

8. 如果要进一步对分离的细胞进行培养，在收集血液和分离过程中，注意无菌操作，避免微生物污染。

五、应用举例

浙江大学医学院附属邵逸夫医院骨科赵凤东教授团队进行“Sigma-1 receptor attenuates osteoclastogenesis by promoting ER-associated degradation of SERCA2” 研究，应用 IF、IHC、Western blotting 技术，在稳态和卵巢切除术条件下，研究 Sigmar-1 缺失对骨量的影响，并从健康供体中提取 PBMC，用人巨噬细胞集落刺激因子（macrophage colony-stimulating factor，M-CSF）和人 NK-κB 受体激活蛋白配体（receptor activator for nuclear factor-κB ligand，RANKL）刺激这些细胞形成破骨细胞，进一步证明了 Sigmar-1 是破骨细胞形成的负调控因子，二甲啡烷激活 Sigmar-1 可能是一种潜在的骨质疏松症临床治疗方法。基于免疫沉淀-质谱（IP-MS）和免疫共沉淀（co-IP）测定，鉴定 SERCA2 与 Sigmar-1 相互作用，结果表明：Sigmar-1 通过 Hrd1/Sel1L 依赖性内质网相关降解（ERAD）促进 SERCA2 降解。

资料来源：Wei X，Zheng Z，Feng Z，et al. Sigma-1 receptor attenuates osteoclastogenesis by promoting ER-associated degradation of SERCA2[J]. EMBO Mol Med，2022，14(7): e15373.

第二节　外周血 T 淋巴细胞分离与纯化

一、E 花环沉降分离法

（一）实验原理

人 T 淋巴细胞表面有能与绵羊红细胞（sheep red blood cell，SRBC）表面糖肽结合的 CD2（又称 LFA-2 或绵羊红细胞受体或 E 受体）分子。将淋巴细胞在体外与 SRBC 共同孵育，T 细胞表面的 CD2 分子与 SRBC 结合而形成光镜可见的玫瑰环样细胞团，即 E-花环，该实验称为 E-花环形成实验。根据花环形成的多少，可测知 T 细胞的数目，从而间接了解机体细胞免疫的功能状态，判断疾病的预后，评估药物疗效等。

（二）实验材料

1. 肝素抗凝血 2ml。

2. 聚蔗糖-泛影葡胺分层液。

3. pH7.2～7.4 Hanks 液。

4. 瑞氏染色液。

5. 0.8% 戊二醛溶液（用 Hank's 液将戊二醛配成 0.8%，然后用 1mol/L NaOH 将 pH 调至 7.2～7.4）。

6. 灭活小牛血清（小牛血清经 56℃、30min 灭活）。

7. 制备 1% SRBC 悬液（无菌脱纤维的绵羊静脉血 100ml 加 Alsever 保存液 50ml，置于 4℃冰箱中保存，一般不宜超过 2 周。用前以 Hanks 液洗 3 次，1500r/min 离心 10min，弃上清液，将压积红细胞用 Hanks 液配成 1 %SRBC 悬液，细胞浓度约为 8×10^7 个/ml）。

8. 水平离心机、37℃温箱、显微镜。

（三）实验流程

1. 用聚蔗糖-泛影葡胺分层液密度梯度离心法分离淋巴细胞，计数后，用 Hanks 液配成 1×10^7 个/ml 淋巴细胞悬液。

2. 取 0.1ml 淋巴细胞悬液，加入 0.1ml 1% SRBC 及 0.05ml 灭活小牛血清，混匀。

3. 37℃静置 5min，500r/min 低速离心 5min 后，放入冰箱，2h 或过夜。

4. 取出试管，弃上清液，加 0.8% 戊二醛溶液 1 滴，轻轻旋转混匀，置于 4℃冰箱中固定 15min。

5. 取出后，轻轻旋转试管，使沉淀细胞重新悬浮；取 1 滴涂片，自然干燥后，用瑞氏染色液染色，高倍镜下观察。

说明：凡能结合 3 个 SRBC 者即为 E-花环阳性细胞。计数 200 个淋巴细胞，算出花环形成细胞百分率。

（四）注意事项

1. SRBC 最好是新鲜的，一般采血后保存在 Alsever 保存液中，2 周内可以使用，超过 2 周 SRBC 与淋巴细胞的结合能力下降。

2. 从采血到测定，不得超过 4h，若用分离的淋巴细胞，放置时间也不得超过 4h，否则 SRBC 受体会自行脱落。

3. 计数前应将沉于管底的细胞予以重悬，但只宜轻缓旋转试管，使细胞团块松开即可，不能用力过猛或强力吹打，否则花环会消失或减少。

4. 要求全部试验在室温（16～23℃）中进行。

（五）应用举例

威尔士大学医学院 R.H. Whitehead 团队在研究论文“T and B lymphocytes in breast cancer stage relationship and abrogation of T-lymphocyte depression by enzyme treatment in vitro”中，利用 E-花环实验测量了 100 名女性（71 名乳腺癌患者和 29 名对照）外周血的 B 淋巴细胞和 T 淋巴细胞数量。与对照组（健康女性或良性乳腺疾病患者）相比，除局部晚期（3 期）疾病外，乳腺癌所有阶段的 T 细胞百分比均存在显著的下降，低 T 细胞水平在体外与木瓜蛋白酶孵育后恢复正常，但在将治疗过的淋巴细胞重悬于自体（癌症）血清中后再次下降。结果表明，T 细胞抑制是由于某些 T 淋巴细胞表面的掩蔽因子，该因子也存在于癌症患者的血清中，并且可以通过酶消化去除。

资料来源：Whitehead RH，Thatcher J，Teasdale C，et al. T and B lymphocytes in breast cancer stage relationship and abrogation of T-lymphocyte depression by enzyme treatment in vitro[J]. Lancet，1976，1(7955): 330-333.

二、尼龙纤维黏附分离法

（一）实验原理

B 淋巴细胞、单核/巨噬细胞和粒细胞等是具有抗原呈递能力和黏附能力的白细胞，在 37℃的环境内均可非特异性地黏附在尼龙毛（Nylon Wool，聚酰胺纤维）上，而 T 淋巴细胞则不能黏附。根据此原理，将外周血单个核细胞通过尼龙毛柱，即可得到纯化的 T 淋巴细胞。

（二）实验材料

1. 尼龙毛柱（Nylon Wool Fiber）。

2. 烧杯、铝箔、漏斗、一次性手套、离心机等。

3. 装填尼龙毛柱，一次性注射器。

4. 单个核细胞层（取自然沉降的上层血浆，过聚蔗糖-泛影葡胺分层液后，获取的血浆和分层液之间的白膜层）。

5. RPMI 1640+10%FCS 培养基、生理盐水。

（三）实验流程

1. 尼龙毛的清洗与干燥

（1）戴上已经洗去滑石粉的一次性手套，将尼龙毛（1 包或 2 包，每包 35g）放入烧杯中，加入蒸馏水或去离子水，用铝箔盖上烧杯并煮沸约 10min。

（2）冷却至常温，倒入漏斗内，使水滴干。

（3）重复（1）（2）步骤 6 次。

（4）将尼龙毛摊在铺有纱布的方盘内，置于 37℃温箱中干燥 2～3 天后，贮藏在带盖的方盘内。

2. 装尼龙毛柱

（1）取 50ml 玻璃注射器，拔去注射芯，在注射器头上套一段带夹子的胶管。

（2）将尼龙毛梳理，并适当折叠，以适应注射器的直径。将折叠好的尼龙毛填入注射器内，约 20ml 的体积。

（3）将填好尼龙毛的注射器连同注射器芯一起包好，高压灭菌。

3. 细胞分离

（1）将注射器固定在支架上，倒入 37℃的细胞培养液，关闭注射器下口一定时间，然后打开下口，放掉细胞培养液，以清洗尼龙毛。

（2）将要分离的细胞液用预先加温的培养液稀释成适当的浓度，约 5×10^7 个细胞/ml。

（3）将细胞液倒入注射器内，使之没过尼龙毛柱。盖上注射器，于 37℃温育 45min 至 1h。

（4）打开下口，缓慢放流（1 滴/分钟），收集于离心管中。

（5）离心，即获得所需的 T 淋巴细胞。

（6）关闭注射器下口，于注射器内加入 0.85% 冰冷生理盐水，振荡，并套上注射器芯，打开下口，使劲推出注射器内液体，即获得黏附于尼龙毛上的 B 淋巴细胞、浆细胞、巨噬细胞等。

（四）注意事项

1. 此种分离法，T 淋巴细胞也常有一部分被吸附，吸附的多少与尼龙毛的质量有关，与装柱的松紧也有关系。

2. 此法的 T 淋巴细胞的回收率为 20%～30%。

3. 用过的尼龙毛可回收，以盐水洗涤，然后浸入 0.1mol/L 的 HCl 中过夜，然后再同前法清洗。

（五）应用举例

罗马尼亚细胞生物学和病理学研究所的亚历山德里娜·布尔拉库（Alexandrina Burlacu）教授团队在研究论文“A procedure for in vitro evaluation of the immunosuppressive effect of mouse mesenchymal stem cells on activated T cell proliferation”中，使用尼龙纤维黏附法从脾细胞中富集 T 淋巴细胞并结合流式细胞术检测富集的 T 细胞纯度，将荧光染料 CFSE 标记的 T 细胞与辐照的间充质干细胞（mesenchymal stem cell，MSC）共培养，使用流式细胞术检测在 MSC 存在下 T 细胞增殖情况，结果发现，MSC 对体外和体内 T 细胞增殖具有显著抑制作用，支持 MSC 作为治疗自身免疫性疾病、移植物抗宿主病和同种异体移植排斥反应的合适候选药物。

资 料 来 源：Marinescu CI，Preda MB，Burlacu A. A procedure for in vitro evaluation of the immunosuppressive effect of mouse mesenchymal stem cells on activated T cell proliferation[J]. Stem Cell Res Ther，2021，12(1): 319.

三、免疫磁珠分离法

（一）实验原理

将特异性抗 T 淋巴细胞单克隆抗体（人为抗 CD3，小鼠为抗 Thy1）与磁珠交联，形成免疫磁珠（immunomagnetic bead）与外周血单个核细胞（PBMC）中的 T 淋巴细胞结合，在磁场中结合了 T 细胞的磁珠被固定，而未结合磁珠的细胞则被洗脱下来，然后再将 T 细胞洗脱收集。

（二）实验材料

1. 包被羊抗鼠 IgG 免疫磁珠。

2. 鼠抗人 CD3 单克隆抗体。

3. 人淋巴细胞分离液、生理盐水、锥虫蓝染料。

4. 高梯度磁性细胞分离器。

5. 人外周血。

6. 离心管、离心机、显微镜、改良牛鲍氏计数板。

（三）实验流程

1. 细胞悬液制备 人外周血用肝素钠（10 μg/ml）抗凝，用等量生理盐水稀释，在另一试管底部加入人淋巴细胞分离液，由上方缓慢加入 2 倍体积人外周血，2000*g* 水平离心 40min，吸取淋巴细胞悬液，生理盐水冲洗并制备 1×10^{7}/ml 细胞悬液 5ml。

2. 免疫磁珠分离 细胞悬液于 4℃孵育 15min，加鼠抗人 CD3 单克隆抗体，于 4℃孵育 60min，用 1×PBS 冲洗，去上清液，加入包被羊抗鼠 IgG 免疫磁珠，置于 4℃孵育 60min，每 10min 轻轻振荡一次，用 1×PBS 冲洗并稀释。将细胞悬液注入填有不锈钢毛的特制试管中，放入高梯度磁性细胞分离器进行分离纯化。在强磁场作用下，结合磁珠的细胞不能通过分离器，未结合磁珠的细胞将顺利从分离器中流出。

3. 洗涤细胞 将未结合的细胞和杂质用 1×PBS 洗涤掉，提高分离效果。

4. 收集细胞 将分离出的目标细胞从磁性柱子上洗脱下来，收集到适当的容器中。

5. T 细胞定性定量检测 将分离所得的细胞，采用免疫组织化学 ABC 法计数，锥虫蓝染色检测细胞活性。

（四）注意事项

1. 实验玻璃器皿应该洁净。如果制备的单个核细胞悬液用于细胞培养时，上述操作过程都要在无菌条件下进行，相关器材、试剂都应为无菌。

2. 在分离过程中要尽量减少细胞的死亡，分离完成后，应立即对细胞进行鉴定，以确定分离效果。

3. 免疫磁珠法分离 T 淋巴细胞时，应根据具体情况调整磁珠的浓度、磁场的强度和分离时间等参数，以达到最佳的分离效果。

4. 在操作过程中要严格控制实验条件，避免交叉污染和误差的产生。

5. 在洗涤和分离细胞时要轻柔操作，避免对细胞造成损伤。

（五）应用举例

山西白求恩医院马丹教授团队在研究论文“Immunomodulatory effects of umbilical mesenchymal stem cell-derived exosomes on $CD4^+$ T cells in patients with primary Sjögren’s syndrome”中，应用免疫磁珠分离 $CD4^+$T 细胞，结合流式细胞术检测淋巴细胞亚群，$CD4^+$T 细胞用 2% 乙酸铀和柠檬酸铅染色，并利用透射电子显微镜检测自噬体、采用 Western blotting 或 RT-qPCR 检测自噬相关蛋白和基因。结果发现，原发性干燥综合征（primary Sjögren’s syndrome，PSS）患者的外周血 $CD4^+$T 细胞减少，与疾病活动呈负相关，人脐带间充质干细胞来源的外泌体（human umbilical cord mesenchymal stem cell-derived exosomes，UCMSC-Exos）抑制 PSS 患者 $CD4^+$T 细胞过度增殖和凋亡，阻断其 G_0/G_1 期，抑制其进入 S 期，降低 Th17 细胞比例，升高 Treg 比值，抑制 IFN-γ、TNF-α、IL-6、IL-17A 和 IL-17F 分泌，促进 IL-10 和 TGF-β 分泌。结果提示，UCMSC-Exos 降低了 pSS 患者外周血 $CD4^+$T 细胞的自噬水平。

资料来源：Ma D，Wu Z，Zhao X，et al. Immunomodulatory effects of umbilical mesenchymal stem cell-derived exosomes on $CD4^+$ T cells in patients with primary Sjögren’s syndrome[J]. Inflammopharmacology，2023，31(4): 1823-1838.

四、流式细胞仪分选法

（一）实验原理

流式细胞分选法利用 T 淋巴细胞表面的特定标记物（常用的标记物包括细胞表面受体、抗原或细胞表面分子）分离 T 淋巴细胞。在分离过程中，细胞悬液放入样品管中，被高压压入流动室内。流动室内充满鞘液，在鞘液的包裹和推动下，细胞被排成单列，以一定速度从流动室喷口喷出。将喷出的液流充以正、负不同的电荷，当液滴流经过带有几千伏的偏转板时，在高压电场的作用下偏转，落入各自的收集容器中，从而实现细胞的分离。

（二）实验材料

1. 肝素抗凝全血 10ml。

2. 流式细胞仪。

3. 高速冷冻离心机。
4. 倒置荧光显微镜。
5. 鼠抗人 CD4-Per Cy7 及同型对照。
6. 鼠抗人 CD8-FITC 及同型对照。
7. 锥虫蓝染色液。
8. 人外周血淋巴细胞分离液、生理盐水、PBS 缓冲液。
9. 改良牛鲍氏计数板。

（三）实验流程

1. 单个核细胞（PBMC）制备 取肝素抗凝全血 10ml，与生理盐水按 1∶1 比例混匀后，小心缓慢加至 10ml 60% 人外周血淋巴细胞分离液液面上，以 1800r/min 离心 20min。平稳取出离心管，吸取分离液第二层环状乳白色淋巴细胞层。置于含有 10ml 生理盐水的离心管中，充分混匀，以 1800r/min 离心 20min。取离心后沉淀重复用生理盐水洗涤两次。用 5ml PBS 缓冲液重悬，并用改良牛鲍氏计数板计数，通过 PBS 缓冲液调节浓度为 5×10^6/ml。

2. 流式细胞仪调试、检测和分选 通过 Rainbow 试剂校正流式细胞仪液流及荧光，通过 Accu Drop 试剂调节液滴延迟。取 100μl 重悬液分别设置阴性对照管、CD4 同型对照管、CD8 同型对照管、CD4 单染管、CD8 单染管，剩余设置为分选管。按每 100μl 重悬液加入 20μl 相应的荧光标记抗体。混匀，置于 25℃避光孵育 30min，再用 4℃、2000r/min 离心 10min。弃上清液，再加入 1ml PBS 缓冲液重悬并离心，重复 2 次。通过阴性对照管和同型对照管调节仪器参数，记录分析结果并分选。用 500μl PBS 缓冲液重悬上机，检测细胞免疫表型为 $CD4^+$、$CD8^+$T 淋巴细胞百分比并进行分选。

3. 分选后细胞存活率与纯度的测定 分选后细胞悬液与 0.4% 的锥虫蓝染色液按 9∶1 体积比混匀，加入改良牛鲍氏计数板中，在显微镜下观察，计数及计算细胞存活率。

（四）注意事项

1. 细胞样品质量 确保细胞样品质量是实验成功的关键，细胞应处于对数生长期，避免细胞老化或死亡。

2. 抗体特异性 确保所使用的抗体具有特异性，能够准确识别目标 T 淋巴细胞，避免非特异性结合和假阳性结果。

3. 标记物浓度 合理控制标记物的浓度，避免浓度过高或过低影响实验结果。

4. 洗涤和离心步骤 洗涤和离心步骤是去除未结合的抗体和其他杂质的关键步骤，应保证洗涤和离心的效果。

5. 防止污染 在整个实验过程中，应严格控制实验环境和操作，避免交叉污染和误差的产生。

6. 数据分析 数据分析时应考虑到细胞大小、颗粒度、荧光信号等因素，避免假阳性或假阴性结果。

（五）应用举例

例 1：中南大学肾脏病研究所周翔团队在研究论文“流式细胞仪分选人外周血 T 淋巴细胞的方法建立与评价”中，先采用人外周血淋巴细胞分离液梯度离心法制备外周血单个核细胞，再采用流式细胞仪分选 $CD4^+$T、$CD8^+$T 淋巴细胞，最后用流式细胞仪分析分离细胞的纯度，用锥虫蓝染色检测分离细胞的存活率。结果显示，分选前 $CD4^+$T 淋巴细胞、$CD8^+$T 淋巴细胞纯度分别为（50.5±11.5）%、（15.4±7.1）%；分选后 $CD4^+$T 淋巴细胞、$CD8^+$T 淋巴细胞纯度分别为（94.3±1.3）%、（93.6±1.6）%，$CD4^+$T 淋巴细胞、$CD8^+$T 淋巴细胞存活率分别为（95.3±1.8）%、（94.8±1.5）%，细胞形态完整。因此，流式细胞仪分选法能够高效、快速地分离人外周血 $CD4^+$、$CD8^+$T 淋巴细胞，且存活率高。

资料来源：周翔，贺理宇，唐程远，等 . 流式细胞仪分选人外周血 T 淋巴细胞的方法建立与评价 [J]. 现代生物医学进展，2017，17(21): 4016-4018.

例 2：斯坦福大学医学院胃肠病学和肝病学部艾达・哈贝齐安（Aida Habtezion）博士团队在研究论文“Single-cell sequencing unveils distinct immun microenvironments with CCR6-CCL20 crosstalk in human chronic pancreatitis”中，应用单细胞测序技术揭示慢性胰腺炎患者中独特的疾病图谱，发现 CCR6 参与遗传性慢性胰腺炎的 $CD4^+$ T 淋巴细胞募集，遗传性慢性胰腺炎患者中显著富集的 CCL20 单核细胞群诱导浸润 CCR6 $CD4^+$ T 淋巴细胞的表达，同时使用流式细胞术评估从对照组和慢性胰腺炎患者中分离的 T 淋巴细胞中 CCR6 的蛋白质表达。结果提示，T 细胞通过 CCR6-CCL20 轴迁移并浸润遗传性慢性胰腺炎中的患病胰腺。

资料来源：Lee B，Namkoong H，Yang Y，et al. Single-cell sequencing unveils distinct immune microenvironments with CCR6-CCL20 crosstalk in human chronic pancreatitis[J]. Gut，2022，71(9): 1831-1842.

第三节　外周血 B 淋巴细胞分离与纯化

一、尼龙纤维黏附分离法

（一）实验原理

B 淋巴细胞具有某些 Ig 分子 Fc 片段上结构成分的受体。当 Ig 与抗原络合时，受体的亲和力大大增加。因此，用抗禽 γ 球蛋白（FGG）预处理细胞，并通过涂有 FGG 的塑料珠柱，可以使 B 淋巴细胞从淋巴细胞群中被提取。原因是抗 FGG 抗体松散地与 B 淋巴细胞结合，但是与柱上的 FGG 紧密结合，使 B 淋巴细胞与涂有 FGG 的塑料珠柱紧密结合，从而实现对 B 淋巴细胞的分离。

（二）实验材料

1. 试剂　蒸馏水、含 20% 小牛血清的 RPMI 1640 培养基、0.85% 冰冷生理盐水、0.2mol/L 盐酸、分离获得的人外周血单个核细胞或小鼠脾脏来源的单个核细胞等。

2. 仪器　尼龙棉柱、50ml 玻璃注射器、尼龙棉柱固定支架、镊子、烧杯、铝箔、漏斗、一次性手套等。

（三）实验流程

1. 尼龙棉柱的准备

（1）将尼龙棉 50g 浸泡于装有 0.2mol/L 盐酸的烧杯（操作过程中需戴一次性手套），加热至沸腾 5～10min。

（2）用大量蒸馏水漂洗 10 遍以上（漂洗至第 10 遍时，检测漂洗蒸馏水的 pH，以判断是否洗干净），洗净后将尼龙棉摊在铺有纱布的方盘内，置于 37℃温箱中干燥 2～3 天后，贮藏在带盖的方盘内。

（3）将尼龙棉撕匀，取 50ml 玻璃注射器，拔去注射芯，在注射器头上套一段带夹子的胶管。用小镊子将撕匀的尼龙棉填塞于注射器，约 20ml 的体积。

（4）将填好尼龙棉的注射器（尼龙棉柱）连同注射器芯一起包好，高压灭菌。

2. 过柱分离细胞

（1）将含 20% 小牛血清的 RPMI 1640 培养基预热至 37℃。

（2）将尼龙棉柱固定在支架上，倒入 37℃的细胞培养液，关闭注射器下口一定时间，然后打开下口，放掉细胞培养液，以清洗尼龙棉。清洗几次尼龙棉，共需用 25～50ml 培养液。

（3）将待分离的细胞液用预先加温的培养液配制成 5×10^7/ml 的悬液。

（4）将细胞液加入尼龙棉柱，使之刚没过尼龙毛柱。盖上注射器，于37℃温育45min至1h。

（5）打开下口，缓慢放流（1滴/分钟），可用5～10ml预热的培养基洗柱。收集流出液至离心管，1000r/min或200g离心10min，收集T淋巴细胞，并按前述方法检查细胞活力，计数细胞。

（6）关闭尼龙棉柱下口，于柱内加入0.85%冰冷生理盐水，振荡，并套上注射器芯，打开下口，快速推出注射器内液体，即获得黏附于尼龙棉上的B淋巴细胞、单核/巨噬细胞等。

（四）注意事项

1. 应根据富集的细胞量选择所用的尼龙棉柱，一般情况下，若富集细胞数少于1.5×10^3，可以使用12ml尼龙棉柱；若富集细胞数量大于1.5×10^3，建议使用20ml尼龙棉柱。

2. 要进一步富集B淋巴细胞，可以利用单核/巨噬细胞的易于黏附特性，将单核/巨噬细胞和B淋巴细胞分开。

（五）应用举例

加州大学河滨分校生物医学科学系肯尼斯·多什金德（Kenneth Dorshkind）教授团队在研究论文"B lymphocyte precursors and myeloid progenitors survive in diffusion chamber cultures but B cell differentiation requires close association with stromal cells"中，利用制备尼龙羊毛柱，分离新鲜骨髓细胞，将细胞转移到扩散室中，并结合免疫荧光技术、集落形成实验进行B淋巴细胞分化的研究。研究发现，B淋巴细胞前体和髓系祖细胞在扩散室培养物中存活，但B淋巴细胞分化与基质细胞密切相关。

资料来源：Kierney PC，Dorshkind K. B lymphocyte precursors and myeloid progenitors survive in diffusion chamber cultures but B cell differentiation requires close association with stromal cells[J]. Blood，1987，70(5): 1418-1424.

二、免疫磁珠分离法

（一）实验原理

免疫磁珠法分离细胞（magnetic-activated cell sorting，MACS）的原理是细胞表面抗原能与连接有磁珠的特异性单克隆抗体相结合，在外加磁场中，通过抗体与磁珠相连的细胞被吸附而滞留在磁场中，无相关表面抗原的细胞不能与连接磁珠的特异性单克隆抗体结合而没有磁性，不在磁场中停留，从而使细胞得以分离。免疫磁珠法分离淋巴细胞分正选法和负选法，也称阳性分选法和阴性分选法。阳性分选法中与磁珠结合的细胞就是所要分离获得的细胞；阴性分选法中与磁珠结合的细胞为不需要细胞，游离于磁场的细胞为所需细胞。

MACS法分离B淋巴细胞也是基于抗原和抗体的特异性结合而进行的，B淋巴细胞表面分子与包被有特异性抗体的磁珠相结合，形成表面分子-抗体-磁珠复合物，在外加磁场中，通过抗体与磁珠相连的细胞被吸附而滞留在磁场中，不能与特异性抗体结合的细胞由于没有吸附磁珠，不能在磁场中停留，从而使细胞得以分离。

（二）实验材料

1. 试剂 人淋巴细胞悬液、人CD19阳性分选免疫磁珠、10%FCS的RPMI 1640培养液、分选缓冲液（含0.5%BSA的无菌PBS缓冲液）。

2. 仪器 MidiMACS分离磁铁、MACS多用支架、LS分选柱、15ml无菌离心管、3ml移液滴管、低温离心机、超净工作台。

（三）实验流程

1. 洗涤细胞悬液 分离人外周血PBMC后，用4℃预冷的分选缓冲液洗涤细胞2次，重悬细

胞 1×10^8/500μl。

2. 孵育免疫磁珠　加入人 CD19 阳性分选免疫磁珠（每 10^7 个细胞加入 20μl），混匀，于 4℃避光 15min。

3. 安装 LS 分选柱　在孵育磁珠期间，将 MidiMACS 分离磁铁安装到 MACS 多用支架上，并将 LS 分选柱放入磁体中，在分选柱下放一个无菌的 15ml 离心管。

4. 细胞过柱　用 10ml 4℃预冷的分选缓冲液终止磁珠孵育，混悬后 4℃离心（200*g*，10min）；离心期间，用 3ml 4℃预冷的分选缓冲液润洗 LS 分选柱，润洗结束后在分选柱下放置一个新的无菌 15ml 离心管；细胞离心结束后，弃去上清液，按 1×10^8/500μl 重悬细胞；细胞混悬后加入 LS 分选柱中，在液体即将流尽时加 3ml 分选缓冲液冲洗分选，共 3 次。

5. 收集 B 淋巴细胞　将 LS 分选柱从磁体中取出，放在一个新的无菌 15ml 离心管上，加 5ml 分选缓冲液于分选柱中，将活塞塞进分选柱并挤压洗脱阳性细胞，即 B 细胞。

6. 重悬 B 淋巴细胞　200*g* 离心 10min 收集 B 淋巴细胞，弃去上清液后用含 10% FCS 的 RPMI 1640 培养液重悬细胞沉淀，计数细胞后调整细胞浓度为 2×10^3/ml，用于后续细胞培养。

（四）注意事项

1. 样本须为去除血小板的外周血单个核细胞。

2. 死细胞对于磁珠有非特异性的影响，当样本中死细胞数量太多时，可以用 Ficoll 梯度密度离心法先去除死细胞。

3. 润洗分选柱或加细胞悬液于分选柱时，应垂直加入液体，避免产生气泡和细胞团块。

4. 实验过程保证无菌操作，所用缓冲液均需要提前 4℃ 预冷，并采用 4℃ 离心。

三、流式细胞仪分选法

（一）实验原理

流式细胞术是利用流式细胞仪对细胞进行快速分选、分析和计数的技术。基本原理：将荧光染色或标记的单细胞悬液放入样品管中，被高压压入流动室内；流动室内充满鞘液，在鞘液的包裹和推动下，细胞被排成单列并以一定速度从流动室喷口喷出，在流动室的喷口上配有一个超高频的压电晶体，充电后振动使喷出的液流断裂为均匀的液滴，待测细胞就分散在这些液滴中；将这些液滴充以正、负不同的电荷，当液滴流经过带有几千伏的偏转板时，在高压电场的作用下偏转落入各自的收集容器中，没有充电的液滴落入中间的废液容器，从而实现细胞的分离。

B 淋巴细胞的分离是利用 B 淋巴细胞多种生物学特性（如 B 淋巴细胞表达 CD19、CD20 分子等膜蛋白等），将 B 淋巴细胞与其他细胞进行分离。流式细胞术分选 B 淋巴细胞的基本原理是通过直接或间接荧光标记法标记 B 淋巴细胞，应用流式细胞仪分选 B 淋巴细胞。

（二）实验材料

1. 试剂　连接有荧光素的抗小鼠 CD19 的单克隆抗体、分选缓冲液（含 0.5% BSA 的无菌 PBS 缓冲液）。

2. 仪器　15ml 无菌离心管、流式细胞分选仪。

（三）实验流程

1. 制备细胞悬液　取 2～3 只小鼠的脾脏制备单个核细胞，去除红细胞后用 4℃预冷的无菌分选缓冲液洗涤细胞 2 次，重悬细胞 1×10^8/500μl。

2. 荧光抗体标记 B 淋巴细胞　加适量连接有荧光素的抗小鼠 CD19 的单克隆抗体，混匀后 4℃避光 30min。

3. 流式细胞仪分选 B 淋巴细胞群　孵育抗体结束后，用分选缓冲液洗涤细胞 2 次，再用 500μl 分选缓冲液重悬细胞，调试流式细胞仪，设门于 B 淋巴细胞群，进行流式分选。

（四）注意事项

1. 实验过程保证无菌操作，所用缓冲液均需要提前 4℃预冷，并采用 4℃离心。

2. 流式细胞仪分选细胞的量有一定的限制，一次分选的最大合理量约为 10^8 个细胞。分选细胞数量过多、操作时间过长将影响细胞活性。

（五）应用举例

哈肯萨克大学医学中心赵勇教授团队在研究论文“Suppression of B-cell activation by human cord blood-derived stem cells（CB-SCs）through the galectin-9-dependent mechanism”中，用抗 CD19 偶联微珠预处理 PBMC 细胞悬液，使用流式细胞术对多能脐带血干细胞（multipotent cord blood-derived stem cells，CB-SCs）的纯度进行表征，将 CB-SCs 与不同 CB-SCs 比例的 B 淋巴细胞共培养，然后进行具有不同标志物的表型变化的流式细胞术分析。流式细胞术检测确定，在 B 淋巴细胞活化后，幼稚 B 淋巴细胞和转换 B 淋巴细胞的百分比均显著下调。

资料来源：Hu W，Song X，Yu H，et al. Suppression of B-cell activation by human cord blood-derived stem cells（CB-SCs）through the galectin-9-dependent mechanism[J]. Int J Mol Sci，2024，25(3): 1830.

（张军峰）

第十二章　免疫细胞功能检测常用技术

免疫细胞功能检测是一种评估机体免疫系统状态和功能的检测技术，主要通过对免疫细胞的活性、数量、分布，以及它们之间的相互作用进行分析，来揭示免疫系统的整体状况。免疫细胞功能检测包括多种检查项目，如淋巴细胞转化试验、中性粒细胞和巨噬细胞吞噬功能的测定、NK细胞活性测定、T细胞介导的细胞毒试验等。这些检测技术能够反映免疫细胞的活性、数量和功能状态，从而判断是否存在免疫细胞功能异常。因此，免疫细胞功能检测在临床诊断、免疫学研究等领域具有广泛的应用前景。

第一节　T淋巴细胞功能测定

一、T淋巴细胞转化试验

淋巴细胞在体外培养过程中受到非特异性有丝分裂原或特异性抗原刺激，转化为淋巴母细胞的过程，称为淋巴细胞转化现象。淋巴细胞转化率的高低可以反映机体细胞免疫水平。因此，淋巴细胞转化试验（lymphocyte transformation test，LTT）是测定机体细胞免疫功能状况的常用技术之一。细胞免疫缺陷时，患恶性肿瘤或某些其他疾病时，转化率显然降低。

淋巴细胞的活化程度可以通过形态学检测淋巴母细胞的比例或通过测定放射性或非放射性标记的核苷分子掺入到新合成的DNA的多少来判定。实验所用的刺激物有有丝分裂原、抗原等。不同种属的T淋巴细胞对有丝分裂原的敏感性也有所不同，人T淋巴细胞对植物血凝素（phytohemagglutinin，PHA）较敏感，鼠的T淋巴细胞对伴刀豆球蛋白A（concanavalin A，ConA）较敏感。

常用检查法有形态学检测法、^{3}H-TdR掺入法和MTT比色法。

形态学检测法

（一）实验原理

T淋巴细胞在丝裂原（PHA或ConA）或特异性抗原刺激下发生转化，产生一系列形态变化（如细胞变大、细胞质增多、胞质中出现空泡、核仁明显、核染色质疏松等），由淋巴细胞转变成淋巴母细胞。

（二）实验材料

肝素（400U/ml）、RPMI 1640培养液、PHA（1mg/ml）、NH_4Cl（8.3g/L）、瑞氏染液等。

显微镜、无菌过滤器、高压灭菌器、超净工作台、水平离心机、CO_2孵箱或恒温培养箱、吸管、注射器、针头、离心管等。

（三）实验流程

1. 取肝素抗凝血0.1mL，加入1.8ml RPMI 1640培养液中，同时加入1mg/ml的PHA 0.1ml，混匀后置于37℃、5%CO_2孵箱培养68～72h，其间每天翻动培养瓶1～2次，使细胞充分混匀。

2. 培养后，弃去大部分上清液，加入8.3g/L的NH_4Cl 4ml，混匀，倒入离心管内，于37℃水浴10min，取出后1000r/min离心10min，弃上清液。

3. 沉淀物加 5ml 固定液，室温 10min。离心弃上清液，留 2ml 沉淀备用。

4. 将沉淀物混匀，取一滴放在载玻片上，制成均匀推片，干燥后用瑞氏染液染色 10min，吸干后镜检。

5. 计算淋巴细胞的转化率：每片计数 100～200 个淋巴细胞，记录转化和未转化的淋巴细胞数，求出转化率。

淋巴细胞转化率（%）= 转化淋巴细胞数/（转化淋巴细胞数 + 未转化淋巴细胞数）×100%

一般认为 PHA 诱导的淋巴细胞转化率为 60%～80%，如为 50%～60% 则偏低，50% 以下则为降低。

（四）注意事项

1. 转化的淋巴细胞包括淋巴母细胞和过度型淋巴细胞，未转化的淋巴细胞指的是成熟的小淋巴细胞。

2. 小牛血清用前需要灭活补体。培养基成分对转化率影响较大，注意其有效期限。

3. 培养时要保证足够的气体，保证无菌。

^{3}H-TdR 掺入法

（一）实验原理

T 细胞在 PHA 或 ConA 刺激下转化为淋巴母细胞的过程中，DNA 和 RNA 合成明显增加，且淋巴细胞转化的程度与 DNA 的合成呈正相关。此时将同位素 ^{3}H 标记的胸腺嘧啶核苷（^{3}H-TdR）加入培养液内，则被作为 DNA 原料摄入到转化的细胞内。培养终止后，测定细胞内掺入的 ^{3}H-TdR 的放射性相对数量，可用来评价 T 淋巴细胞转化率的高低。测定低能量 ^{3}H 的放射性需用液体闪烁计数仪。

（二）实验材料

闪烁液、RPMI 1640 培养液、ConA（用 RPMI 1640 培养液配成 1 mg/ml 分装小瓶，冷冻保存，用时稀释成所需浓度）、999 型玻璃纤维滤片、消毒微量培养板，^{3}H-TdR（原液为 1mCi/ml，放射性比强度为 25Ci/mM，用无菌生理盐水稀释成 10μCi/ml，用时每孔加入 20μl）。

细胞收获仪、液体闪烁计数仪、CO_2 培养箱。

（三）实验流程

1. 常规分离 PBMC，用含 20% 胎牛血清的 RPMI 1640 培养液调整细胞浓度至 2.0×10^{6}/mL。

2. 于 96 孔细胞培养板各孔中加入含 20% 胎牛血清的 RPMI 1640 培养液 100μl，然后于各孔加入上述细胞悬液 100μl，于试验孔中加入 ConA 10μl（终浓度视其质量、活性而定，需预先摸索）。

3. 将培养板放入 5% CO_2 的 37℃温箱中培养。在培养结束前 6h，于培养板各孔内加入 ^{3}H-TdR 20μl，使每孔最终浓度为 1μCi/ml。继续培养至 72h，其间每天旋转摇匀 1 次。

4. 培养结束后收获细胞，轻轻吸弃上清液，在沉淀细胞中加入 6ml 蒸馏水，低渗破坏红细胞，再加入 3.5% NaCl 2ml 恢复等渗，1000r/min 离心 10min，弃上清液，每管加 2ml 生理盐水，滴入 999 型玻璃纤维滤片中央，用生理盐水充分洗涤，洗除游离的 ^{3}H-TdR，滴加 5% 三氯乙酸 1～2ml 固定细胞，滴加无水乙醇脱水、脱色，温箱烘干。

5. 用镊子将滤纸片放入液体闪烁计数仪内，测量放射活性。用液体闪烁计数仪每分钟记录的脉冲数（cpm）表示，记录每孔的 cpm 值，取其平均值后求出转化值或刺激指数（stimulating index，SI）。

转化值 = 加 ConA 孔的细胞掺入 ^{3}H-TdR 的 cpm 平均值－不加 ConA 对照孔的细胞掺入值

SI= 加 ConA 孔的 cpm 均值/不加 ConA 对照孔的 cpm 均值。SI ≥ 2 为阳性。

（四）注意事项

1. 培养液成分、小牛或胎牛血清等对转化率影响较大，应预试选定，培养液 pH 值控制在 7.2～7.6。

2. 培养瓶应有足够空间，一般用 10ml 试管加 2ml 培养液较好。

3. 加 ConA 的培养时间以 72h 为好，加特异性抗原的培养时间以 120h 为好。

MTT 比色法

（一）实验原理

MTT 比色法即四甲基偶氮唑盐微量酶反应比色法。MTT 是一种噻唑盐，化学名为 3-（4, 5-二甲基-2-噻唑）-2, 5-二苯基溴化四唑，为一种淡黄色可溶性物质。当 T 淋巴细胞增殖时，线粒体代谢过程中产生的琥珀酸脱氢酶将 MTT 作为底物还原为不溶性的蓝色甲臜（formazan）颗粒沉积于细胞内或细胞周围，甲臜颗粒的生成量与 T 淋巴细胞的增殖程度成正比。二甲基亚砜（DMSO）能溶解细胞中的甲臜，用酶标仪在 490nm 波长处测定细胞培养物上清液的 OD 值，根据 OD 值的大小计算反应体系中细胞的增殖水平。MTT 法的灵敏度低于放射性同位素法，但操作简便，无放射性污染。

（二）实验材料

ICR 小鼠、RPMI 1640 培养液、Hank’s 液、刀豆蛋白（ConA）、MTT（5mg/ml）、2.5% 碘酒、75% 乙醇、DMSO。

CO_2 培养箱、酶标测定仪、无菌解剖器械、无菌尖吸管和刻度吸量管、96 孔平底培养板。

（三）实验流程

1. 以颈椎脱臼法处死小鼠，取脾脏，放入平皿中（灭菌的平皿，预先加入 5ml Hanks 液），用玻璃组织匀浆器匀浆，制成细胞悬液。取出 100μl 用于计数。将其余细胞悬液移入离心管中，1500r/min 离心 7min（或 1000r/min 离心 10min），弃去上清液，用 RPMI 1640 培养液稀释，制成 2.5×10^6/ml 的脾细胞悬液。

2. 将上述细胞悬液加入 96 孔平底培养板中，每孔 0.1ml，然后加入 ConA，使每孔 ConA 终浓度为 2μg/ml，同时做不加 ConA 的阴性对照孔。每一培养条件设 3 个复孔。

3. 将培养板放入 5% CO_2、37℃培养箱中培养 48～72h，在培养结束前 4～6h，于培养板各孔内加入 5mg/ml MTT 液，20μl/孔。37℃培养 4～6h。

4. 小心吸弃孔内培养上清液，每孔加 150μl DMSO，振荡 10min，使结晶物充分溶解。选择 490nm 波长，在酶标测定仪上测定各孔 OD 值，计算转化值。

转化值 = 实验组的平均 OD 值－对照组的平均 OD 值。

（四）注意事项

1. MTT 法只能用来检测细胞相对数和相对活力，但不能测定细胞绝对数。

2. MTT 最好现用现配，过滤后 4℃避光保存 2 周内有效，或配制成 5mg/ml 在 –20℃长期保存，避免反复冻融，最好小剂量分装，用避光袋或是黑纸、锡箔纸包住避光以免分解。

二、细胞毒性 T 细胞功能测定

细胞毒性 T 细胞（CTL）是特异性细胞免疫的主要效应细胞之一，一般指 $CD8^+$ T 细胞。CTL

可特异而高效杀伤靶细胞，其机制是：①释放穿孔素导致靶细胞坏死；②释放颗粒酶导致靶细胞凋亡；③表达 FasL 使表达 Fas 的靶细胞发生凋亡。CTL 功能测定可通过 DNA 断裂实验、抗 T 细胞抗原受体（TCR）介导的 CTL 活性酯酶分析法、颗粒酶的胞泌作用、流式细胞术对靶细胞凋亡的检测等实验来评判细胞毒性 T 细胞的功能。

抗 TCR 介导的 CTL 活性酯酶分析法

（一）实验原理

通过抗 TCR 的单克隆抗体与 CTL 细胞表面 TCR 的 α 和 β 链及 CD3 复合物特异性结合，诱导 CTL 细胞内颗粒丝氨酸酯酶等释放，通过检测酶的活性，判定 CTL 细胞的功能。

该法基本过程是：先用单克隆抗体包被微孔板，然后加入 CTL 细胞，经一定时间作用后，CTL 细胞被活化，收集培养上清液，加入含二硫代二硝基苯甲酸（DTNB）的缓冲液（底物为 BLT），采用分光光度计检测酶的活性，并计算抗 TCR 诱导的酯酶释放百分率。

（二）实验材料

5μg/ml 的抗 TCR 单克隆抗体，完全培养液配制的 2×10^6/ml CTL 悬液，磷酸盐缓冲液（PBS），RPMI 1640 培养液 0.20mmol/L 的 *N*-*α*-苯氧羰基-L-赖氨酸硫代苯甲酯（BLT），0.22mmol/L 的 DTNB，0.01% 的 TritonX-100，0.1mo1/苯甲磺酰氟化物（PMSF）溶液等。

分光光度计、96 孔细胞培养板等。

（三）实验流程

1. 将抗 TCR 单克隆抗体 50ml（5μg/ml，抗体刺激孔）或 PBS 缓冲液 50μl（未处理或背景孔）加入 96 孔细胞培养板，室温放置 30min 以上，使抗体致敏。

2. 弃去孔中液体，并用 50～100μl RPMI1640 培养液洗孔，弃去孔中的全部液体，加入 50μl CTL 悬液，补加入 50μl 完全培养液，并设颗粒酶总释放对照孔（50μl CTL + 40μl 完全培养液 + 10μl 1% TritonX-100）和背景孔（50μl CTL + 50μl 完全培养液），各孔最终体积为 100μl，均设 3 个复孔。

3. 培养板置 37℃温育 4h。

4. 4℃离心 5min（1100r/min），吸取 50μl 培养上清液转入试管中，加入 950ml 新鲜配制的 BLT 底物应用液，37℃水浴 20min。

5. 试管放置冰浴中，加入 0.1mol/L 的 PMSF 10μl，补加 1.0ml PBS 使终浓度达 0.05mol/L。

6. 分光光度计上测定 412nm 波长的吸光度值，计算颗粒酯酶分泌百分率。

颗粒酯酶分泌百分率（%）= $100\times(E\text{-}B)/(T-B)$。

公式中“*E*”为抗体刺激的 CTL 细胞上清液平均吸光度值。“*B*”表示背景或未处理的 CTL 细胞孔平均吸光度值。“*T*”表示酶总释放量（即用 TritonX-100 处理的 CTL 细胞上清液平均吸光度值）。其中代表酶自发释放的 *B* 值一般应该在“*T*”值的 5%～10% 以下。

（四）注意事项

1. PMSF 是一种不可逆的丝氨酸酯酶抑制剂，使用时应注意安全。

2. 终反应后，酶活性的检测应在 1h 内完成。

CFSE 标记法检测体内 CTL 特异性杀伤活性

（一）实验原理

羧基二乙酸荧光素琥珀酰亚胺酯（carboxyfluorescein diacetate succinimidyl ester，CFSE）是一

种可对活细胞进行标记的荧光染料，具有独特的荧光特性和生物兼容性。它可以自由穿透细胞膜，进入细胞内后，被细胞内的酯酶转化为带负电荷的 CFSE，并持续发出稳定的荧光。由于 CFSE 可随着细胞的分裂而均匀分配至子代细胞，因此，通过流式细胞仪检测 CFSE 的荧光强度，可以准确地追踪和量化细胞的增殖情况。利用上述特点，本节介绍一种体内 CTL 特异性杀伤活性实验，将负载特异性抗原肽的靶细胞和未负载抗原肽的对照靶细胞，分别用高、低浓度荧光染料 CFSE 染色，使负载特异性抗原肽的靶细胞带有高荧光强度 CFSE，未负载抗原肽的对照靶细胞带有低荧光强度。按 1∶1 比例将两种靶细胞混合后，经尾静脉注射进入预先免疫的 C57BL/6 小鼠体内，分离脾细胞，用流式细胞仪检测高、低荧光强度的靶细胞比值，精确检测体内 CTL 特异性杀伤活性。

（二）实验材料

RPMI 1640 培养基，胎牛血清（FCS），特异性抗原（结核杆菌抗原 Ag85B）及 $CD8^+$T 细胞抗原肽，红细胞裂解液，PBS，CFSE，C57BL/6 小鼠，1ml 注射器等。

流式细胞仪，离心机，离心管，细胞培养箱，细胞培养板，细胞离心管等。

（三）实验流程

1. 靶细胞制备

（1）收集小鼠脾细胞分别收集未致敏与致敏小鼠（接种结核杆菌抗原 Ag85B）的脾细胞，用 1ml RPMI-1640 培养基（含 10%FCS 的 RPMI 1640 培养基）重悬细胞，计数。

（2）制备负载抗原肽的靶细胞：取 500 μl 细胞悬液（5×10^7 个/ml 细胞）加 100μl 的 $CD8^+$T 细胞抗原肽（1mg/ml），混合后放入 15ml 细胞离心管中，补 400 μl 完全培养基至 1ml。

（3）制备非负载抗原肽的靶细胞：取 500 μl 细胞悬液（5×10^7 个/ml 细胞），加入 15ml 细胞离心管中，补 500 μl 完全培养基。

（4）37℃，5% CO_2 培养箱中培养 6h。1500r/min 离心 10min，弃上清液。

2. 靶细胞标记 CFSE

（1）负载抗原肽的靶细胞标记高浓度的 CFSE（$CFSE^{high}$）：高浓度的 CFSE 染料重悬负载抗原肽的靶细胞（终浓度为 5 μmol/L）。

（2）未负载抗原肽的靶细胞标记低浓度的 CFSE（$CFSE^{low}$）：低浓度的 CFSE 染料重悬未负载抗原肽的靶细胞（终浓度为 0.5μmol/L）。

（3）37℃孵育 15min，其间轻轻混匀两次（用手轻弹，切忌吹打）。

（4）加完全培养基 1ml，轻轻混匀 1min，37℃孵育 30min。1500r/min 离心 10min。弃上清液。

（5）加预冷的含 10% FCS 的 PBS10ml，轻轻混匀 1min，1500r/min 离心 10min。用含 10% FCS 的 PBS 洗涤 3 次。

3. 尾静脉回输 收集两组标记的靶细胞，用 PBS 重悬后按 1∶1 等量混合。实验组和对照组每只小鼠分别尾静脉注射混合细胞 200 μl。

4. 流式细胞仪检测 14h 后，处死小鼠。制备脾细胞悬液（需要裂解红细胞），计数细胞，取 100 万个细胞上机分析。488nm 激发波长，收集 CFSE 荧光信号。收集的 CFSE 阳性细胞总数在（2～5）$\times10^4$ 个细胞以上。

5. 结果计算

$$细胞杀伤率 =（CFSE^{low} 阳性细胞数 \div CFSE^{high} 阳性细胞数）\times 100\%$$

$$体内 CTL 特异性杀伤活性 = [1-（未致敏动物细胞杀伤率 \div 致敏动物杀伤率）]\times 100\%$$

（四）注意事项

1. CFSE 染料的选择和使用 CFSE 染料的浓度、孵育时间和温度等因素会影响标记效果。因此，在实验中需要根据具体情况选择合适的 CFSE 浓度和孵育条件。

2. 细胞状态的保持 在标记和共培养过程中，需要保持细胞处于良好的生长状态。避免使用过期或污染的培养基、试剂等。

3. 对照实验的设置 为了准确评估 CTL 的特异性杀伤活性，需要设置合适的对照实验。例如，设置只加入靶细胞的对照组。

三、T 淋巴细胞分泌细胞因子水平测定

T 细胞是一类来源于骨髓的淋巴细胞，根据其在免疫应答中所起的作用和产生的细胞因子，T 细胞可以被分为不同的亚群，如 Th1、Th2、Th17、Treg、Th9、Th22、Th23 细胞。T 细胞亚群分化和细胞因子产生之间的关系是相互影响和复杂的，因为多个亚群可以分泌相同或重叠的细胞因子。研究 T 细胞亚群及其相关的细胞因子常用的技术包括 ELISA、酶联免疫斑点试验、Luminex 液相芯片技术、MSD 电化学发光技术、流式细胞术和多重荧光免疫分析技术等。这些技术可以用于测定细胞因子在细胞培养上清液、组织样本或生物体液中的浓度。

流式细胞术结合胞内因子染色法检测多功能 T 淋巴细胞

（一）实验原理

流式细胞术结合胞内因子染色法检测多功能 T 淋巴细胞是一种在免疫学和生物医学研究中广泛使用的技术，可定量分析 T 淋巴细胞的表型和功能特性，尤其是它们产生的多种细胞因子（如 IFN-γ、IL-4、IL-17 等）的能力。该方法利用特定的荧光标记抗体来检测 T 淋巴细胞内细胞因子的表达。首先，细胞在体外被激活以诱导细胞因子的产生，然后用特定的固定剂和透化剂处理，使细胞膜变得通透，允许抗体进入细胞与细胞因子结合。最后，用流式细胞仪检测这些荧光标记的抗体，从而确定细胞因子的表达情况。

（二）实验材料

RPMI 1640 营养液（RPMI 1640 培养液加入 10% 小牛血清，青霉素、链霉素各 100U/ml），抗 CD28 单克隆抗体（anti-CD28 mcAb），PBS，抗 CD3 抗体，抗 CD4 抗体，IFN-γ 荧光抗体，TNF-α 荧光抗体，IL-2 荧光抗体，特异性抗原蛋白，布雷菲德菌素 A（brefeldin A，BFA），莫能霉素（monensin），4% 多聚甲醛，30%Triton X-100（穿膜剂储存液），0.1% Triton X-100（穿膜工作液），24 孔平底细胞培养板、流式细胞仪、CO_2 培养箱等。

（三）实验流程

1. 细胞铺板和刺激

（1）无菌 24 孔平底细胞培养板中，每孔加入脾细胞 100 μl（5×10^6 个细胞），铺板。

（2）每孔加入 20μl anti-CD28 mcAb 工作液。

（3）每孔分别加入不同种类的刺激物：分别加入特异性抗原蛋白（终浓度为 10 μg/ml）；RPMI 1640 营养液作为阴性对照。同时做空白孔对照、单标管对照。

（4）补加入 RPMI 1640 营养液至 1ml。混匀。37℃，CO_2 培养箱孵育 16h。

（5）特异性抗原蛋白刺激后 4h，每孔加入阻断剂布雷菲德菌素 A 和莫能霉素。低速离心 5min，弃上清液。

2. T 细胞表型染色

（1）每孔分别加入 100μl 表面标记抗体：0.5μl CD3 +1.25μl CD4 抗体 +98.25 μl PBS。

（2）4℃避光孵育 30min。加 PBS 2ml，低速离心 5min，弃上清液。洗 2 次，弃上清液。

3. T 细胞固定和穿孔

（1）每管加入预冷的固定剂（4% 多聚甲醛）100μl，混匀，以便充分固定。室温放置 30min。

（2）每管加 1ml 穿膜工作液（0.1% Triton X-100），低速离心 5min，弃上清液。洗 2 次。

4. T 细胞胞内因子染色

（1）加入 100μl 细胞因子荧光抗体混合，具体方法为：1.25μl IFN-γ 荧光抗体 +1.25μl TNF-α 荧光抗体 +1.25μl IL-2 荧光抗体 + 96.25μl 穿膜工作液。室温、避光孵育 30min。

（2）每管加 1ml 穿膜工作液，低速离心 5min，弃上清液，用穿膜工作液洗涤 2 次。

5. 流式检测 加 300μl PBS 重悬细胞，4℃避光保存待检。在上机前漩涡振荡。先上空白管，调节电压，依次检测单标管，调节荧光补偿。进一步分析 $CD4^+$T 细胞中的 IFN-γ^+、TNF-α^+、IL-2^+，单阳、双阳及三阳的多功能 T 细胞亚型。

酶联免疫斑点试验检测 T 淋巴细胞分泌细胞因子的水平

（一）实验原理

酶联免疫斑点试验（enzyme linked immunospot assay，ELISPOT assay）是一种以定量夹心 ELISA 法为技术基础的、用于测定分泌细胞因子的单个细胞对特异性抗原的应答能力，以及产生应答的细胞数量的试验。其主要原理是：将 96 微孔培养板的孔底部覆上聚偏氟乙烯（PVDF）薄膜，并包被特异性单克隆抗体（利用 PVDF 特性来吸附特异性单克隆抗体），再将一定量的 PBMC 加入微孔中，用抗原刺激。记忆性 T 淋巴细胞在受抗原刺激数小时后即开始分泌细胞因子，分泌在细胞周围的细胞因子可被 PVDF 固相薄膜上吸附的特异性抗体捕获并发生特异性结合，加入生物素（biotin）标记的抗体，被捕获的细胞因子与生物素标记的抗体结合，其后再与酶标记的亲和素结合，加酶的底物 BCIP/NBT 底物孵育后，PVDF 孔板出现显色斑点。理论上每一个斑点代表曾经有一个细胞在该位置分泌了细胞因子。通过计数斑点的个数，对应最初加入的细胞数，即可换算出每百万个细胞中有多少个细胞在刺激之下分泌了特定的细胞因子。在双色标记系统中，可同时检测两种细胞因子的分泌细胞频率。

（二）实验材料

1. 抗原 根据实验需要准备相应的抗原。

2. 捕获抗体 根据实验需要选择合适的特异性单克隆抗体。

3. 酶标记的二抗 选择适当的酶标记二抗，如 HRP、ALP 标记的二抗。

4. 底物 根据所选择的酶标记物选择相应的底物，如 TMB、BCIP/NBT 等。

5. 缓冲液 根据实验需要选择相应的缓冲液，如 PBS、TBST 等。

6. 洗涤液 常用的洗涤液为 PBS、PBST 或 TBST。

7. 实验仪器 酶标仪，扫描仪等。

（三）实验流程

1. 用 100μl 70% 乙醇孵育 PVDF 孔板，室温下孵育 10min。倒去乙醇，用 PBS 洗涤 3 次。

2. 按照试剂盒提供的浓度（也可摸索适合自己实验的浓度）将一抗（捕获抗体）稀释在无菌的 PBS（pH 7.4）中。

3. 将稀释好的捕获抗体包被 96 孔 ELISPOT 微孔板，每孔加 100μl，盖上板盖，4℃过夜。

4. 用 PBS 或 PBST 充分洗涤微孔 5～6 次，用含 10% 胎牛血清（FCS）或 1% 牛血清白蛋白（BSA）的细胞培养基室温封闭 1h 以上。

5. 分离人 PBMC，进行细胞计数，用含有 10% 胎牛血清的 RPMI 1640 培养基调整至合适密度。

6. 于包被了捕获抗体的 ELISPOT 微孔板加入细胞悬浮液，每孔加入 100μl 细胞悬浮液，并加入抗原进行刺激。盖上板盖，置于 37℃、5% CO_2 细胞培养箱培养 12～24h。

说明：抗原一般为合成多肽段或多肽库，阴性对照为相同浓度的 DMSO，阳性对照一般为一定浓度的植物凝集素（PHA：参考 10～20μg/ml）或者刀豆蛋白（ConA: 参考 5～10μg/ml）。

7. 倒去液体，充分洗涤、拍干后，每孔加入 100μl 生物素化的抗细胞因子检测抗体，盖上板盖，置于 37℃孵育 1～3h，或 4℃避光孵育过夜。

8. 倒去液体，充分洗涤、拍干后，每孔加入 100μl 酶标记的亲和素，盖上板盖，置于 37℃孵育 1～3h。

9. 倒去液体，充分洗涤、拍干后，每孔加入 100μl BCIP/NBT 显色试剂，室温下避光反应 5～15min 以完全显色（膜上出现斑点）。

10. 充分洗涤 PVDF 膜，吸水纸上轻拍，使膜干燥（若不能立即计数，应将板倒置保存以免残留的液体流回膜上）。

11. 膜干燥后，用立体解剖显微镜或 ELISPOT 计数分析软件读取斑点数。斑点特征是：有一个深色的中心，周围有一圈逐渐变浅的晕；斑点颜色深浅和大小取决于细胞因子分泌的多少。斑点的大小一般在 30～150μm。

（四）注意事项

1. 计数的时候应该只记录特征明显、斑点信号强、斑点大的，小而模糊的斑点可能是背景杂质或者是先天免疫系统免疫细胞分泌的少量细胞因子。

2. 如果背景中出现很多小且深色、缺乏边缘晕的斑点，可能是由于携带有目的细胞因子的细胞膜破碎之后的碎片被检测到了。

3. 如果出现条纹状斑点，可能是由于在孵育过程中，板子出现了晃动，导致分泌细胞出现位移。因此，尤其注意孵育过程中避免培养箱的晃动。

4. 由于是使用的乙醇对膜进行的预湿，所以预湿过后的清洗显得尤为重要，若清洗不净，残存的乙醇将对细胞的培养及抗体的包被产生很大的影响。

四、应用举例

例 1：宁夏医科大学梁锦屏教授在进行“重组卡介苗的免疫原性和抗结核分枝杆菌感染的保护性”研究中，为有效评价重组卡介苗诱导的免疫应答和免疫记忆等多项指标与保护性的关系，采用多种免疫细胞功能实验，如流式细胞仪（FCM）结合胞内因子染色法（ICS）分析抗原特异性的多功能$CD4^+$ T/$CD8^+$ T细胞的表达；特异性的中枢记忆性T细胞（T_{CM}）和效应性T细胞（T_{EM}）的表达，同时利用 CFSE 标记法检测体内特异性的 CTL 杀伤活性。ELISA 法检测特异性细胞因子的含量及特异性 IgG 及亚类 IgG_1、IgG_2a 的水平。其研究为建立评价抗结核疫苗有效性的指标提供了科学依据。

资料来源：Liang J，Teng X，Yuan X，et al. Enhanced and durable protective immune responses induced by a cocktail of recombinant BCG strains expressing antigens of multistage of *Mycobacterium tuberculosis*[J]. Molecular Immunology，2015，66(2): 392-401.

例 2：中山大学免疫研究所吴长有教授团队研究慢性 HBV 感染者 PBMC 经 HBsAg 刺激后产生 IFN-γ 的免疫反应。研究选择免疫清除期、免疫耐受期慢性乙型肝炎患者和 HBsAb 阳性健康体检者，选用 Ficoll 分离液法分离 PBMC，用 HBsAg 刺激培养。利用 ELISA 法检测细胞培养上清液中 IFN-γ 的含量；用 ELISPOT 检测 PBMC 中 IFN-γ 产生细胞的频率；用流式细胞术检测 PBMC 中 IFN-γ^+ 的细胞亚群。研究结果提示，免疫清除期与免疫耐受期慢性乙型肝炎患者 PBMC 经 HBsAg 刺激后产生 IFN-γ 的免疫反应不同。本研究为慢性乙型肝炎的致病机制、免疫治疗提供实验依据。

资料来源：周晖，李琴，吴长有，等 . 慢性乙型肝炎病毒感染者外周血单个核细胞特异产生 γ-干扰素的研究 [J]. 实用医学杂志，2009，25(24): 4223-4225.

第二节　B 淋巴细胞功能测定

B 淋巴细胞主要参与体液免疫应答，产生特异性抗体。通过测定 B 淋巴细胞的增殖、分化、抗体生成等能力，评估 B 淋巴细胞在免疫反应中的功能状态，从而了解机体免疫功能，诊断和监测多种疾病及评估治疗效果，为临床疾病的预防、诊断和治疗提供有力的支持。

一、B 淋巴细胞转化实验

（一）实验原理

B 淋巴细胞转化实验是通过体外模拟体内的免疫反应，来评估 B 淋巴细胞的功能状态。实验中，将淋巴细胞与 B 淋巴细胞分裂原共同培养（模拟体内的抗原刺激）。在抗原的刺激下，B 淋巴细胞增殖和分化。通过同位素掺入法（如 ^{3}H-胸腺嘧啶）来测定 B 淋巴细胞的增殖和分化程度，从而评估其功能状态。

（二）实验材料

B 淋巴细胞分裂原（如金黄色葡萄球菌，*Staphylococcal* Protein A，SPA）、20% 胎牛血清的 RPMI 1640 培养液、同位素（如氚标记胸腺嘧啶核苷，^{3}H-TdR）。

离心机、显微镜、培养箱、96 孔细胞培养板等。

（三）实验流程

1. 分离淋巴细胞　从人体外周血样本中分离出淋巴细胞，通过离心、洗涤等步骤去除红细胞和其他杂质。用 20% 胎牛血清的 RPMI 1640 培养液稀释，制成 2.0×10^{5}/ml 的细胞悬液。

2. SPA 刺激细胞　于 96 孔细胞培养板各孔中加入含 20% 胎牛血清的 RPMI 1640 培养液 100μl，然后于各孔加入上述细胞悬液 100μl，于试验孔中加入 SPA 10μl（终浓度视其质量、活性而定，需预先摸索）。将培养板放入 5% CO_2 的 37℃温箱中培养。

3. 测定转化程度　在培养结束前 6h，于培养板各孔内加入 ^{3}H-TdR 20μl，使每孔最终浓度为 1μCi/ml。继续培养至 72h 后，然后用放射自显影技术测定同位素掺入量，从而计算出 B 淋巴细胞的增殖和分化程度。

4. 结果分析　根据测定结果，评估 B 淋巴细胞的功能状态。正常情况下，B 淋巴细胞在抗原刺激下会进行正常的增殖和分化，如果 B 淋巴细胞功能异常，则可能表现为增殖和分化能力降低。

（四）注意事项

1. 严格无菌操作　在整个实验过程中，需要保持严格的无菌操作，以避免细菌等微生物的污染。

2. 合适的培养条件　需要选择合适的培养液、培养温度、气体环境等条件，以保证淋巴细胞的正常生长和分化。

3. 准确的同位素掺入量　同位素掺入量需要准确控制，以保证测定结果的准确性。

4. 合适的培养时间　培养时间需要足够长，以保证淋巴细胞能够进行充分的增殖和分化。但也不能过长，以免细胞死亡或老化而影响测定结果。

二、反向溶血空斑试验

（一）基本原理

溶血空斑实验，即空斑形成细胞（plaque forming cell，PFC）实验，是一种体外检测 B 淋巴细胞产生抗体能力的方法。溶血空斑实验可分为两类，一是琼脂溶血空斑实验，二是液相单层溶血空斑实验。其基本原理都是将经抗原体内免疫过的家兔淋巴结或小鼠脾脏，制成细胞悬液；或利用抗原体外刺激B淋巴细胞活化后，再将活化的B淋巴细胞与一定量的抗原偶联绵羊红细胞混合，加入补体，抗体形成细胞周围的绵羊红细胞被溶解，形成一个肉眼可见的空斑。理论上每个空斑表示一个抗体形成细胞，空斑大小表示抗体生成细胞产生抗体的多少。

该方法较灵敏，并且可直接观察；同时此法利用抗原-抗体特异性结合后活化补体经典途径的免疫原理进行检测，故检测特异性高，可用于检测体液免疫功能，并可对B淋巴细胞产生抗体的种类及亚类进行研究。

下面以绵羊红细胞作抗原为例，对琼脂溶血空斑法进行简要介绍。该法基本过程是：将绵羊红细胞免疫过的小鼠脾细胞悬液、一定浓度的绵羊红细胞和低浓度的琼脂混合后，倾注平皿，再加入适量的补体，经37℃孵育后，观察琼脂平皿中形成的溶血空斑，并进行计数。

（二）实验材料

1. 0.01moL/L pH 7.2 磷酸盐缓冲液（PBS，含 Ca^{2+}、Mg^{2+}） NaCl 9g，Na_2HPO_4 0.62g，KH_2PO_4 0.13g，加蒸馏水至50ml，再加蒸馏水900ml，10% $MgSO_4$ 及 1% $CaCl_2$ 各1mL，调pH至7.2后，补加蒸馏水至1000ml。

2. 绵羊红细胞悬液（SRBC） 取压积红细胞，用PBS配成10% SRBC细胞悬液。

3. 低浓度琼脂糖 称取适量低溶点琼脂糖，用PBS分别配成0.7%和1.4%两种浓度。

4. 1% DEAE-右旋糖酐 分子量5万，用蒸馏水配成1%浓度。

5. 补体 取4只豚鼠新鲜血清，混合，加1ml压积SRBC于20～30ml该豚鼠血清中，于4℃吸附20min后，2000r/min，离心5min，取上清液，作为补体备用。

6. 37℃温箱、离心机、水浴箱。

（三）实验流程

1. 底层琼脂的制备 取1.4%琼脂糖5ml，加热熔化后，放入45℃水浴箱，待其温度稳定后，倾入水平放置的平皿内，冷却凝固，制成底层琼脂备用。用前，将平皿置于37℃温箱预温。

2. SRBC免疫小鼠 体重为18～25g的小鼠经腹腔注射浓度2%的绵羊红细胞1ml。

3. 脾细胞悬液的制备 免疫小鼠4天后，将小鼠处死，取脾脏，于pH 7.2含 Ca^{2+}、Mg^{2+} 的冷PBS中，用注射器活塞头在200目钢网上将脾脏研磨成单细胞悬液。1000r/min，离心5min，用PBS洗3次，PBS调细胞浓度至 1×10^5/ml，4℃备用，用前将其置于37℃温箱预温。

4. 顶层琼脂的制备 将0.7%的琼脂糖加热熔化，置于45℃恒温水浴箱内，待温度下降至45℃后，依次加入预温的1% DEAE-右旋糖酐0.05ml，10%SRBC 0.1ml，浓度为 1×10^5/ml 的脾细胞悬液0.1ml，迅速将试管进行振荡、混匀后，立即小心倾入已铺好底层琼脂（经37℃温育1h）的平皿内，并轻轻旋转平皿使新加入的琼脂液均匀平铺后，水平静置，待其凝固。于上述平皿中加入1∶30稀释的补体1.5ml，使其均匀覆盖在琼脂表面，于37℃孵育30min。

5. 结果观察 取出平皿，置于室温1h，肉眼可见溶血空斑。可用放大镜或解剖显微镜观察计数空斑数目。

（四）注意事项

1. 不同类型抗体活化补体的能力不同，对实验结果影响较大。因IgM类抗体为五聚体，活化补体经典途径的能力最强，故此实验（直接法）检测的主要是产生IgM类抗体的B细胞。而IgG、IgA活化补体的能力较弱，因而产生IgG、IgA的B淋巴细胞检测最好采用间接法。

2. 为便于观察，也可用联苯胺染液对琼脂糖平板进行染色后观察，联苯胺染色后，琼脂糖被染成蓝色背景，空斑区不着色。

三、抗体含量测定试验

（一）实验原理

B 淋巴细胞在特异性抗原、抗 Ig 抗体和（或）促有丝分裂原等激活后，可发生活化、增殖及产生特异性的抗体，介导机体的体液免疫应答。常见的抗原如绵羊红细胞（SRBC）、三硝基苯基（TNP）和布鲁氏菌（BA）或脂多糖（LPS）偶联成 TNP-BA 或 TNP-LPS。

（二）实验材料

纯化的小鼠脾脏初始 B 淋巴细胞，绵羊红细胞（SRBC），TNP-LPS ，10%FCS 的 RPMI1640 培养液等。

96 孔板，酶标仪等。

（三）实验流程

1. 纯化的无病原体小鼠脾脏初始 B 淋巴细胞。

2. 将纯化的初始 B 淋巴细胞使用 10%FCS 的 RPMI 1640 培养液调整细胞浓度为 1×10^7/ml，加入到 96 孔板中，每孔/100μl。

3. 对无菌抗原进行稀释，分别加入到 B 淋巴细胞培养体系中 [SRBC 加入的量为 0.01%～0.1%（*V*/*V*），TNP-LPS 的终浓度为 1～10μg/ml]，同步设置阴性对照孔。

4. 培养箱中培养 4～5 天，利用 ELISA 法测定抗体含量。

四、应用举例

例 1：河北省胸科医院感染性疾病科席素雅、商焕霞等人通过酶联免疫斑点等试验检测结核性胸腔积液患者 γ 干扰素（IFN-γ）释放试验（IGRA）阳性细胞的百分率。结果发现观察组胸腔积液 IGRA 阳性率为 81.14%，高于对照组的 30.00%（$P < 0.05$）。经 ROC 曲线分析，发现结核性胸腔积液 IL-27、IFN-γ、腺苷酸脱氨酶（ADA）水平及 IGRA 阳性率显著上升，对结核性胸腔积液有鉴别诊断意义。

资料来源：席素雅，商焕霞，贺向红，等 . IL-27、IFN-γ、IGRA、ADA 在结核性胸腔积液中的表达 [J]. 中华肺部疾病杂志（电子版），2023，16(5): 664-666.

例 2：研究人员托萨托（Tosato）等利用反向溶血空斑试验，测量了细胞群中存在的免疫球蛋白（Ig）分泌细胞的数量。使用该技术检测的细胞群体包括外周血单个核细胞或来自扁桃体等组织的细胞。首先制备蛋白 A 致敏绵羊红细胞（SRBC）、豚鼠补体和抗 Ig 抗体。然后将测试样本与 SRBC、补体和抗体结合并在适当的条件下孵育。最后对产生的斑块进行评分。

资料来源：Tosato G，Pike SE，Blaese M. Measurement of polyclonal immunoglobulin synthesis using the reverse plaque technique[J]. Curr Protoc Immunol，2001; Chapter 7.

第三节　吞噬细胞功能测定

吞噬细胞功能测定是对体内具有吞噬功能的细胞群（主要是单核/巨噬细胞和中性粒细胞）的功能状态进行评估的一种方法。吞噬细胞能够吞噬和消化外来病原体、细胞碎片和其他异物，在参与固有免疫应答与维持机体稳态中发挥重要作用。吞噬细胞功能测定主要包括吞噬细胞数量检测、趋化功能检测、吞噬和杀伤试验及黏附分子测定等。

一、中性粒细胞的功能测定

（一）实验原理

血液中的中性粒细胞（即小吞噬细胞）具有吞噬细菌等异物微粒的能力。在体外将新鲜血液和细菌混合，经适当时间孵育后涂片染色，在显微镜下可观察到被吞噬到中性粒细胞内但还未被消化的细菌，通过计算吞噬百分率和吞噬指数，可评价中性粒细胞吞噬细菌的能力。

（二）实验材料

香柏油、小试管、肝素（50U/ml）抗凝管、载玻片、注射器、1%碘伏消毒液、吸管、水浴箱或培养箱、瑞氏染液、PBS（pH6.8）等。

显微镜、采血针、采血管，恒温培养箱，水浴箱等。

（三）实验流程

1. 菌液制备 取表皮葡萄球菌18h肉汤培养物，以比浊法测定细菌浓度后，用生理盐水调整细菌浓度至6×10^9～9×10^9/ml，100℃ 15min杀死细菌，置于4℃保存备用。

2. 制备血液样本 用碘伏消毒手臂皮肤后，采静脉血2ml，收集于含肝素（50U/ml）的抗凝管中，轻轻混匀。

3. 孵育 将血液和菌液按体积比2:1的比例混合，轻柔混匀后，置于37℃培养箱或水浴箱中孵育20min，中间隔10min混匀一次。

4. 制作血涂片 用吸管轻轻吹打混匀“血液-细菌混合液”，取一小滴置于洁净的载玻片一端，用另一载玻片推成血涂片，空气中自然干燥。

5. 瑞氏染色 吸瑞氏染液数滴覆盖血膜，染色1min，再加等量PBS与染液混合，轻轻混匀，染色10～15min。倾去染液，斜持玻片，用蒸馏水冲洗玻片一端（用细水流将染液“漂”走），空气中自然干燥。

6. 结果观察

（1）油镜检查：先寻找中性粒细胞，观察胞质中有无被吞噬的细菌。如果染色正确，镜下可见吞噬细菌和中性粒细胞核（分叶）均染成紫色，中性粒细胞的胞质染成淡红色。

（2）计算吞噬百分率和吞噬指数：随机计数100个中性粒细胞，分别记录发生吞噬和未吞噬的白细胞数，对有吞噬作用的中性粒细胞，应同时记录所吞噬的细菌数，按下式计算吞噬率和吞噬指数。

$$吞噬率（\%）= 吞噬细菌的中性粒细胞数/100\times100\%$$

$$吞噬指数 = 100个中性粒细胞中吞噬的细菌总数/100$$

（四）注意事项

1. 涂片厚薄要合适，否则会影响计数。
2. 血膜必须充分干燥，否则在染色过程中易脱落。
3. 瑞氏染色过程中，染液不可过少，以防止蒸发干燥。注意勿使染液干涸。
4. 冲洗时应以流水将染液冲去，不可先倒掉染液，以免染料沉着于血膜上。
5. 越接近推片末梢，细胞数越多。计数时应取玻片前、中、后三段计数，以提高准确率。

二、巨噬细胞的功能测定

小鼠巨噬细胞吞噬功能试验（体外法）

（一）实验原理

巨噬细胞具有吞噬异物的功能，将巨噬细胞与被吞噬物（鸡红细胞、白念珠菌、表皮葡萄球菌等）共同温育，染色，在油镜下计数吞噬异物的巨噬细胞，计算吞噬百分率和吞噬指数，以此判断巨噬细胞的吞噬功能，评价机体的免疫状态。

（二）实验材料

1% 可溶性淀粉（100ml 蒸馏水中加入可溶性淀粉 1g，混匀后煮沸灭菌）。

碘酒、乙醇、生理盐水、10% 小牛血清 RPMI 1640 培养基、五水合柠檬酸钠（枸橼酸钠）、白色念珠菌、沙氏培养基；Alsever 液（2.05g 葡萄糖，0.42g NaCl，0.8g 五水合柠檬酸钠，0.55g 柠檬酸，加双蒸水到 100ml，加热溶解后过滤分装，8 磅高压灭菌，4℃保存）、1% 亚甲蓝溶液、吉姆萨染液、甲醇。

显微镜，离心机。

（三）实验流程

1. 小鼠巨噬细胞制备 实验前三天每只小鼠腹腔注射 1% 可溶性淀粉 1ml。实验时眼球放血、断颈椎处死小鼠，碘酒或乙醇消毒皮肤，剪开腹部皮肤，暴露腹膜，用镊子夹起腹膜剪开一小口（注意避开血管），用生理盐水（或 RPMI 1640 培养基）灌注腹腔，收集腹腔液于试管中（约 4ml），1500r/min，离心 10min，去上清液，沉积细胞用生理盐水（或 RPMI 1640 培养基）洗 2 次，离心转速、时间同上。沉积细胞用含 10% 小牛血清 RPMI 1640 培养基配成适当浓度的细胞悬液 [（1～2）$\times 10^6$/ml]，置于 4℃冰箱中保存备用。

2. 被吞噬物的制备

（1）鸡红细胞制备：从鸡翅下抽取静脉血，加入 5 倍量 Alsever 液，置于 4℃可以保存 1 个月。用前取适量鸡红细胞悬液，用 PBS 洗涤 2 次后配成 1% 的浓度备用。

（2）白念珠菌制备：将白念珠菌接种于沙氏培养基中，培养 48h，收集细菌，用适量生理盐水配成悬液，100℃，煮沸 30min 灭活，离心去掉上清液，再用 1% 亚甲蓝染色 30min，用生理盐水洗涤 2 次，用生理盐水配成 1×10^8/ml 菌悬液，4℃冰箱保存备用。

3. 孵育 取巨噬细胞 0.5ml 加 1% 鸡红细胞或 1×10^8/mL 白念珠菌悬液 0.5ml，置于 37℃温育 30min。

4. 涂片染色 取 2 滴混合液置玻片上加盖玻片，在高倍镜下观察计数，或离心 1000r/min，10min，取细胞沉淀混悬液制成涂片，用甲醇固定，吉姆萨染色、油镜观察计数。

5. 实验结果 随机计数 100 个巨噬细胞，同时计数巨噬细胞内的鸡红细胞或白色念珠菌总数。按以下公式计算吞噬率和吞噬指数。

吞噬率 %=（吞噬鸡红细胞的巨噬细胞数/100 个巨噬细胞）×100%

吞噬指数 %=100 个巨噬细胞中吞噬鸡红细胞或白色念珠菌总数/100 个巨噬细胞。

小鼠巨噬细胞吞噬功能试验（体内法）

（一）实验原理

巨噬细胞具有吞噬大颗粒异物的特性，通常选用鸡红细胞作为吞噬颗粒，将其注入小鼠腹腔中，小鼠腹腔中巨噬细胞则将鸡红细胞吞入。取小鼠腹腔液涂片、染色后可见鸡红细胞被吞噬的现象，计数 100 个吞噬细胞中吞噬鸡红细胞的细胞数可判断其吞噬功能。

（二）实验材料

1% 鸡红细胞悬液，小鼠，6% 可溶性淀粉肉汤培养液（100 ml 肉汤培养基中加入可溶性淀粉 6g，混匀后煮沸灭菌），瑞氏染液，解剖小器械一套，无菌注射器。

显微镜，离心机。

（三）实验流程

1. 试验前 3 天，于小鼠腹腔内注射 6% 可溶性淀粉肉汤培养液 1ml。

2. 试验当天于每只小鼠腹腔内注射 0.5ml 1% 鸡红细胞悬液，并轻揉腹部。

3. 注射后 30min，将小鼠处死，取腹腔液涂片并行瑞氏染色。

4. 油镜下观察涂片。镜下可见吞噬细胞细胞核呈蓝色，被吞噬的鸡红细胞胞质呈红色，而核则染成蓝色（鸡红细胞有细胞核）。计数 100 个吞噬细胞，并计算吞噬阳性细胞的百分率。

（四）注意事项

1. 小白鼠腹腔注射时，注意不要刺伤内脏。

2. 如小鼠腹腔液过少，可注入适量的生理盐水。

3. 被吞噬的鸡红细胞时间过长可被消化，时间过短则尚未被吞噬，因此须掌握好时间。

三、应用举例

例 1：上海市儿童医院/上海交通大学附属儿童医院检验科及消化科大夫夏敏等人应用中性粒细胞的功能测定等实验对 41 例中性粒细胞功能异常的患儿进行分析，以明确其发病和临床特点、指导疾病诊断和预后判断。以 DHR123 标记中性粒细胞，磷酸盐缓冲液（PBS）为对照，经佛波醇（PMA）刺激后，其百分比小于 90% 或刺激指数小于 100 定义为异常，每次测试均以正常儿童为对照。结果表明中性粒细胞功能异常患儿分布于各科室，临床几乎均出现反复、严重感染、预后差等特点，与慢性肉芽肿病高度相关，易漏诊，需基因检测进一步明确诊断。

资料来源：夏敏，郑月，许无恨，等 . 儿童中性粒细胞功能异常的临床特点研究 [J]. 中国实验诊断学，2021，25(6): 840-843.

例 2：杭州医学院保健食品研究所刘冬英等将 160 只无特定病原体 SFP 级 ICR 小鼠随机分为 4 个大组，每个大组设立不同的 3 个剂量组和 1 个阴性对照组，实验动物连续经口给予不同剂量免疫防御蛋白（IDP）30 天后，分别进行免疫脏器/体重比值测定、细胞免疫功能测定、体液免疫功能测定、单核-巨噬细胞功能测定及 NK 细胞活性测定。结果中、高剂量 IDP 组小鼠足跖肿胀度明显高于阴性对照组，显示 IDP 能增强绵羊红细胞诱导的迟发型变态反应；中、高剂量组小鼠腹腔巨噬细胞的吞噬百分率和吞噬指数均明显高于阴性对照组，显示 IDP 可增强巨噬细胞的吞噬能力。

资料来源：刘冬英，刘臻，张丽婧，等 . 免疫防御蛋白粉对小鼠免疫功能的影响 [J]. 食品安全质量检测学报，2021，12(5): 1945-1949.

第四节 树突状细胞功能检测

树突状细胞（dendritic cell，DC）是免疫系统中的重要组成部分，其功能涵盖了抗原提呈能力、表面分子表达、趋化因子受体表达以及免疫耐受诱导等多个方面。通过对 DC 功能的检测，可以更全面地了解树突状细胞在免疫反应中的作用和机制，为相关疾病的诊断和治疗提供有力的支持。

一、树突状细胞的分离诱导

（一）实验原理

磁性活化细胞分选法（MACS）从人外周血分离树突状细胞的基本原理是根据人树突状细胞表面表达的相对特异性表面标志，将包被了磁珠的抗体与淋巴组织、血液或非淋巴组织细胞悬液共孵育并置于磁场后，结合了相应抗体的细胞将留在分选柱中，脱离磁场后可分离得到相应的树突状细胞。

（二）实验材料

人单核细胞富集试剂盒、RPMI 1640 培养基（含 10%FBS）、重组人 IL-4（500U/ml）和 GM-CSF（500 U/ml）、CD3（T 细胞标志物）抗体、CD14（单核细胞标志物）抗体、CD209（单核细胞衍生树突状细胞 MoDCs 标志物）抗体、细胞培养箱、离心机、24 孔板等。

（三）实验流程

1. 无菌条件下用密度梯度离心法从全血中获得人外周血单个核细胞（PBMC）。

2. 磁珠分选法获得单核细胞：使用人单核细胞富集试剂盒 [如 EasySep（反选）或 CD14 MicroBeads（正选）] 富集获得单核细胞。富集得到的单核细胞可通过流式细胞术（CD3、CD14、CD19）检测其纯度。

3. 用培养基 RPMI 1640（含 10%FBS）调整富集的单核细胞浓度至 5×10^5 个/ml，铺于 24 孔板上，同时加入重组人 IL-4（500U/ml）和 GM-CSF（500U/ml），37℃，5%CO_2 培养箱中孵育 48h。

4. 培养板中的培养基进行半量换液，同时补充重组人 IL-4（500U/ml）和 GM-CSF（500U/ml），继续刺激 2 天。

5. 第 5 天，收获未成熟的树突状细胞，即单核细胞来源树突状细胞（MoDCs），用于下游实验。吸取培养板中细胞转移至离心管，对细胞进行计数，并用细胞活力染料和 CD3、CD14 和 CD209 的抗体对获得的 MoDCs 样品进行染色，检测其活性及分化情况。

6. 为获得完全成熟的 DC，通常可使用 LPS 或 TNF-α/IL-6/IL-1β/PGE_2 进一步刺激上述细胞，具体方案：用 LPS（0.5μg/ml）或 TNF-α（10ng/ml）、IL-6（10ng/ml）、IL-1β（10ng/ml）、PGE_2（1μmoL/L）刺激 24~48h。之后可使用流式细胞术（CD80、CD86）检测 DC 成熟情况。

（四）注意事项

1. 树突状细胞培养诱导时间一般以 7～10 天为宜，最长不能超过 2 周。诱导时间太短，大部分细胞可能没有完全分化，导致细胞不纯，影响实验结果。诱导时间过长，细胞不仅不会进一步分化成熟，反而可能引起细胞老化、死亡，还可能导致成纤维细胞等其他细胞生长，影响实验结果。

2. 换液时操作一定要轻柔，以免吸去培养板内贴壁的树突状细胞。

二、树突状细胞的表型检测

（一）实验原理

树突状细胞表型检测的基本原理是根据其表面分子表达谱，联合运用多种荧光素标记的单克隆抗体，通过流式细胞术的方式来检测和鉴定 DC 及其亚型。DC 主要表达的分子有 CD11c、MHC Ⅰ和 MHC Ⅱ类抗原，共刺激分子如 CD80、CD86 和 CD83，黏附分子如 ICAM-1、VCAM-1，趋化因子受体如 CCR6、CCR7 和 CXCR4 等。并且随着 DC 的成熟，CD80、CD83、人类白细胞抗原（HLA）-DR 表达明显增强。其中，CD83 的表达往往作为衡量人源 DC 成熟程度的一个重要指标。以上标志均可利用免疫荧光技术做 FACS 分析，来检测和鉴定 DC 及其成熟状态（亚型）的变化。

（二）实验材料

1. 待测细胞悬液，浓度为 2×10^7 个/ml。

2. 抗体 IgG 或 Fc 受体阻断试剂（即 CD16/32 抗体）。

3. PBS 缓冲液。

4. 荧光素标记的目的抗体（抗 CD83 单克隆抗体）及相应对照抗体。

5. 流式细胞仪。

（三）实验流程

1. 准备 3 支 1.5ml 离心管，每管中加入 2×10^7 个/ml 待测细胞悬液 50μl，做好标记。

2. 每管加入适量 IgG 或 Fc 受体阻断试剂（即 CD16/32 抗体），于 4℃孵育 10min。

3. 在其中两管分别加入同一种荧光素标记的目的抗体和相应对照抗体，避光，4℃孵育 15min。

4. 每管加入 1ml PBS，1500r/min 离心 3min 后迅速倒掉上清液，用手指轻弹管底，使细胞沉淀变松。

5. 每管加入 1ml PBS 后，移入流式检测专用试管中，4℃避光待检（可保存≤ 4h）。

6. 用流式细胞仪进行检测并分析结果。

（四）注意事项

1. 每管的细胞数量应大于 10^4 个。

2. 死细胞会非特异地结合抗体，操作中要注意减少死细胞的产生。若死细胞过多，可通过利用碘化丙啶（PI）或 7-氨基放线菌素 D（7-AAD）标记来排除死细胞的干扰。

3. 若标记结束后无法直接检测，可以用 2%～4% 多聚甲醛固定后置于 4℃冰箱内，于 1 周内检测。

三、树突状细胞的功能检测

（一）实验原理

树突状细胞吞噬功能检测的基本原理是 DC 在非成熟期具有较强的吞噬功能，而成熟 DC 的吞噬功能减弱，因而 DC 吞噬功能的变化通常可作为检测 DC 成熟程度的重要指标之一。

（二）实验材料

待测细胞悬液（浓度 2×10^7 个/ml），荧光素标记的大分子蛋白质，如 BSA-FITC，预冷 PBS。

流式细胞仪、离心机。

（三）实验流程

1. 准备 3 支 1.5ml 离心管，每管中加入 2×10^7 个/ml 待测细胞悬液 50μl，做好标记。

2. 在两管分别加入荧光素标记的大分子蛋白质（如 BSA-FITC）200 mg/ml，避光，将其中一管放入冰水混合物中，作为阴性对照，另外一管置于 37℃，孵育 3h。

3. 每管加入 1ml 预冷 PBS，1500r/min 离心 3min。迅速倒掉上清液后，手指轻弹管底，使细胞沉淀松散。

4. 每管加入 1ml PBS 后，移入流式检测专用试管中，4℃避光检测。

5. 流式细胞仪检测，分析各组 FITC 平均荧光强度来反映其吞噬功能的强弱。

四、应用举例

例 1：贵州中医药大学陈云志教授团队在探讨淫羊藿苷介导维生素 D 系统对 Dahl 盐敏感大鼠心肌重塑模型外周血树突状细胞（DC）表型及辅助性 T 细胞 17（Th17）/调节性 T 细胞（Treg）平衡影响的研究中，应用流式细胞术检测大鼠外周血 DC 表型及 Th17/Treg 细胞比例，应用实时荧光定量聚合酶链式反应（real-time PCR）和蛋白免疫印迹法分别检测大鼠外周血树突状细胞维生素 D 受体（VDR）、1α-羟化酶（CYP27B1）、24-羟化酶（CYP24A1）mRNA 及蛋白质表达。结果表明：淫羊藿苷可通过调控维生素 D 系统调节外周血树突状细胞表型及 Th17/Treg 细胞比例，从免疫平衡角度发挥改善心肌重塑的作用。

资料来源：李倩，周艳，陈雨佳，等 . 淫羊藿苷对 Dahl 盐敏感大鼠心肌重塑模型外周血树突状细胞及 Th17/Treg 平衡的影响 [J]. 中国实验方剂学杂志，2024，30(15): 46-55.

例 2：江西中医药大学刘荣华教授团队在研究补脾益肠丸调节树突状细胞（DC）炎性分化及紧密连接蛋白（TJ）表达缓解溃疡性结肠炎（UC）作用机制研究中，应用流式细胞术、ELISA 法分别检测脾脏不同表型 DC 及结肠炎性因子水平，免疫组化、qPCR 检测结肠 TJ 的蛋白质及基因表达水平。结果表明：补脾益肠丸能有效缓解 UC，其作用与抑制 DC 炎性分化及促进 TJs 表达紧密相关。

资料来源：肖秋萍，钟友宝，黄佳琦，等 . 补脾益肠丸抑制树突状细胞炎性分化及促进紧密连接蛋白表达治疗溃疡性结肠炎的作用机制 [J]. 中华中医药杂志，2024，39(5): 2204-2210.

第五节　自然杀伤细胞功能检测

自然杀伤细胞（natural killer cell，NK 细胞）是机体重要的免疫细胞，来源于骨髓淋巴样干细胞，其分化、发育依赖于骨髓及胸腺微环境，主要分布于骨髓、外周血、肝、脾、肺和淋巴结。NK 细胞的主要功能是杀伤病原体感染的细胞和肿瘤细胞，其机制主要是通过释放细胞毒性物质，如颗粒酶和穿孔素，来对靶细胞进行破坏。因此，准确测定 NK 细胞的活性对于理解其在免疫反应中的作用至关重要。

一、自然杀伤细胞的分离纯化

NK 细胞分离和纯化的基本原理是根据 NK 细胞的相对密度（1.052～1.077g/ml）、表型及生物学功能等特点，从人外周血以及小鼠脾脏单个核细胞中制备和分离。目前已建立了多种 NK 细胞的分离和纯化方法，主要包括 Percoll 密度梯度分离法、补体裂解法、免疫磁珠或流式细胞术分选等方法。采用何种分离技术，应根据实验目的要求选择，但总的原则是保证分离得到的细胞数量、纯度、活力能够达到实验要求，而且分离方法简便、经济、易行。下面以 Percoll 密度梯度分离法为例进行说明。

（一）实验原理

Percoll 是一种包有聚乙烯吡咯烷酮的硅胶颗粒，渗透压低（＜ 20mOsmol/kgH_2O），黏度小，形成的梯度非常稳定，可高达 1.3g/ml 密度。采用预先形成的密度梯度可在低离心力（200～1000g）于数分钟达到满意的细胞分离结果。由于梯度十分稳定，且 Percoll 不穿透生物膜，对细胞无毒害，因此广泛用于分离细胞。

（二）实验材料

1. 不同浓度 NaCl 溶液（8.5%、0.85%），10×PBS，1×PBS，10% FCS-RPMI 1640 培养液，抗 CD3、CD56、CD16 抗体。

2. Percoll 细胞分离液。

3. 离心机、混匀仪。

（三）实验流程

1. 不同浓度（密度）Percoll 溶液的制备　用 9 份 Percoll 与 1 份 8.5%NaCl 或 10×PBS 混合达到生理性渗透压 285mOsmol/（kgH_2O），然后用生理盐水（0.85%NaCl）或 1×PBS 稀释到所需的

不同浓度。

一般情况下需配制 8 种不同浓度的 Percoll 细胞分离液，范围为 40%～57.5%，每梯度相差 2.5%，即 57.5%、55%、52.5%、50%、47.5%、45%、42.5%、40%。

2. 分离外周血中的单个核细胞

（1）将不同密度的 Percoll 按照从高密度至低密度依次加入到 15ml 离心管中，每层 Percoll 悬液 1.2～1.5ml，注意不要打破不同浓度之间的界面。最后加入 1ml 细胞悬液于 Percoll 分层液的顶部（细胞浓度约为 1×10^8 细胞/ml），2000r/min，室温下离心 35min。在制备过程中一般用长针头注射器从高密度向低密度逐层放置，当相邻两层 Percoll 相对密度相差不大时，可将 Percoll 液放入注射器中，小针头斜面紧贴管壁，任其自然慢慢流下。

（2）NK 细胞位于 42.5% 与 45.0%Percoll 界面以及上下两层的 Percoll 液中，用滴管吸取 NK 细胞层到新的离心管中。当所要分离的细胞绝大部分在两层的界面时，可逐层去除 Percoll 液后收集界面部位的细胞；有时大部分细胞位于 Percoll 层中，则需逐层收集。

（3）收集含有 Percoll 液的细胞，用 PBS 清洗细胞，2000r/min，室温下离心 10min，重复 3 次。

（4）用 10% FCS-RPMI 1640 培养液重悬细胞，4℃保存，24h 之内使用。

（5）用荧光标记的抗 CD3、CD56 及 CD16 抗体标记细胞，流式细胞术测定细胞纯度。

（四）注意事项

1. 采用新鲜血液标本，抽取人外周静脉血及整个细胞分离过程要注意无菌操作。

2. 分离操作应在 18～20℃进行。操作全程应尽可能在短时间内完成，以保持细胞活力。

3. 人体血液标本有潜在的生物安全性问题，需注意实验防护。

4. 样品体积和细胞浓度根据不同细胞而异，一般加样体积不宜过大，细胞浓度也不可过高，否则会影响细胞的分离和回收。

5. 由于多层 Percoll 之间密度差别不大，因此离心机加速、降速时要慢且平稳，以保持清晰稳定的界面。

二、自然杀伤细胞的活性测定

NK 细胞活性测定的原理主要是基于 NK 细胞对特定标记的靶细胞的杀伤能力。在实验中，通常使用两种细胞：一种是 NK 细胞，即效应细胞；另一种靶细胞，检测人 NK 细胞活性常用的靶细胞为体外传代培养的人慢性髓系白血病细胞株 K562 细胞。检测小鼠 NK 细胞活性常用的靶细胞为小鼠淋巴瘤细胞株 YAC-1 细胞。通过观察 NK 细胞对靶细胞的杀伤情况，可以评估 NK 细胞的活性。体外 NK 细胞活性测定常用的方法有形态学方法、同位素释放法、酶释放法、特异性荧光染料释放法及流式细胞术分析法等，下面以靶细胞羧基荧光素二乙酸盐琥珀酰亚胺酯（CFSE）标记的流式细胞术分析法、乳酸脱氢酶释放法为例进行说明。

靶细胞 CFSE 标记的流式细胞术分析法

（一）实验原理

CFSE 是一种可对活细胞进行标记的荧光染料，可自由穿透细胞膜，进入细胞内被酯酶转化成带负电荷的 CFSE，并释放荧光。碘化丙啶（PI）可与损伤或死亡细胞胞质内的 DNA 结合。例如，效应细胞与靶细胞混合前，先用 CFSE 标记靶细胞，效应细胞与靶细胞作用后再用 PI 染色，即可严格区分靶细胞被杀伤的情况，即 $CFSE^+PI^+$ 双阳性细胞为被杀伤并死亡的靶细胞，通过流式细胞术即可准确测定靶细胞的死亡情况，从而测定效应细胞的杀伤活性。

（二）实验材料

含15%FCS的RPMI 1640培养液、胎牛血清，分离的人PBMC或小鼠脾细胞悬液，K562细胞，PBS，CFSE，PI染料，1%多聚甲醛，96孔U形细胞培养板。

离心机、显微镜、CO_2培养箱等。

（三）实验流程

1. 效应细胞的制备 常规方法分离人PBMC，洗涤并用含15% FCS的RPMI 1640培养液悬浮，计数后调整细胞浓度至1×10^7/ml，备用。

2. 靶细胞的制备 取培养24～48h的K562细胞，室温1500r/min，离心10min，用PBS洗涤2次。用PBS重悬细胞，调整细胞浓度为1×10^7/ml，每毫升体积加入2μl CFSE（0.5mmol/L），37℃孵育10min，期间轻轻颠倒混匀2次。孵育后，室温1500r/min离心10min，用PBS洗涤2次，备用。

3. 效-靶细胞作用

（1）分别计数及收集NK细胞、CFSE标记的K562细胞，用NK细胞培养基重悬至1×10^7/ml。设立空白对照（仅加未标记的K562细胞）、阴性对照（仅加CFSE标记的K562细胞，用于检测靶细胞自发裂解）及实验组（NK细胞及CFSE标记的K562细胞），各3孔。

（2）用96孔“U”形细胞培养板，在空白对照、阴性对照孔中分别加入50μl相应的细胞（0.5×10^6）。设效靶比为10∶1，实验组加入100μl NK细胞（1×10^6）和10μl CFSE标记的K562细胞（1×10^5）。各孔用NK细胞培养基加至每孔200μl。置37℃、5%CO_2温箱中培养6h。

4. 结果测定和分析

（1）收集细胞至流式检测管，1500r/min离心5min，去上清，用1×PBS清洗3遍，加入1×PBS 300μl重悬细胞。

（2）在实验孔中加入5μl PI染料，暗室孵育30min，1500r/min离心5min，去上清液，用1×PBS清洗3遍，1%多聚甲醛固定，FACS测定。

（3）CFSE/PI可有效标记各细胞群为$CFSE^+$ PI^-、$CFSE^+$ PI^+、$CFSE^-$ PI^+、$CFSE^-$ PI^- 4个组群，其中$CFSE^+$ PI^-为未被杀伤的存活靶细胞，$CFSE^+$ PI^+为被杀伤已死亡的靶细胞，$CFSE^-$ PI^+为培养过程中死亡的效应细胞，$CFSE^-$ PI^-为存活的效应细胞，通过流式分析软件计算$CFSE^+$ PI^+被杀伤靶细胞的百分率。

（四）注意事项

1. 在一定范围内，NK细胞活性与效靶比值成正比，一般效靶比值应小于100∶1。
2. 检测需要设立空白对照、阴性对照，以判断结果的准确性。
3. 最佳CFSE使用浓度，需要预实验确定。

乳酸脱氢酶酶释放法

（一）实验原理

乳酸脱氢酶（LDH）在胞质内含量丰富，正常时不能通过细胞膜，当细胞受损伤或死亡时，细胞膜通透性发生改变，LDH可释放到细胞外。释放出的LDH在培养基上清液中。LDH在催化乳酸生成丙酮酸的过程中，使氧化型辅酶Ⅰ（NAD^+）变成还原型辅酶Ⅰ（$NADH_2$），后者再通过递氢体——吩嗪二甲酯硫酸盐（PMS）还原碘硝基氯化氮唑蓝（INT）或硝基氯化四氮唑蓝（NBT）形成有色的甲臜类化合物。甲臜类化合物的形成量与裂解的细胞数成正比，并在490nm或570nm波长下产生吸收峰，利用读取的OD值，经过计算即可得NK细胞活性。

（二）实验材料

乳酸脱氢酶（LDH），含15%FCS的RPMI 1640培养液，NP-40裂解液，淋巴细胞分层液，Hanks液（pH 7.2～7.4）等。

酶标仪、CO_2培养箱、48孔细胞培养板等。

（三）实验流程

1. LDH底物溶液的配制　取NBT 4mg，氧化型辅酶Ⅰ 10mg，PMS 1mg，加蒸馏水2ml溶解，混匀后取上液1.6ml加1mol/L乳酸钠0.4ml，然后加入0.1mol/L pH 7.4 PBS至10ml。

2. 制备靶细胞　取培养24～48h的靶细胞K562细胞或小鼠淋巴瘤细胞株YAC-1细胞，洗涤3次，最后用含15%FCS的RPMI 1640培养液调整细胞浓度至1×10^5/ml，备用。

3. 制备效应细胞　常规方法分离人PBMC或小鼠脾细胞，洗涤3次，最后用含15%FCS的RPMI 1640培养液调整细胞浓度至1×10^7/ml。

4. 效-靶细胞作用　将效应细胞和靶细胞各0.1ml（E/T=100∶1）加入48孔细胞培养板，每份标本设3个复孔，同时设靶细胞自然释放对照组和最大释放对照组（靶细胞0.1ml+1%NP-40裂解液0.1ml），1000r/min低速离心2min后，置37℃、5%CO_2温箱中孵育2h。

5. 酶促反应　取出培养物，吸取各孔上清液0.1ml于另一培养板孔中，置于37℃预温10min，每孔加入新鲜配制的LDH底物溶液0.1ml，室温避光反应10～15min。每孔加入1mol/L柠檬酸终止液30μl，以终止酶促反应。

6. 结果测定和分析　用酶标仪在570nm波长下读取各孔OD值，并计算NK细胞活性，正常参考值为22.94%～46.94%。计算公式

NK细胞活性（%）=（实验组OD值－自然释放组OD值）/
（最大释放组OD值－自然释放组OD值）×100%

（四）注意事项

1. 样品准备好后尽量当天完成测定。冷冻会使样品中部分LDH失活，于4℃可放置2～3天。
2. 由于血清含有LDH，建议血清的使用浓度不要超过1%，并最好使用热灭活血清。如果一定需要使用10%血清，在检测时一定要设置没有细胞，但加入了相同体积培养液的对照孔，以用于消除背景。
3. 细胞过度生长、密度过高、离心速度过大、培养箱内外温差过大，都会造成细胞释放LDH增加。
4. 操作过程中避免气泡的出现，气泡会影响吸光值读数。
5. 吸取细胞时需温和操作，力度过大会造成自发性LDH释放，影响读数。

三、应用举例

例1：上海交通大学基础医学院免疫学与微生物学系沈蕾教授团队在探究结直肠癌（colorectal cancer，CRC）患者肿瘤组织中免疫微环境的组成时，运用流式细胞术检测肿瘤组织和癌旁组织中NK细胞表面活化分子的表达情况，包括CD16、CD27、CD69、晚期活化标志人类白细胞抗原-DR（human leukocyte antigen-DR，HLA-DR）、细胞耗竭标志T细胞免疫球蛋白与黏蛋白结构域3（T cell immunoglobulin domain and mucin domain-3，TIM-3）以及CD38分子在NK细胞上的表达水平，结果表明：CRC患者肿瘤组织中NK细胞浸润减少，早期分化状态的CD38highNK细胞亚群下降，分泌细胞因子的能力下降并呈现耗竭表型。这些结果提示NK细胞在CRC中功能受损，介导的抗肿瘤免疫应答下降。

资料来源：冯昫皎，刘健悦，戚炀炀，等. 结直肠癌中自然杀伤细胞表型及功能初探[J]. 上海

交通大学学报（医学版），2024，44(6): 713-722.

例 2：贵州医科大学余芳教授团队在探究利妥昔单抗对多发性硬化症（MS）复发期患者外周血 NK 细胞功能时，建立 PBMC 与人慢性髓源白血病细胞系 K562 细胞直接接触共培养体系，应用流式细胞术检测利妥昔单抗处理后 NK 细胞抗体依赖细胞介导细胞毒性作用（ADCC）的效应因子释放。结果表明：利妥昔单抗可诱导 MS 复发期患者 B 淋巴细胞及 NK 细胞比例下调，但对 NK 细胞的活化及其 ADCC 功能无明显影响。

资料来源：何菁菁，晏世荣，吴通前，等 . 利妥昔单抗对多发性硬化症复发期患者外周血 NK 细胞功能 [J]. 贵州医科大学学报，2024，49(5): 691-696.

（梁锦屏）

第十三章　流式细胞术

流式细胞术（flow cytometry，FCM）是通过采集激光照射细胞或其他生物颗粒后的散射光与荧光信号，检测直线流动状态中单个细胞或生物颗粒的多项物理与生物学特性，并加以分析及定量的技术。FCM 能够快速且准确地对待测细胞与颗粒进行多参数的测定，包括大小、胞内颗粒度、胞膜及胞内抗原表达、DNA 和 RNA 含量等，广泛应用于细胞生物学、分子生物学、免疫学、肿瘤学、药学等多种学科研究。流式细胞术分为流式分析技术与流式分选技术，本章主要对流式分析技术进行介绍。

第一节　工作原理与基本特点

一、工作原理

流式细胞术的基本原理是在流式细胞仪中使用特定波长的激光束照射液流系统中的细胞，以不同的接收器检测产生的多重光信号，并将光信号转换为电子信号，获得反映细胞理化特性的数据。流式细胞术的实现主要依赖于流式细胞仪，分析型流式细胞仪主要由液流系统、光学系统、电子系统三大主要部分构成。液流系统能够使样本中的单细胞悬液形成束流，并驱动其流动通过光学系统；在光学系统中，处于液流内的细胞被流动聚焦于光源中心处接受激光照射，细胞本身能使激光束发生散射，同时细胞上标记的荧光素能够在激光束的激发下发射荧光，这些荧光信号经不同波长的滤光片过滤后被探测器检测；最后这些光信号被转化为电子数字信号输出到终端（图 13-1）。

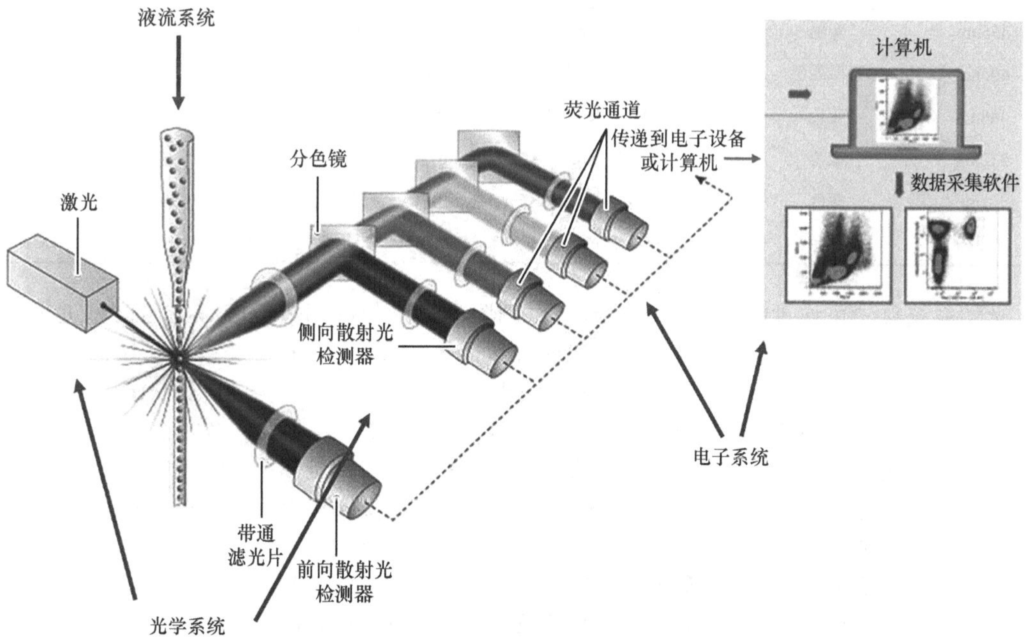

图 13-1　流式细胞仪基本组成系统

1. 液流系统　液流系统主要依赖鞘液形成高速液流，在检测启动后鞘液包裹样品悬液并驱动其高速流动，形成单细胞液流（图 13-2）。鞘液最主要的作用有以下几点：首先，流式细胞术检测的样本为活细胞，鞘液可保证待测细胞维持一定的活性；其次，鞘液能将样本单细胞约束于管路中心位置，提高检测的精确度；最后，高速的鞘液流能够在一定程度上避免检测通路的堵塞。不同的流式细胞仪的鞘液各不相同，但其基本特征通常为等渗溶液，以此保障鞘液中细胞的生理状态。不过进行流式分析实验时，样本检测完后即被废弃，检测过程通常不会很久，并且检测时鞘液仅包裹样品悬液，不直接影响细胞状态。PBS 虽能维持细胞渗透压，但其中盐类成分含量高，容易在仪器管路中形成结晶堵塞管路，故不推荐使用 PBS 代替鞘液。分析时，激光照射在液流内单个细胞上，逐一对每个细胞进行检测，流速越快，细胞经过激光束的速度也越快，因此流速的高低决定了单位时间内可检测的细胞个数，也决定了检测时间的长短。但是实际检测时流速并非是越快越好，对某些实验而言，流速过快会影响检测的精准度，造成实验结果的偏差，因此流速的选择应根据不同的实验需求来确定。

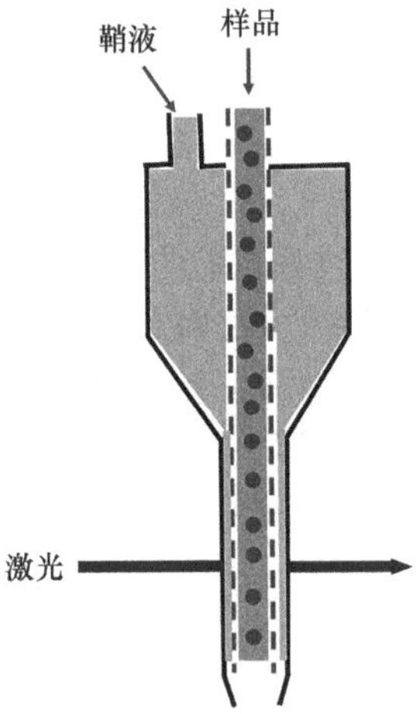

图 13-2 液流系统示意图

2. 光学系统 光学系统是流式细胞仪最重要的组成部分，是流式细胞仪实现检测功能的核心部件，主要由激光器和滤光片及检测器构成。激光器的主要作用是发射出特定波长的激光束，通常根据其发射激光的波长进行分类。不同品牌、型号的流式细胞仪配置的激光器有所差异，目前常见的激光器有如下几种：355nm 激光器、405nm 激光器、488nm 激光器、532nm 激光器、561nm 激光器、638nm 激光器（表 13-1）。激光器激发的荧光素并不是唯一的，有些荧光素可同时被 2 种波长的激发光激发，如 PE/Cy5、PE/Cy5.5 及 PE 等可同时被 488nm 和 561nm 的激光激发，因此，可根据实验需要选择合适的配色方案。

表 13-1 常用激光器

激光器波长	颜色	常用通道分配
355nm	紫色	DAPI，Hoechst，LIVE/DEAD Blue，PI
405nm	紫罗兰色	eFluor 450，BV421，V500，BV510，BV605，BV650
488nm	蓝色	FITC，Alexa Fluor 488，CFSE，7-AAD，PE/Cy5，PE/Cy5.5
532nm	绿色	PE，PI，mCherry，dTomato
561nm	黄色	PE，PI，Alexa Fluor 546，PE/Cy5，PE/Cy5.5，Percp
638nm	红色	APC，Alexa Fluor 647，eFluor 660，Alexa Fluor 700，Alexa Fluor 680，APC-Cy7

光学系统首先可通过收集散射光信号，对细胞的大小与内部颗粒度等物理信息进行检测。散射光信号根据角度不同可分为前向角散射光（forward scatter，FSC）和侧向角散射光（side scatter，SSC），前向角散射光可以反映细胞的大小信息，侧向角散射光可以反映细胞内部的颗粒度信息（图 13-3）。如果样本中含有细胞大小差异较大的 2 种以上细胞，可直接依据 FSC 和 SSC 信号将不同细胞区分开，如外周血样本中的中性粒细胞、单核细胞和淋巴细胞即可直接据此分离开；在单一细胞的检测实验中，FSC 和 SSC 信号通常用于区分活细胞与死细胞及细胞碎片。较活细胞而言，死细胞和细胞碎片内部颗粒度及大小均较小（图 13-4）。

样本在激发光作用下产生的多种荧光信号，需要通过不同的滤光片实现分离，再由不同波长荧光通道的接收器检测。滤光片通常分为长通滤光片（long-pass filter，LP）、短通滤光片（short-pass filter，SL）和带通滤光片（band-pass filter，BP）3 种类型。长通滤光片指的是波长大于滤光片特定波长的光可以通过，波长小于滤光片波长的光则被反射，如 LP500 滤光片，只允许 500nm 以上的光通过，500nm 以下的光被反射回。短通滤光片则与长通滤光片相反，只允许特定波长以

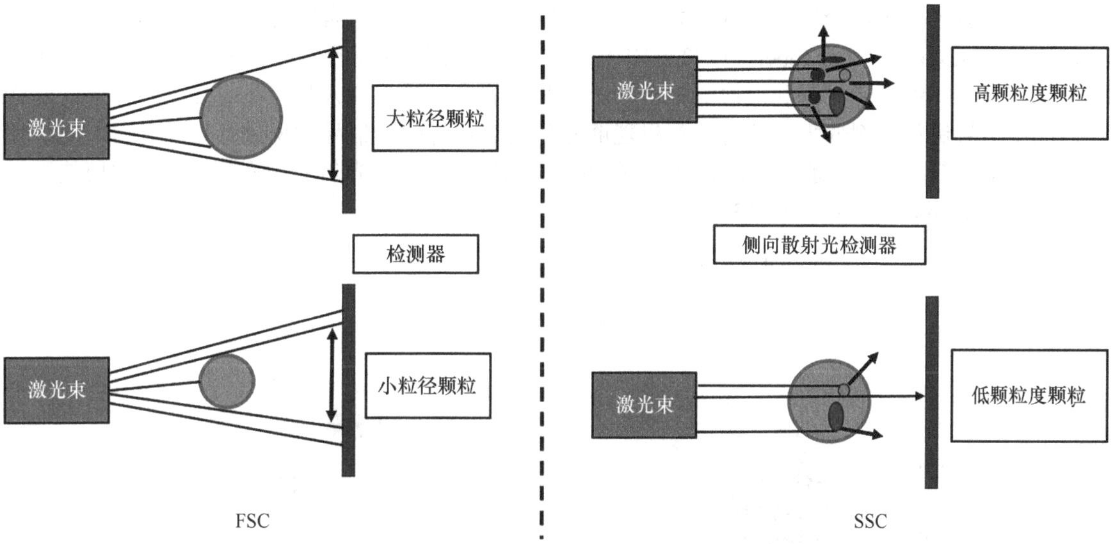

图 13-3 FSC 与 SSC 信号示意图

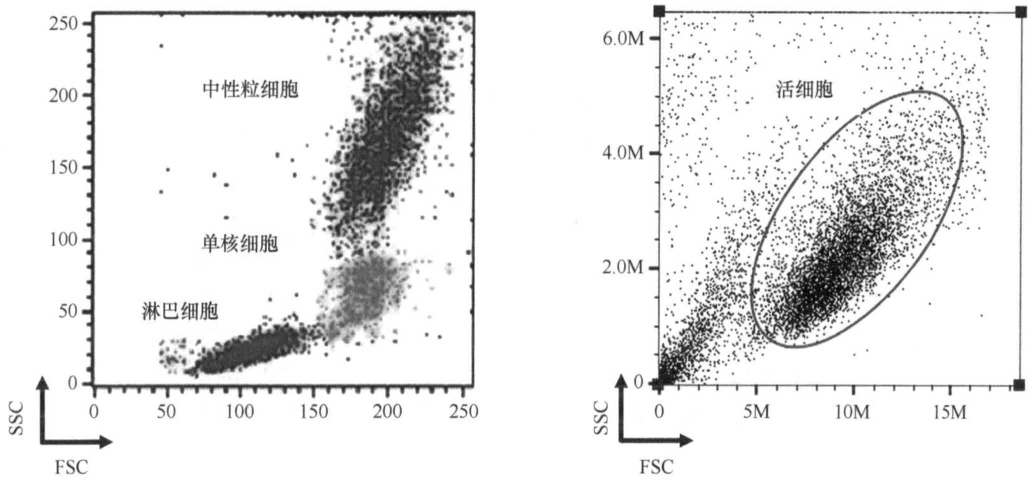

图 13-4 依据 FSC 与 SSC 信号区分不同类型细胞

下的光通过，特定波长以上的光会被反射，如 SP500 滤光片，只允许小于 500nm 的光通过滤光片，而大于 500nm 的光被反射。带通滤光片则是允许特定波长范围内的光通过，其他光均被反射，如 BP500/40 滤光片可允许 500nm 前后各跨度 20nm（480～520nm）波长范围的光通过，大于 520nm 和小于 480nm 的光均被反射（图 13-5）。一般在流式细胞仪内会有多个检测器，不同检测器间会设置不同的波长范围的滤光片及反光镜，从而实现对不同波长荧光的分离与收集检测。

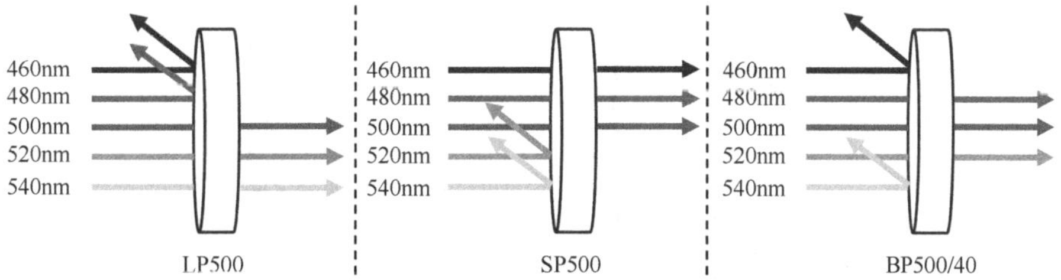

图 13-5 3 种滤光片过滤光线示意图

3. 电子系统 电子系统的功能是在光学系统检测到荧光信号后，将这些光信号转变为电信号，并经过信号放大后传输给计算机进行处理，最后以特定形式呈现给实验者。这个过程首先需要光电倍增管（photomultiplier tuber，PMT）将不同通道检测器检测到的光信号进行转化，使其成为电信号。同时，由于流式细胞仪检测单个细胞所获得的信号并不会太强，还需要光电倍增管对转化后的电信号进行比例放大，使得计算机能够有效地对获得的电信号数据进行处理分析。FSC 和 SSC 信号变异范围小，一般使用线性放大（linear，lin）即可；荧光信号的变异较大，需要使用对数放大（logarithmic，log）（图 13-6）。

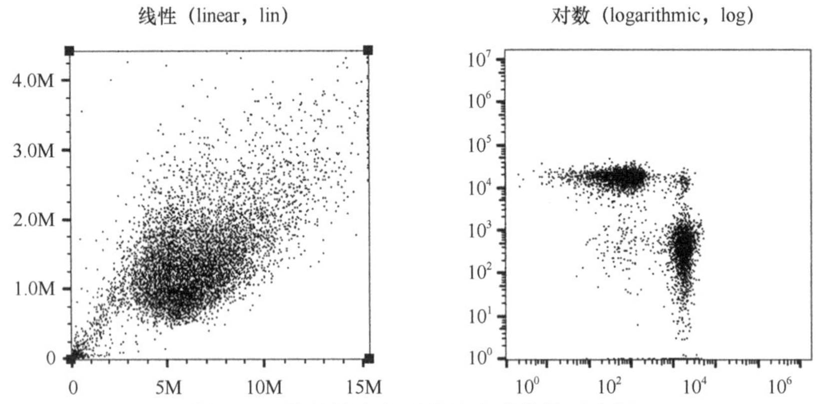

图 13-6　线性放大和对数放大的数据示意图

计算机对转化后的电信号处理后，会将结果以不同通道、不同类型流式图的方式呈现出来。其中通道的概念对于理解及使用流式细胞技术而言是非常重要的。无论何种流式细胞仪，最基本的 2 个通道为前面介绍过的 FSC（前向角散射光通道）和 SSC（侧向角散射光通道），它们可提供样品中细胞最基本的物理信息。此外，不同型号配置的流式细胞仪会有数量不等的荧光通道，通常以 FL*n*（*n* = 1，2，3，4，5，6…）的方式命名，目前一些配置高的流式细胞仪可达到 20 余个荧光通道。但需要注意的是，由于厂家、型号、配置的不同，不同的流式细胞仪之间，同一个通道所对应的实际荧光通道是不同的。例如，某型号流式细胞仪一共有 4 个荧光通道，FL4 通道对应的是 640nm 激光器激发的波长 660nm 左右的荧光；而另一型号流式细胞仪共有 16 个荧光通道，FL4 通道对应的是 561nm 激光器激发的波长 585nm 左右的荧光。因此，在进行流式细胞术检测时，具体选择哪个荧光通道应当根据实际的仪器型号配置来确定。

每个荧光通道接收到的光信号会以电子脉冲波的方式被计算机接收分析，根据脉冲波的特性，有 3 个参数的呈现方式：高度 *H*（hight），宽度 *W*（width）和面积 *A*（area）（图 13-7）。参数 *A*

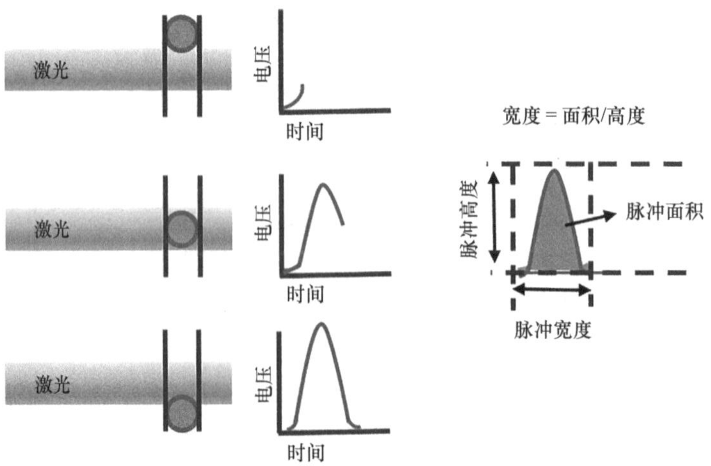

图 13-7　通道参数 *H*、*W* 和 *A* 代表意义

相比较 H 和 W 而言，更能够准确地反映数据真实情况，因此一般情况下推荐选择参数 A 来进行数据处理。最后计算机会将处理后的数据在流式细胞仪对应的软件中呈现，研究人员可进一步对这些数据进行分析。

二、基本特点

流式细胞术可在细胞分子水平上实现多指标的快速定量分析，具有多参数、高速检测的特点。目前流式细胞仪的检测速度可达到＞10 000 颗粒/秒，能够在短时间内对大数量级的细胞进行检测分析。同时，每个细胞上能够同时获取多个参数信息，包括 FSC 和 SSC 信息和各项荧光通道信息。例如，单次实验中，可依据所用流式细胞仪的配置，同时对多个目的指标进行不同荧光素偶联抗体标记，实现多指标同时检测，能够全面直观地显示多指标结果，并且其获得的结果精度高、准确性好。流式细胞术还可以对混合细胞样本中的不同亚群分别进行计数，对样本细胞或其中某特定细胞亚群的检测指标进行定量分析。

流式细胞术的另一优势是能直接分析活细胞上的各项数据指标，如膜表面蛋白表达等，相对于其他分子生物学检测手段，能更准确地反映细胞正常生理状态下的情况。随着技术的不断发展，可检测分子逐步由细胞膜表面分子发展到胞内分子，进而发展到细胞分泌的细胞因子等小分子检测，使其适用范围得到进一步的扩展。

通常流式细胞仪可检测的微粒多为粒径在微米级的各类细胞，但目前随着技术的进步与科研需求的深入，能够检测纳米尺度生物颗粒（7～1000nm）的流式细胞仪也逐渐面市，可检测纳米级微小生物颗粒的各项理化特性，如细胞外囊泡（extracellular vesicles，EVs）、纳米药物、疫苗/病毒、细菌、亚细胞器等，进一步拓展了流式细胞术的适用范围。

第二节　流式细胞术的操作要点

一、样本制备

1. 悬浮细胞与贴壁细胞样本　悬浮细胞的样本制备最为简单，直接将细胞收集于离心管中，通过离心弃去上清液，将细胞沉淀用 PBS 或抗体孵育液重悬于小体积离心管（如 1.5ml 的 Eppendorf 离心管）中，按照抗体说明书推荐用量，加入荧光素偶联的流式抗体，一般在低温（4℃或冰上）状态下进行避光孵育。孵育完成后使用 PBS 或清洗液洗去多余未结合的抗体，将细胞重悬于流式管中，即可用于上机检测。

贴壁细胞样本制备应该先消化、离心、去上清液，将消化后的细胞重悬，使用移液枪吹散为单细胞悬液即可。对于易聚团难吹散的细胞，可加入少量 0.05%EDTA 降低细胞间的黏附作用，使用 40μm 及 70μm 的滤网将细胞团去除。部分黏性较大的细胞样本还需要加入少量 DNA 酶。消化过程中需注意避免消化过度，以免对结果产生影响。悬浮细胞与贴壁细胞的简要样本制备流程如下所示（图 13-8）。

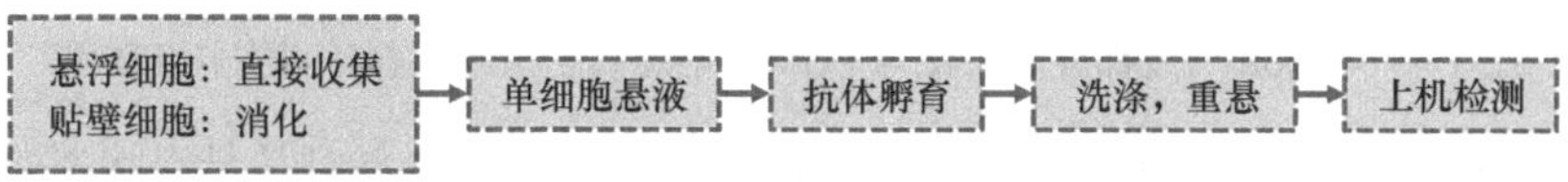

图 13-8　悬浮细胞与贴壁细胞样本制备示意图

2. 外周血样本　根据研究的目标细胞，外周血样本的前处理方法有所不同。外周血中包括红细胞、多核白细胞和外周血单个核细胞（peripheral blood mononuclear cell，PBMC），而 PBMC 中主要为 T 淋巴细胞、B 淋巴细胞、NK 细胞和单核细胞。其中红细胞和多核白细胞密度较大，约为 1.090，PBMC 密度为 1.075～1.090，血小板密度较小，为 1.030～1.035。因此可使用密度梯度离心法分离目标细胞。需要分离外周血中 PBMC 时，最常用的分离方法为 Ficoll 密度梯度离心法和 Percoll 不连续密度梯度沉淀法。然而，这两种方法会同时去除外周血中的粒细胞，若需要中性粒细胞与白细胞作为目标细胞时，则不能使用该方法，直接使用红细胞裂解液去除红细胞即可。

Ficoll 密度梯度离心法的操作步骤为：

（1）获取抗凝全血，加入 PBS 稀释，稀释倍数一般为 2～4 倍。

（2）根据稀释后外周血样本的体积，以 1∶1 的比例在空离心管中加入 Ficoll 分离液。将稀释后的外周血样本缓慢的加入离心管中 Ficoll 分离液的上层，加样过程一定要注意缓慢轻柔，避免样本与 Ficoll 分离液互相混合。

（3）于水平离心机中以 400*g* 离心力离心 30min。

（4）离心后液体分为四层，从上到下分别是血浆、PBMC、Ficoll 液、红细胞和粒细胞，中间白色膜状层即为 PBMC（图 13-9）。

（5）吸取 PBMC，使用 PBS 洗涤 1～3 遍，直至不含血小板为止，洗涤完成后使用 PBS 重悬即可用于后续抗体孵育染色。

Percoll 不连续密度梯度沉淀法的操作步骤为：

（1）将 Percoll 原液与 8.5% NaCl 按照 9∶1 的比例混合，再使用 0.85%NaCl 或 PBS 将前述配制好的 Percoll 溶液稀释至下列浓度（表 13-2）。

表 13-2　Percoll 梯度溶液浓度与相对密度关系

Percoll 浓度（%）	70	60	50	40	30	20
相对密度（g/ml）	1.090	1.077	1.067	1.056	1.043	1.031

（2）在试管中密度由高到低逐层加入不同浓度的 Percoll 溶液，加液时应当小心缓慢加入，避免影响 Percoll 溶液的分层。

（3）在 Percoll 梯度溶液顶部，缓慢加入外周血样本，使其平铺于 Percoll 溶液上层。

（4）放入离心机中以 400*g* 离心力离心 20～25min。

（5）根据不同细胞的密度，在离心后的 Percoll 梯度溶液中收集出相应的细胞（图 13-9），使用 PBS 洗涤 1～3 遍后即可用于后续抗体孵育染色。

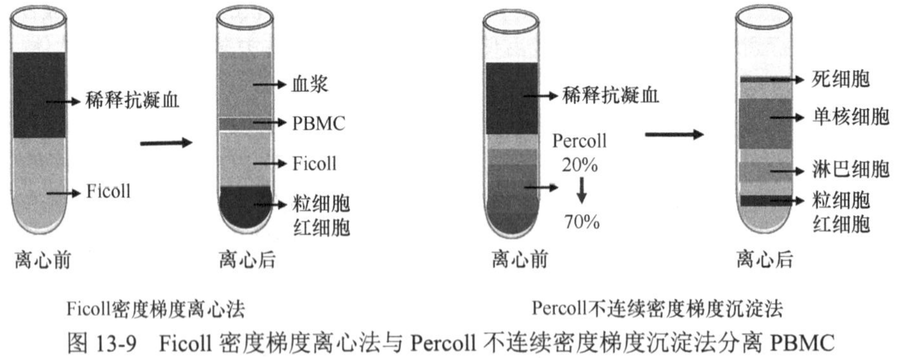

图 13-9　Ficoll 密度梯度离心法与 Percoll 不连续密度梯度沉淀法分离 PBMC

3. 组织与器官样本　流式细胞术最主要的研究对象为活细胞，并且是悬浮状态的单细胞悬液，不能直接检测组织及器官中的细胞团，所以必须先将新鲜获得的器官或组织制备成为单细胞悬液，才能进一步使用荧光素偶联的流式抗体进行检测。对于实质性的组织与器官，常用的前处理方法有物理处理法、酶解消化法、物理处理 + 酶解消化法。单独的物理处理或酶解消化都难以达到最佳的单细胞悬液制备效果，因此实际操作中多使用二者结合的手段，先使用物理方法将组织预处理，再使用酶进行消化，最后消化后的组织或器官再使用研磨棒研磨均匀，成为单细胞悬液。

物理处理法指使用物理手段对样本进行机械处理，常用的处理手段包括剪碎、网搓、研磨 3

种方式。

（1）剪碎：将组织或脏器用无菌 PBS 或无血清培养基冲洗干净，置于细胞培养皿、培养板等平皿状容器中。使用眼科剪将组织或脏器剪成 $1mm^3$ 左右的小碎块，再使用研磨工具（如研磨棒等）将碎块碾磨至匀浆状。加入适量无菌 PBS 或无血清培养基稀释匀浆，过 200～300 目滤网后离心收集细胞。

（2）网搓：在细胞培养板、培养皿等类似容器上方固定放置 300 目左右滤网，将剪碎后的组织或器官置于其上，使用研磨棒于滤网上轻轻研磨组织或器官碎块，使其碎裂通过滤网，收集下方细胞悬液。

（3）研磨：将组织或器官剪碎后放入组织研磨器中，启动仪器将其研磨呈匀浆状。使用 PBS 冲洗研磨器收集研磨后的细胞悬液，过 200～300 目滤网后离心收集细胞。

实体组织和器官内含有较多的结缔组织，使得细胞间连接紧密，使用蛋白酶对组织或器官进行解离消化，能使组织和器官更容易被制备为单细胞悬液。胶原蛋白酶是实体组织酶解消化法中最常用的一类蛋白水解酶，主要分为 4 型，分别适用于不同类型的组织或器官（表 13-3）。除了胶原蛋白酶，常用的处理酶还包括 DNA 酶（DNase）、透明质酸酶等，对于不同的组织或器官，可根据其特点选择不同的酶联合使用，以获得最佳的消化效果。

表 13-3　不同胶原蛋白酶特点与适用范围

胶原蛋白酶	特点	适用组织或器官
Ⅰ型	各种酶成分均衡	常用于消化上皮组织、肝、肺、肾上腺、脂肪等，适用于消化制备淋巴细胞
Ⅱ型	梭菌肽酶 A 含量较高	常用于消化心脏、骨骼、肌肉、甲状腺等组织
Ⅲ型	低蛋白水解酶活性	适用于消化乳腺组织
Ⅳ型	低胰酶活性、多种蛋白酶成分	能消化多种组织，适用用于消化胰岛细胞及制备对细胞表面受体完整性要求较高的实验样本

将组织或器官剪碎后加入合适的胶原蛋白酶、DNase、透明质酸酶等，置于 37℃条件下消化，依据组织或脏器类型选择合适的消化时间，通常为 0.5～3h 不等。消化完成后使用研磨工具直接研磨成细胞匀浆，加入适量 PBS 或无血清培养基后用 200～300 目滤网过滤，根据需要决定是否进行红细胞裂解操作，离心洗涤后对细胞沉淀进行重悬，即可用于后续抗体孵育和检测。

如果研究对象是骨髓细胞的话，则不需要对骨髓进行剪碎、消化等处理，直接将髓内的细胞冲洗出来即可，简要步骤如下。

（1）分离小鼠的股骨或胫骨，在两端开口，使用注射器吸取无血清培养基，反复冲洗骨髓腔。

（2）使用移液枪反复吹打冲洗液，使骨髓细胞分离成为单细胞，离心收集获得的骨髓细胞。

（3）使用红细胞裂解液对获得的骨髓细胞中含有的红细胞进行裂解，离心去除含红细胞碎片的上清液，细胞沉淀重悬后即可进行荧光素偶联抗体的孵育，以及后续流式细胞仪检测。

二、流式抗体的选择与多色配色

流式细胞术通过接收荧光信号来反映待测细胞的各项指标信息，而这些荧光信号来自与细胞上待测分子结合的流式荧光抗体。流式抗体上可以偶联标记不同的荧光素，不同的待测分子选择不同的荧光素偶联标记抗体，是流式细胞术实现多参数检验的基础。因此，流式抗体的合理选择与搭配，是决定流式细胞实验成败的关键。

1. 常用荧光素及荧光染料　目前流式抗体使用的荧光素种类多样，包括有机染料、荧光蛋白、大分子染料和复合染料等多种类型。荧光素在未被激发时外层的电子处于基态；受到特定波长的激光（激发光）束照射后，外层电子会发生跃迁，由基态变为激发态；激发态的外层电子非常不稳定，荧光素会从激发态自发回到基态，同时多余能量转换成为特定波长的荧光（发射光）释放，这些荧光即为流式细胞仪检测到的荧光信号（图 13-10）。目前常用的几种不同颜色的荧光素激发光与发射光信息总结如下（表 13-4）。

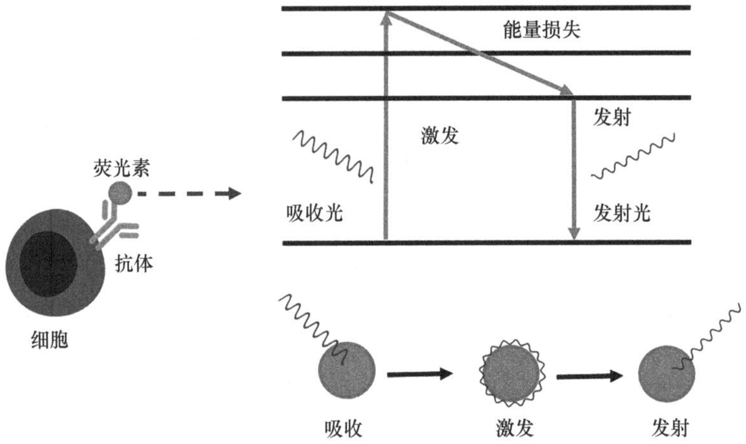

图 13-10　荧光素发光原理示意图

表 13-4　常用荧光素信息

名称	颜色	常用激光器波长（nm）	最大发射光波长（nm）
Hoechst 33342	蓝色	350	461
Brilliant Violet 421	蓝色	405	421
Pacific Blue	蓝色	405	452
Alexa Fluor 488	绿色	495	519
FITC	绿色	488	525
GFP	绿色	488	507
CFSE	绿色	488	518
PE	黄色	488	575
YFP	黄色	488	527
Brilliant Violet 605	橙色	405	602
PI	橙色	488	620
Alexa Fluor 568	橙色	578	603
7-AAD	红色	546	655
APC	红色	650	660
Alexa Fluor 647	红色	650	665
PE-Cy5	红色	488	670
PerCP-Cy5.5	远红色	488/532	695
Alexa Fluor 700	远红色	702	723
PE-Cy7	近红外色	488/532/561	785
APC-Cy7	近红外色	638	785

2. 多色实验配色原则

（1）根据所使用的流式细胞仪的配置来确定可选择的荧光素范围　不同的流式细胞仪所搭载

的激光器与滤光片均有所差异，这直接决定了流式细胞仪能够检测的荧光素种类。因此，了解使用的流式细胞仪配置是设计多色实验配色方案的第一步，避免有些荧光素在某些配置的流式细胞仪上无法进行检测。

（2）应充分考虑荧光素之间的补偿：部分荧光素，尤其是发射光波长接近的荧光素之间，存在发射光谱少量重叠的情况。这是因为在一定波长范围内荧光素的发射光并不是单一波长的光。例如，在 488nm 激光束的激发下，FITC 发射光 90% 的波长在 510～595nm 范围内，其中大部分可被 525nm 左右的荧光通道检测，还有少量会溢漏到 585nm 左右的荧光通道中，而 PE 被激发后大部分的发射光会被 585nm 左右的荧光通道检测，少量会溢漏到 525nm 左右的荧光通道中，二者之间的荧光信号会造成互相干扰（图 13-11）。二者若同时使用，流式细胞仪检测时会被同一检测器检测到荧光信号，因此同时选用光谱重叠的荧光素标记的抗体，会对实际检测结果造成干扰。实验设计时应该根据需要，选择合适的荧光标记抗体配色组合，尽量选择发射光波长差异较大的荧光素偶联抗体进行搭配，减少需要补偿调节的情况，降低流式细胞实验的难度。还可以考虑将弱表达抗原放在荧光溢漏较少的通道上，互相排斥表达的抗原可以安排在有荧光溢漏干扰的通道上，共表达抗原则避免有荧光溢漏的配色等方式减少荧光素之间的补偿带来的影响。

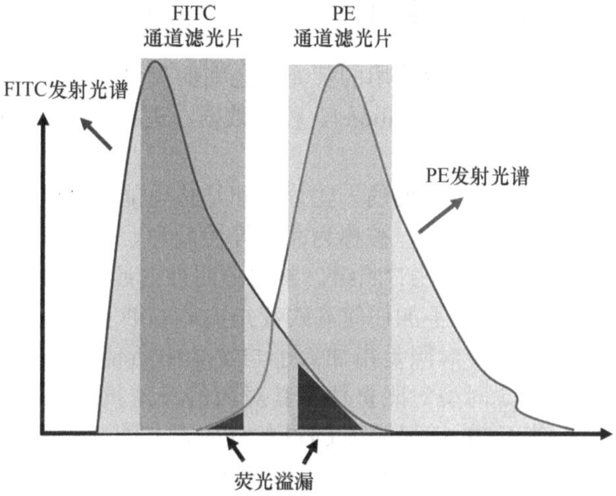

图 13-11　荧光溢漏示意图

若由于商品化抗体的限制，可以考虑将样本分为 2 组配色搭配，将重复的荧光抗体拆分至不同的配色组合中。

（3）根据抗原表达强弱合理分配荧光素：不同的荧光素的荧光强弱是不同的，荧光亮度高的强荧光素更容易被检测到，荧光亮度低的弱荧光素则更难被检测到（表 13-5）。因此，在进行荧光素与待测抗原分子的对应搭配时，遵循弱表达抗原搭配强荧光素，强表达抗原与强/弱荧光素搭配等原则来进行相应抗体的配色。根据常见抗原分子的表达情况，可分为三类抗原，具体的搭配方法如下。

1）一类抗原：通常表达量高，且表达量在各实验组之间无显著差异，如 CD3、CD4、CD8、CD56 等，该类抗原通常搭配弱荧光素如 APC-Cy7、Alexa Fluor® 700、BV785 等。

2）二类抗原：这类抗原表达水平在不同实验组之间会有所差异，但通常不会太低，如活化后的免疫细胞表达的各类分子、细胞因子等，可选择中、强荧光素如 BV510、BV650、FITC、PerCP-Cy™5.5 等。

3）三类抗原：这类抗原的表达量通常很低，或者其抗原表达情况未知，同时可选择的商品化抗体偶联标记的荧光素种类有限，这类抗原通常选择强荧光素或最强荧光素如 PE、BV421、APC、BV650、Alexa Fluor 647 等。

表 13-5 常用荧光素的荧光亮度

荧光亮度	荧光素
Dim	Alexa Fluor 350，Alexa Fluor532，eFluor 506，PerCP，FITC，Alexa Fluor 405，BV510，APC-Alexa Fluor 750
Dim-Moderate	PerCP-Cy5.5，APC-Cy5.5，PE- Alexa Fluor 610，BUV563，Alexa Fluor 488，eFluor 450，BV605，Alexa Fluor 700，BV650，BV615，V450，Alexa Fluor 594
Moderate-Bright	Alexa Fluor 640，BV480，APC eFluor 780，APC-R700，Alexa Fluor 561，BUV805，BV737
Bright	APC-Cy7，APC，BV421，APC-Vio 770，BB515
Brightest	PE-Cy5.5，PE-Cy7，PE，PE-Cy5，Alexa Fluor 647，BB660，PE-eFluor 610

但需要注意的是，荧光素强度并不是唯一的选择标准，还应当兼顾到不同类型荧光素的特性，如 Percp-Cy5.5、PE-Cy7、APC-Cy7 等耦合荧光素对光及固定剂敏感，使用固定剂后光谱可能发生改变，不适合需要固定的样本。

三、补偿调节原则与对照设置

多色实验中往往不可避免地会出现使用的荧光素之间的荧光补偿，因此在流式实验中需要对数据进行补偿调节（fluorescence compensation）、校正数据，进行补偿调节的前提是设置合适的对照组。

1. 对照设置 除荧光素外，细胞表面的一些分子和结构也能产生荧光，不过这种荧光通常很弱，并且与特异性的抗原分子表达无关，被称为非特异性荧光。为了在流式细胞实验中排除非特异性荧光的干扰，需要设置相应的阴性对照组。常用的阴性对照有 2 种：Negative 全阴性对照与同型对照。Negative 全阴性对照是指不加任何流式荧光抗体的细胞对照组，这组样本测得的是细胞自身的非特异性荧光信号。同型对照是指加入了与实验中所使用的抗体具有相同荧光素标记的同类型抗 IgG 抗体的对照组。同型对照抗体与其对应的流式抗体还应为相同种属来源、相同免疫球蛋白及亚型。例如，使用 PE 标记的抗 CD3 抗体时，其对应的同型对照抗体为 PE 标记的抗 IgG 抗体，该抗 IgG 的抗体应当与抗 CD3 抗体来源于同一种属，且同样类别（如均为 IgG1）。Negative 全阴性对照是最常用的阴性对照，可以初步界定荧光信号的阴性水平，但其不能替代 IgG 同型对照。IgG 同型对照是最标准的阴性对照，使用同型对照获得的结果可信度最高。同时，细胞的非特异性荧光与细胞大小及类型等均有关，通常体积大的细胞非特异性荧光会强于体积小的细胞，因此不同的细胞样本应当使用自身的阴性对照组，不同细胞的阴性对照组不能通用。

另外，在多色实验中还常常用到荧光减一对照（fluorescence-minus-one control，FMO 对照）。这是一种特殊的阴性对照设置方式，指该组样本除了某一通道的抗体外，加入了实验中所使用到的所有其他抗体，作为这一通道的特定阴性对照。例如，在使用了 FITC、PE 和 APC 这 3 种荧光素的 3 色实验中，FITC 通道的 FMO 对照组样本加入了除 FITC 外，PE 和 APC 荧光素标记的其他两种抗体。这是因为不同细胞亚群的非特异性荧光可能存在差异，以及由于抗原表达差异，其结合的荧光素偶联抗体也存在差异，使得不同细胞亚群间的最佳补偿调节值不同。在同样补偿条件下，它们在某一通道的阴性与阳性表达分界值就会不同，普通的阴性对照无法消除这种差异。而 FMO 对照可以精确地区分不同细胞亚群的阴性与阳性分界线，得到更准确的实验结果。

除了阴性对照，阳性对照也是实验所必须设置的。在设置阳性对照组前应先确保目的细胞上有抗体相应的抗原表达。通常某一荧光通道的阳性对照指该组样本只加入了该通道对应的流式抗体，不加实验中其他通道的抗体（表 13-6）。阳性对照组的数据通常用于界定样本中该荧光通道的阳性区域。实验中所涉及的每一荧光通道都应设置相应的阳性对照，用于后续补偿调节。

表 13-6 对照组的设置

对照管		染色情况
阴性对照管	Negative 全阴性对照	不加荧光抗体
	同型对照	加同型 IgG 抗体
FMO 对照（荧光减一对照）		多色实验中所有荧光抗体减去其中一种荧光抗体
单阳性对照		加单独某一种荧光抗体

2. 补偿调节 补偿调节是流式细胞术中的重要环节，补偿调节的正确与否直接关系着实验结果的正确性。在前面了解了荧光素之间的荧光存在补偿的原理后，补偿调节的目的及原则就很好理解了。在流式细胞仪测得各组相应荧光数据后，通过计算机模拟调节，将特定荧光素溢漏到其他检测通道的荧光信号校正回来，使信号值更加准确，同时避免对其他通道荧光信号发生干扰。例如，在 FITC 与 PE 两个通道的荧光信号补偿调节前，由于二者信号的互相影响，细胞群体分布的位置较真实情况有所偏移，在补偿调节之后，阴性与阳性细胞群均恢复至原来位置。在进行补偿调节时，需要注意调节值的设置，避免出现补偿调节过度的现象。合适的补偿调节应使调节后的阴性与阳性细胞群中心位置尽量趋于平行（Mean 值大致一致），过高或过低均提示补偿数值的设置有待进一步调整（图 13-12）。

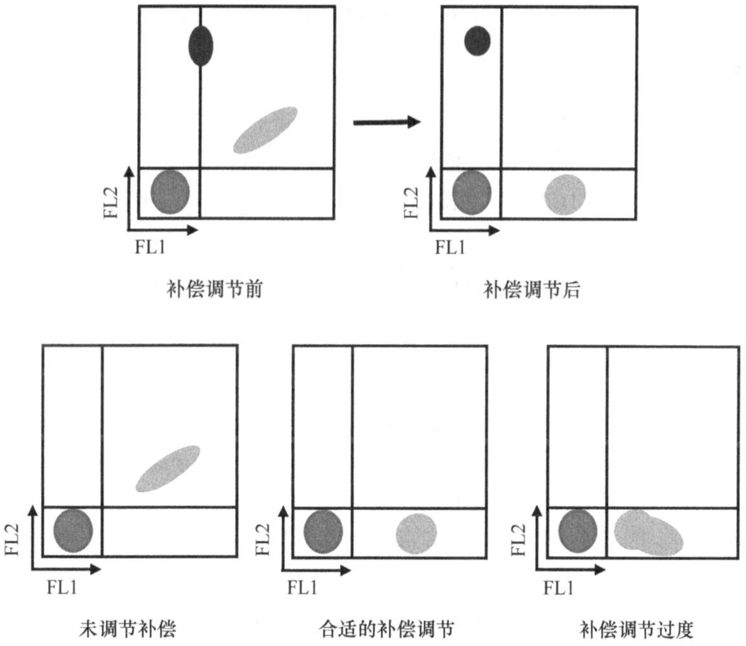

图 13-12 荧光补偿调节示意图

每相邻的 2 个通道间均需要进行补偿调节，尤其是在三色以上的实验中可能会遇到需要多次补偿调节的情况，如在某流式细胞仪 FL1、FL2、FL3 这 3 个通道均检测时，在对 FL2 通道的荧光信号进行校正时，需要调节 FL2 和 FL1 之间的荧光补偿，还需要调节 FL2 和 FL3 之间的荧光补偿。相隔的荧光通道间接收的检测波长范围差异较大，一般不需要进行补偿调节。

对于影响补偿调节的因素主要有仪器型号配置、荧光素和细胞三个方面。首先，不同的流式细胞仪，激光器强度、滤光片波长范围均有所差异，因此不同流式细胞仪之间的补偿调节数值不能互用，但可以用作参考。其次，需要补偿调节的原因是荧光素发射光的波长能够同时被 2 个荧光通道接收，但现在有一些新型荧光素，它的发射光波长范围较小，只能被 1 个荧光通道接收，则无须进行补偿调节，如荧光素量子点（QD）就属于此类。最后，细胞类型也是补偿调节中的一项影响因素，前面也提到过，不同细胞间的补偿调节值会有所差异。此外，同一种细胞，固定前后的荧光信号强度也会有所差异，因此在一些需要对样本进行固定的实验中，需要注意补偿调节时对照组样本也同样要是固定后的细胞。

第三节　流式细胞术的应用

流式细胞技术在多学科研究中均有广泛的应用，包括细胞群比例与表型测定、细胞增殖检测、细胞凋亡检测、细胞杀伤能力检测、细胞周期检测和胞内/胞外细胞因子检测等。

一、细胞群比例与表型测定

测定混合细胞样本中不同细胞群的比例与表型是流式细胞术的常见应用，在该项应用中，首先应明确几个问题：各细胞群之间的逻辑关系，各细胞群的特征标志及细胞群的表型特征。进行细胞群比例与表型测定的实验步骤较简单，在样本单细胞悬液准备好后即可进行抗体染色与上机检测。

（一）实验材料

染色缓冲液（含 1%FBS 和 0.09%NaN_3 的 PBS），流式抗体，PBS。

（二）实验流程

1. 取 1×10^6 个左右待测细胞，于 4℃ 400*g* 离心 5min，用含有流式抗体的染色缓冲液重悬，于 4℃避光孵育 30min。根据实验需要设置合适的阴性与阳性对照组。

2. 孵育结束后，分别加入 1ml PBS 涡旋混匀洗涤细胞，于 4℃ 400*g* 离心 5min，弃去上清液，重复此步骤洗涤 2～3 次。

3. 用 200～300μl PBS（可加入 1%FBS）重悬细胞，经 70μm 滤膜过滤后避光置于冰浴中。

4. 使用流式细胞仪检测样本。

（三）应用举例

上海中医药大学郑月娟教授进行的“Cytokine storm in acute viral respiratory injury: role of Qing-Fei-Pai-Du decoction in inhibiting the infiltration of neutrophils and macrophages through TAK1/IKK/NF-κB pathway”研究中，使用流式细胞术测定清肺排毒汤对流感病毒小鼠肺部中性粒细胞和炎性单核细胞/巨噬细胞的影响。结果表明清肺排毒汤能够降低流感病毒引起的小鼠肺部中性粒细胞和炎性单核细胞/巨噬细胞的比例上调。

资料来源：Ye X L，Tian S S，Tang C C，et al. Cytokine storm in acute viral respiratory injury: role of Qing-Fei-Pai-Du decoction in inhibiting the infiltration of neutrophils and macrophages through TAK1/IKK/NF-κB pathway[J]. Am J Chin Med，2023，51(5): 1153-1188.

二、细胞增殖检测

细胞增殖是细胞的重要生物学功能，目前用于检测细胞增殖的方法有许多，如 MTT 法、放射性同位素标记法及流式细胞术。流式细胞术检测细胞增殖主要有 CFSE 标记法和 Brdu 标记法。我们以 CFSE 标记法为例介绍流式细胞术测定细胞增殖的应用。CFSE（carboxyfluorescein Succinimidyl Ester，羧基荧光素琥珀酰亚胺酯）是一种荧光染料，可以与细胞膜上的蛋白质不可逆共价结合，并随着细胞的增殖平均地分配到子代细胞中，因此，可以反映细胞的增殖水平。

（一）实验材料

CFSE，PBS，细胞培养基，血清。

（二）实验流程

1. 取 5×10^5 个左右待测细胞，400*g* 离心 5min 后用含 5μmol/L CFSE 的 PBS 重悬，放入培养箱标记染色 10min。

2. 孵育结束后，加入预冷的含血清细胞培养基终止标记，于 4℃静置 5min 后 400*g* 离心沉淀，弃去上清液，重复此步骤洗涤 2～3 次，去除未结合的 CFSE。

3. 将细胞置于增殖体系中继续培养 24～72h。

4. 增殖结束后，收集细胞，使用流式细胞仪检测。

（三）应用举例

中国医科大学魏敏杰教授在"Integrated microenvironment-associated genomic profiles identify LRRC15 mediating recurrent glioblastoma-associated macrophages infiltration"研究中使用 CFSE 标记法检测 LRRC15 敲除对 U87 细胞增殖的抑制作用。结果显示，LRRC15 敲除后，CFSE 标记阳性的细胞数量明显少于对照组，说明 LRRC15 敲除能够抑制 U87 细胞的增殖活性。

资料来源：Tang HC，Liu W S，Xu Z X，et al. Integrated microenvironment-associated genomic profiles identify LRRC15 mediating recurrent glioblastoma-associated macrophages infiltration[J]. Cell Mol Med，2021，25(12): 5534-5546.

三、细胞凋亡检测

凋亡是细胞程序性死亡的一种，有关细胞凋亡的研究在多学科（如免疫学、肿瘤学、药理学等）研究中都是非常重要的。使用流式细胞术检测细胞凋亡的方式也有多种，包括 Annexin V/PI 双染法、线粒体膜电位检测法（JC-1 法）、活化 Caspase-3 检测法、TUNEL 法等。在此，以 Annexin V/PI 双染法为例介绍使用流式细胞术检测细胞凋亡的应用。

磷脂酰丝氨酸（phosphatidylserine，PS）在正常细胞中位于细胞膜的胞质一侧，在细胞凋亡的早期，PS 会从细胞膜胞质侧翻转至细胞膜胞外侧表面。PS 可与 Ca^{2+} 依赖性 Annexin V 特异性结合，且亲和力高，因此可用荧光素标记后的 Annexin V 检测 PS 在细胞膜外侧的水平来反映细胞的凋亡情况，未凋亡细胞 PS 位于细胞内，无法与 Annexin V 结合，适用于细胞凋亡早、中期的检测。常用于标记 Annexin V 的荧光素为 FITC、Alexa Fluor 488。碘化丙啶（PI）是一种核酸染色剂，在 488nm 激光的激发下发射红色荧光，它可以与双链 DNA 和 RNA 结合，而且与核酸结合后荧光信号会显著增强，常用于标记细胞核。PI 无法透过功能正常的细胞膜，但凋亡发生时，细胞膜的通透性增加，此时 PI 可透过细胞膜和核膜与核酸结合。Annexin V 与 PI 双染时，可以根据细胞被这 2 种荧光染料标记的情况，区分正常、凋亡、坏死和机械性损伤的细胞。在以 Annexin V-FITC 为横坐标、PI 为纵坐标的散点图中，Annexin V^-PI^- 为正常未凋亡细胞，Annexin V^+PI^- 为早凋细胞，Annexin V^+PI^+ 为坏死与晚凋细胞（图 13-13）。

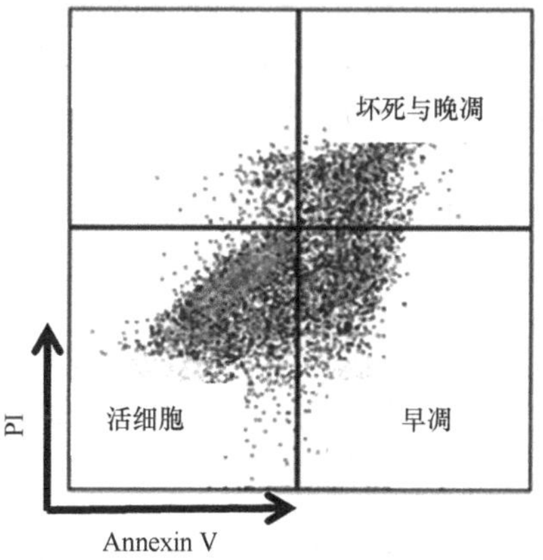

图 13-13 细胞凋亡流式检测数据示意图

（一）实验材料

FITC 或 Alexa Fluor ™ 488 标记的 Annexin V，PI，1×Binding Buffer，PBS。

（二）实验流程

1. 使用不含 EDTA 的胰酶消化细胞，并使用预冷 PBS 清洗细胞，清洗后取（3～5）×10^5 个左右待测细胞加入 300μl 的 1×Binding Buffer 重悬。

2. 取 100μl 细胞悬液，加入 5μl Annexin V-FITC、10μl PI，混匀。并设置阴性对照管、Annexin V-FITC 与 PI 的单阳对照管。

需注意的是正常细胞凋亡不明显，Annexin V-FITC 与 PI 几乎不能在正常细胞的样本上检测到，因此不适合用作单阳对照管，可以使用 95℃以上的热水处理细胞或使用凋亡诱导剂处理等方式使细胞发生明显的凋亡，再使用该种细胞作为单阳对照组使用。

3. 室温避光孵育 15min，加入 400μl 1×Binding Buffer 混匀后避光保存于冰浴中。

4. 使用流式细胞仪检测。

（三）应用举例

中国科学院何琪杨教授在“Distinct characteristics of dasatinib-induced pyroptosis in gasdermin E-expressing human lung cancer A549 cells and neuroblastoma SH-SY5Y cells”研究中使用 Annexin V/PI 双染法检测多激酶抑制剂 Dasatinib 对 SH-SY5Y 细胞和 A549 细胞凋亡的诱导作用。结果显示：Dasatinib 能够明显诱导 SH-SY5Y 细胞和 A549 细胞发生凋亡，并且其诱导凋亡的效应具有剂量依赖性。

资料来源：Zhang J，Chen Y，He Q Y. Distinct characteristics of dasatinib-induced pyroptosis in gasdermin E-expressing human lung cancer A549 cells and neuroblastoma SH-SY5Y cells[J]. Oncol Lett，2020，20(1): 145-154.

四、细胞杀伤能力检测

细胞杀伤能力检测主要在细胞毒性 T 细胞（CTL）和 NK 细胞的相关研究中出现，是流式细胞术在免疫学、肿瘤学等研究中的常见应用。CTL 细胞和 NK 细胞具有杀伤靶细胞的功能，其对靶细胞的杀伤效率是其功能评价的重要指标。流式细胞术相对于其他杀伤检测方法如 ^{51}Cr 释放实验等而言，可以准确地得到靶细胞被杀伤的比例，还能够得到 CTL 细胞或 NK 细胞杀伤敏感的靶细胞表型特点等信息。

区分效应细胞（CTL 细胞或 NK 细胞）和靶细胞，是利用流式细胞术检测杀伤能力的首要问题，解决方法有四种：①直接使用 FSC 和 SSC 信息区分，适合效应细胞与靶细胞体积大小差异较大的情况；②使用效应细胞特异性标志标记效应细胞，如使用 CD3、CD8 等标记 T 细胞，使用 CD56 标记 NK 细胞；③使用靶细胞特异性标志对靶细胞进行标记；④使用 CFSE、PKH-26 等标记靶细胞后再与效应细胞共孵育以区分二者。使用流式细胞术检测杀伤的另一要点是对靶细胞死亡状态的测定，可以通过 PI、7-氨基放线菌素 D（7-AAD）等核酸染料对死亡细胞进行标记检测。

因此，使用流式细胞术检测杀伤功能的具体方法因选择指标的不同而多样化，我们以 CFSE/7-AAD 双染法为例，介绍使用流式细胞术检测细胞凋亡的应用。

（一）实验材料

CFSE，7-AAD，PBS，细胞培养基。

（二）实验流程

1. 取 5×10^5 个左右靶细胞，400*g* 离心 5min 后用含 5μmol/L CFSE 的 PBS 重悬，放入培养箱标记染色 10min。

2. 孵育结束后，加入预冷的含血清培养基终止标记，于 4℃静置 5min 后 400*g* 离心沉淀，弃去上清液，重复此步骤洗涤 2～3 次，除去未结合的 CFSE。

3. 将 CFSE 标记后的细胞用含血清细胞培养基重悬，计数，调整细胞浓度为 5×10^5 个/ml 备用。

4. 取效应细胞离心后，用含血清细胞培养基重悬，计数，同样调整细胞浓度为 5×10^5 个/ml，备用。

5. 效应细胞和靶细胞按照合适的效靶比共同置于细胞培养板中共孵育 4h 以上。注意需要单独做不加效应细胞的靶细胞对照组，以排除靶细胞在培养体系中自身的死亡情况。

6. 共孵育结束后收集细胞，400*g* 离心 5min 后，加入 PBS 洗涤细胞 2～3 次，加入 PBS 重悬细胞。

7. 在混合细胞样本中加入 5μl 7-AAD 混匀，室温避光孵育 15min。

8. 孵育结束后使用 PBS 洗涤细胞 2～3 次，用 200μl 左右 PBS 重悬细胞，置于冰浴中避光保存。

9. 使用流式细胞仪检测，CFSE 和 7-AAD 双阳性的细胞为被杀伤的靶细胞。杀伤效率计算公式为：杀伤效率 =（效应细胞 + 靶细胞）/ 单独靶细胞。

（三）应用举例

上海中医药大学朱诗国教授在“Tanshinone IIA enhances susceptibility of non-small cell lung cancer cells to NK cell-mediated lysis by up-regulating ULBP1 and DR5”研究中应用 CFSE/7-AAD 双染法检测丹参酮Ⅱ A 促进 NK 细胞杀伤非小细胞肺癌细胞系 A549、H1299 和 H460 的作用。结果显示，丹参酮Ⅱ A 能够显著增加 NK 细胞对这 3 种非小细胞肺癌细胞系的杀伤作用。

资料来源：Sun YF，Gong CY，Ni ZY，et al. Tanshinone IIA enhances susceptibility of non-small cell lung cancer cells to NK cell-mediated lysis by up-regulating ULBP1 and DR5[J]. Leukoc Biol，2021，110(2): 315-325.

五、细胞周期检测

细胞周期（cell cycle）指细胞从一次分裂完成开始到下一次分裂结束所经历的全过程，分为 G_0 期（静止期）、G_1 期（合成前期）、S 期（合成期）、G_2 期（合成后期）和 M 期（分裂期）。G_0 期细胞处于相对静止期，不发生增殖等生物学现象，所含 DNA 为二倍体量；G_1 期物质代谢活跃，迅速合成 RNA 和蛋白质，为 S 期的 DNA 复制做好物质和能量的准备。S 期细胞处于复制 DNA 时期，所含 DNA 为二倍体量和四倍体量之间；G_2 期和 M 期 DNA 的量已复制增加一倍，所含 DNA 为四倍体量。因此，可通过流式细胞术测定细胞内的 DNA 相对含量，判断细胞所处细胞周期及周期所占的百分比（图 13-14）。但需要注意的是，若 2 个 G_0/G_1 期的细胞粘连在一起，仪器所测得的信号与 G_2 期和 M 期一样，也是四倍体量。因此，在周期检测中需要先排除细胞粘连体，常用的方法是使用 FL-A 和 FL-W 建立流式散点图，单细胞呈斜线形分布，而粘连细胞呈平行带状分布（图 13-14）。

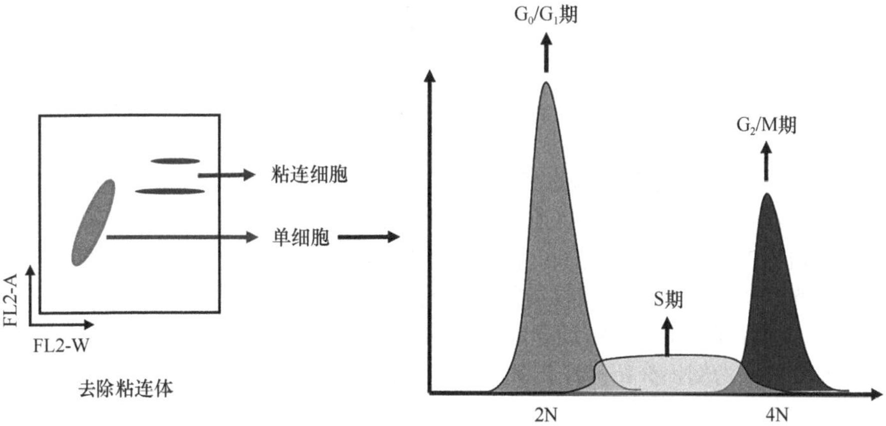

图 13-14　流式细胞技术检测细胞周期原理示意图

根据细胞周期的判定原理，能与细胞 DNA 发生结合的 DNA 荧光染料可用于流式细胞术的检测，对细胞内的 DNA 含量进行相对定量。常见的 DNA 荧光染料有 PI、DAPI（4′,6-二脒基-2-苯基吲哚）、7-AAD、Hoechst33342、Hoechst33258 等。我们以 PI 染色法为例，介绍使用流式细胞术检测细胞周期的应用。

（一）实验材料

PI 溶液，PBS，75% 乙醇，RNase 等。

（二）实验流程

1. 取 2×10^5 个左右靶细胞，400*g* 离心 5min 后用 PBS 洗涤细胞沉淀 1～2 次。
2. 加入 500μl 预冷的 75% 乙醇固定细胞，于 4℃固定 30min 以上。
3. 固定结束后细胞 400*g* 离心 5min，弃上清液，细胞沉淀用 PBS 洗涤 2～3 次。
4. 用含 50μg/ml PI 和 200μg/ml RNase 的 PBS 重悬细胞，于 37℃染色 30min。
5. 染色结束后直接使用流式细胞仪检测。

（三）应用举例

厦门大学中山医院谢柏臻教授在“MicroRNA miR-425 promotes tumor progression by inhibiting Dickkopf-related protein-3 in gastric cancer”研究中使用 PI 染色法检测 miR-425 在胃癌细胞周期调节中的作用。结果显示：miR-425 抑制剂能够使胃癌细胞 MGC-803、SGC-7901 的细胞周期阻滞，反向证实了 miR-425 在这 2 种细胞中对细胞周期的调控作用。

资料来源：Pei Y H，Tang Z T，Cai M J，et al. MicroRNA miR-425 promotes tumor progression by inhibiting Dickkopf-related protein-3 in gastric cancer[J]. Bioengineered，2021，12(1): 2045-2054.

六、胞内/胞外细胞因子检测

细胞因子是免疫细胞等合成分泌的具有生物活性的多肽或蛋白质，是免疫细胞发挥生物学功能的重要物质基础。因此，细胞因子的检测对于细胞功能尤其是免疫细胞功能的相关研究是非常重要的。目前除经典的 ELISA 外，流式细胞术也是检测细胞因子的常用技术之一，其方法包括流式细胞术胞内染色法和流式细胞术微球阵列法（cytometric bead array，CBA）法。相对于 ELISA，流式细胞术对细胞因子的检测具有同时实现多指标检测、可对特定细胞亚群细胞因子分泌情况进行分析、可确定细胞因子的来源细胞等优势。

胞内染色法主要是使用荧光素偶联的流式抗体与相应细胞因子结合，通过荧光信号强度检测细胞内新合成的尚未分泌到细胞外的细胞因子含量。但正常活细胞的细胞膜是完整的，流式抗体无法进入细胞内部与细胞因子结合，因此需要对待检测细胞进行固定、破膜等处理，改变细胞膜通透性，使流式抗体能够进入细胞内部。必要时在细胞样本培养过程中加入高尔基体阻断剂，在不影响细胞因子合成的前提下阻断高尔基体将合成好的细胞因子转运分泌至细胞外，增加检测结果的准确性。

CBA 法是近几年新发展的检测细胞因子的新流式细胞术。它主要借助搭载相应荧光素与相应抗体的人工微球，对分泌至细胞外的细胞因子进行检测。将荧光素和抗体固定在人工微球上，将人工微球与细胞培养的上清液共孵育后，微球上的抗体即会捕获上清液中对应的细胞因子，再对微球上带有的荧光素进行检测即可反映细胞因子的分泌水平。若在人工微球上同时搭载多种细胞因子的相应抗体，则可同时实现多种细胞因子的多重检测。

我们以胞内染色法为例，介绍使用流式细胞术检测细胞因子的应用。

（一）实验材料

目标细胞因子的流式抗体，多聚甲醛，Brefeldin A，FBS，PBS，破膜剂等。

（二）实验流程

1. 取（1～5）$\times 10^5$ 个细胞，接种于细胞培养板中，加入活化刺激物，如 IL-2、PMA、LPS、IFN-γ 等。

2. 刺激约 20h 后，加入 Brefeldin A 孵育 2～4h，阻断细胞因子分泌。

3. 孵育结束后，收集细胞，用 PBS 离心洗涤细胞 2～3 次。

4. 加入 2%～4% 多聚甲醛，于 4℃固定细胞 10～15min，固定完成后用 PBS 洗涤细胞 2～3 次。

5. 加入破膜剂（如乙醇、Tween 20、Triton X-100 等）进行破膜处理，破膜完成后 400*g* 离心 5min 去除破膜液，并洗涤细胞 2～3 次。

6. 用 PBS 重悬细胞，调整细胞浓度为 5×10^5 个/ml，加入流式抗体于 4℃避光孵育 30min。

7. 孵育结束加入 PBS 洗涤细胞 2～3 次，并用 200μl 左右 PBS 重悬细胞，置于冰浴中避光保存。

8. 使用流式细胞仪检测。

（三）应用举例

美国斯隆-凯特琳癌症研究中心 Ming O Li 教授在“TGF-β suppresses type 2 immunity to cancer”研究中使用胞内染色法检测在 TGF-β 敲除小鼠中来自肿瘤引流淋巴结的 $CD4^+FOXP3^-T$ 淋巴细胞 IL-4 和 IFN-γ 的分泌水平。结果显示 TGF-β 敲除后，$CD4^+FOXP3^-T$ 淋巴细胞的 IL-4 和 IFN-γ 的分泌水平有明显恢复，提示 TGF-β 敲除在 $CD4^+T$ 细胞中的缺失对抗肿瘤作用有积极意义。

资料来源：Liu M，Kou F S，Capistrano K J, et al. TGF-β suppresses type 2 immunity to cancer[J]. Nature，2020，587(7832): 115-120.

（龚陈媛　郑月娟）

第十四章　激光扫描共聚焦显微镜技术

激光扫描共聚焦显微镜（laser scanning confocal microscope，LSCM）通过一种或多种荧光探针标记研究对象，在荧光显微镜基础上配置激光扫描装置，采用共轭聚焦方式，对观察样品进行逐点扫描，实现高分辨的共聚焦图像，同时能够通过控制 Z 轴焦平面，实现三维成像。LSCM 的主要原理是激光束经照明针孔形成点光源，经过透镜、分光镜形成平行光后，被二向色镜反射，再通过物镜聚焦于样品，对样品焦平面上的点进行逐点扫描。标本被激光激发出的光，通过分光镜，经透镜再次聚焦，在探测针孔处成像，由探测针孔后的光电倍增管（photomultiplier，PMT）或冷电耦器件（cCCD）逐点或逐线接收，输入计算机得到荧光图像。照明针孔与探测针孔相对于物镜焦平面是共轭的，焦平面上的点同时聚焦于照明针孔和发射针孔，焦平面以外的点不会在探测针孔处成像。这种双共轭成像方式称为共聚焦。

LSCM 主要用于荧光标记活细胞、生物组织切片、活体、荧光材料等的观察、成像、三维图像重建分析，以及细胞生物物质、离子的定性、定量、定时和定位检测等。该技术的出现革新了分子及细胞水平的研究方式，为监测药物、材料靶向分布及监控疾病的整体发展过程等相关研究提供了更有效的测量方式。

第一节　共聚焦方法的发展史

共聚焦显微镜的发明源于 1955 年马文·明斯基（Marvin Minsky）在不染色的活体脑组织观察神经网络建立的一台工作显微镜。1957 年 Marvin Minsky 提出了共聚焦显微镜技术的基本原理，并获得了美国的专利。1967 年埃格（Egger）和佩特兰（Petran）成功地应用共聚焦显微镜产生了一个光学横断切面。1977 年谢泼德（Sheppard）和威尔逊（Wilson）首次描述了光与被照明物体原子之间的非线性关系和激光扫描器的拉曼光谱学。1987 年，怀特（White）和阿莫斯（Amos）在 *Nature* 发表了《共聚焦显微镜时代的到来》一文，标志着 LSCM 已成为进行科学研究的重要工具。

近几十年来，光学显微镜的光学部件改变不大，仪器的最终分辨率取决于光线的波长、物镜和标本本身的性质。但在近 20 年，用于增强标本反差的相关技术和染料方法有了长足的进步，与共聚焦有关的重要技术进展有：更加明亮稳定的多波长激光、更有效的反射镜、更敏感的低噪声光探测器、带有图像处理功能的快速计算机、分析图像的高智能软件、高分辨率的视频显示和数字打印。这些技术从 1955 年以来，分别独立发展起来，已经用于现代的共聚焦图像系统。例如，数字图像处理技术，由井上慎也（ShinyaImoue）和罗伯特·阿伦（Robent Alen）在 20 世纪 80 年代初期首先应用于生物学图像，他们用装在显微镜上的视频相机捕获图像，而后连接到数字图像处理器，经数字图像增强后，使特定结构的分辨率得到明显加强。如要观察刚刚超过光镜的理论分辨率的细胞内微管结构，使用微分干涉（DIC）光学附件可获得图像，并可通过数字方法进一步增强。目前，LSCM 技术已发展至活细胞共聚焦显微镜、双光子显微镜、超分辨显微镜等多种显微成像技术，以满足不同的功能需求，为生物及医学等研究领域提供了更加全面的信息和更加有效的检测方法。近年来，超分辨显微成像技术的迅猛发展使其突破了光学显微镜分辨率极限（200nm），实现了 10～100nm 的超高分辨率成像，能够清楚地观察到活细胞及固定的细胞和组织结构与功能，可以从分子簇乃至单分子水平上对亚细胞结构直接观察，如 DNA 和蛋白质分子的结构和运动，为蛋白质的功能和基因的调控提供最直接的图像支持。

第二节　激光扫描共聚焦显微镜的工作原理

一、激光扫描共聚焦显微镜的结构

LSCM 以普通光学显微镜为基础，使用激光作为光源，采用敏感的 PMT 探测器，用计算机控制扫描反射镜，使图像的采集和显示更容易。图像可使用计算机媒质进行储存，并借助计算机多种软件进行分析。可使用共聚焦显微镜本身自带的软件，也可使用其他计算机应用软件。

LSCM 采用激光束做光源，激光束经照明针孔，经由分光镜反射至物镜，并聚焦于样品上，对标本内焦平面上每一点进行扫描。然后，激发出的荧光经原来入射光路直接反向回到分光镜，通过探测针孔时先聚焦，聚焦后的光被光电倍增管或冷电耦器件逐点或逐线接收，并将信号输送到计算机，迅速在计算机监视器屏幕上形成荧光图像。在这个光路中，只有在焦平面上的光才能穿过探测针孔，焦平面以外区域射来的光线在探测小孔平面是离焦的，不能通过小孔。因此，非观察点的背景呈黑色，反差增加，成像清晰。由于照明针孔与探测针孔相对于物镜焦平面是共轭的，焦平面上的点同时聚焦于照明针孔和探测针孔，焦平面以外的点不会在探测针孔处成像，即共聚焦。*X*、*Y* 方向的扫描通过扫描振镜控制，*Z* 方向的扫描通过电动显微镜控制，由共聚焦显微镜控制软件将扫描的像素点组成最终图像（图 14-1）。

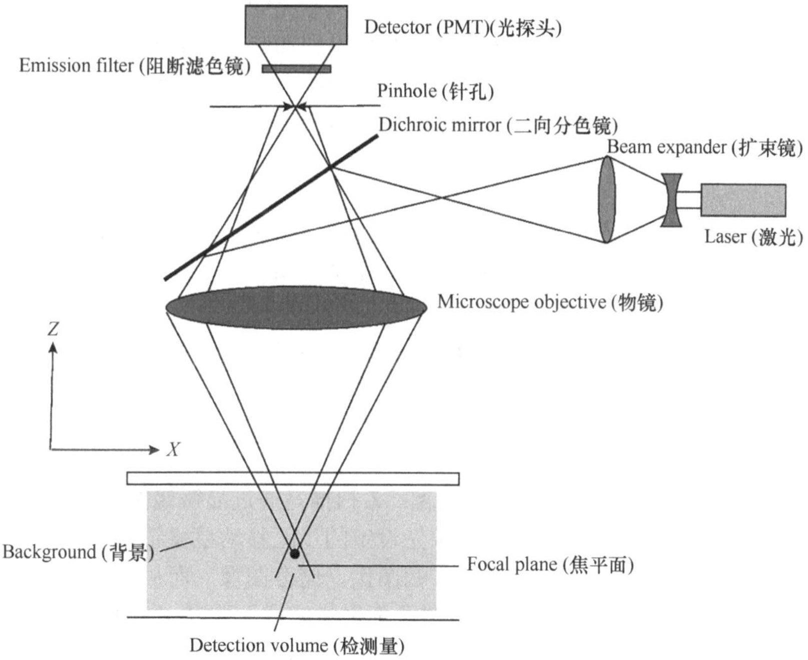

图 14-1　LSCM 原理图

激光共聚焦显微镜最重要的特点就是能得到荧光样品内部单一焦平面的图像，即“光学切面”(optical section)。光学切面因为屏蔽了焦点平面以外信号的干扰，具有很高的图像信噪比和清晰度，因此也被形象地称为“细胞 CT”。使用激光共聚焦显微镜，研究者能够采集组织或细胞内部的荧光标记信号，在细胞、亚细胞水平观察组织或细胞的形态学变化和内部微细结构，对样品进行断层扫描并重构和分析组织或细胞的三维空间结构，观察重要离子浓度的变化等。目前激光共聚焦显微镜已成为生命科学、医学及其交叉学科中几乎各个领域研究的必不可少手段和研究工具。

二、共聚焦显微镜图像模式

（一）单张光学切片

光学切片是共聚焦显微镜的基本图像单位。将固定和染色的标本以单波长、双波长、三波长或多波长模式采集数据，并以数字方式进行储存。使用 LSCM 采集单幅光学切片的时间约为 1s。图像所占的存储空间与采集图像的大小和分辨率有关，如采集一幅 8bit 的 768×512 像素的图像所占空间为 0.3Mb。

（二）延时成像和活细胞成像

早期延时共聚焦成像采用高分辨率的 LSCM 研究活细胞，将定时器与照相机连接起来，使用 16mm 电影胶片；目前则采用延时 VCR、OMDR 和数码成像系统记录，使用 LSCM 设定的时间间隔采集光学切片图像。用 LSCM 进行活组织成像比对固定的组织成像更为困难，在用 LSCM 进行活细胞延时成像时，要使用活细胞培养装置，以保证细胞在正常的生长环境下进行成像拍摄。显微镜上需要配备专用的加热系统，用于载物台、水浴、物镜和气体的加热，还可控制 CO_2 浓度、湿度和温度等。活细胞成像过程中难免会出现热漂移，尤其是长时程的拍摄过程中，会严重影响成像质量。因此，在活细胞成像过程中应打开锁焦系统，尤其是在做药物干预实验的过程中，可防止加药扰动细胞成像；尽量降低激发光强度，避免标本荧光信号漂白；注意使用最小强度的激光，因为激光束造成的光损伤在多次扫描时可以累加起来；大部分共聚焦显微镜其光子产生效率已大大改善，与更亮的物镜和更小光毒性的染料结合后，在活细胞的共聚焦分析中应用已不成问题，但最好使用尽可能小的激光强度进行成像尽快地采集图像。活细胞成像一般使用专用的共聚焦培养皿。通常情况下，活细胞成像实验不能保证在无菌条件下进行，因此细胞在成像后即被丢弃。

许多生理学过程的发生速度比大多数 LSCM 获取图像的速度快，而大多数 LSCM 获取单帧图像的速度约为 1s。因此，对于生理学图像的采集要求速度更快的 LSCM，可使用声光装置和裂隙扫描标本，而不是采用速度较慢的点扫描系统。这一设计的优点是具有良好的与时间分辨率相匹配的空间分辨率，即每秒可达 30 帧全屏图像，接近视频速度。另外使用点扫描 LSCM，通过扫描一个缩小的区域也可获得良好的时间分辨率。

（三）Z 扫描和三维重建

Z 扫描是在标本的不同平面采集一系列图像。Z 扫描是通过显微镜细调节螺旋的移动完成的，通常的方法是通过计算机控制的步进马达以预先设定的步距移动显微镜的镜台，采用宏程序采集一幅图像，以预设的距离移动焦距，采集第二幅图像，储存图像，而后再移动焦距，以这种方式进行图像采集和储存，直到所有需要采集的图像都采集完成。常从 Z 扫描图像系列中选择 2～3 幅图像进行数字化叠加，使特定结构得到特异显示，也可以将 Z 扫描图像以画面剪辑（montage，蒙太奇）的方式进行显示。

Z 扫描图像可进一步处理成 3D 图像，这一方法现在用来阐明 3D 结构和组织功能之间的关系，因为要从 LSCM 的 200 张或更多的光学切片中看出复杂的互相连接的结构之间的关系非常困难。应注意用正确的步距采集图像，以反映标本的实际厚度。Z 扫描的图像以数字方式记录，因此很容易进行标本的 3D 重建。一系列延时摄影所得的图像，可将时间设定为 Z 轴而处理成 3D 图像，可以观察发育过程中的生理变化（如 Ca^{2+}）。

（四）四维图像

对于活体组织，用 LSCM 采集的 Z 扫描延时图像，可产生 4D 数据，即 3 个空间量纲（*X*、*Y*、*Z*）和 1 个时间量纲。这些图像可通过 4D 观看程序进行观察，可建立每一时间点的立体照片对，并作为电影观看，也可进行每一时间点的 3D 重建，以电影方式观看或进行画面剪辑。用于样品荧光强度或分布随时间变化的图像拍摄，可实现对活细胞的实时动态观测，记录细胞生理变化。在单次实验中，可以有效地分析细胞内的物质随着时间的推移而发生的变化，并采集到大量的数据，从而提高实验效率。

（五）X-Z 图像模式

X-Z 模式可观察到标本的纵向结构，如表皮层的纵向切面。X-Z 模式的图像可在步进马达的控制下，通过不同的 Z 轴深度进行单线扫描而获得，也可通过在 Z 扫描图像的光学切片中使用 3D 重建程序的切割平面功能完成。但注意，在标本较厚时，组织内部的荧光标记可能不是很清楚。

（六）反射光成像

未染色的标本也可通过 LSCM 以反射光模式进行观察，所有的早期共聚焦显微镜都采用这种方式进行观察。另外，标本可用反射光线的探针进行标记，如免疫金或银颗粒。这种成像方法的优点是不存在光漂白问题，尤其适合对活体组织的观察。

（七）透射光成像

任何形式的透射光显微镜成像（包括相差、DIC、偏振光和暗视野）都可采用透射光探测器进行采集，该探测器是 LSCM 上采集透射光的一种设备，信号经光纤传递到扫描头的 PMT。因为共聚焦荧光图像和透射光图像使用同一束光同时采集，图像记录保存后，经数字方法将其结合后即可确定标记成分在组织内的精确定位。

采集标本的透射光和非共聚焦图像，并将其与一种或多种标记物质的荧光图像进行叠加常可提供有用的信息。可用于在较长时间内（几小时或几年），监测标记的细胞亚群在未标记细胞群中的时间和空间迁移情况。现在已经出现实时彩色透射光探测器，可采集红、绿、蓝通道的透射光信号并生成实时彩色图像，采用与某些彩色数码相机相似的方式进行图像采集。这一设备对于病理学工作者尤为适用，他们习惯于用透射光观察彩色图像，同时可将观察到的图像与荧光图像重叠。

（八）与相关显微镜的联合应用

关联显微镜或整体显微镜的前提是用一种以上的显微镜技术从标本的同一区域采集信息，如 LSCM 可与透射电子显微镜（transmission electron microscope，TEM）同时应用，可在固定的组织同时观察 W-P 小体在血管内皮细胞的分布；也可先用伊红作为荧光标记，在 LSCM 下观察细胞内微管的分布，之后在电镜下观察则表现为电子致密标志物。另外，扫描电子显微镜（scanning electron microscope，SEM）和反射光成像也可与 TEM 联合应用。近期已成功地将同一个样本采用不同的处理程序，应用于 TEM、SEM、LSCM 的镜下观察，避免了样本间的误差，取得了良好的观察结果。

第三节　标本制备和图像采集

一、标 本 制 备

LSCM 主要用于荧光样品的观察和测定。对于无自发荧光的样品，需先对样品进行荧光标记，再进行检测。对于多重荧光标记，荧光标记物的选择不仅需要考虑所配激光器的波长，还需尽量选择不同种属来源的抗体进行染色，同时选择反应特异性强、荧光定位准确、强度适宜、光稳定性好的染料进行染色，尽量避免出现荧光光谱重叠等问题。共聚焦常用的荧光标记物激发波长如

表 14-1 所示。

LSCM 样品可以是固定的组织或细胞，也可以是活体标本或活细胞。活体标本和活细胞只需荧光免疫标记即可，不需要固定、封片等操作。样品制备需要的细胞应培养在共聚焦专用玻底培养皿（33mm）或盖玻片（0.17mm）上，载玻片（0.8～1.2mm）应厚度均一，表面光洁，无明显自发荧光。封片时可选用含抗荧光猝灭的封片剂，以减少荧光信号损失。制备好的样品可收集于载玻片盒中于 4℃条件下保存。制备共聚焦样品时，要根据实验目的、样品种类及形态、激光器配置、物镜的工作距离及所用显微镜的载物台设置等条件确定样品的制备方式。

表 14-1 激光共聚焦常用荧光标记物激发波长

激发波长（nm）	常用荧光标记物
405	DAPI，Hoechst，Cascade blue，BFP，VCFP
440/457	CFP，Fura red，Lucifer yellow，Cerulean
488	GFP，Alexa488，FITC，Dio
514	YFP，TOTO-1，Calcium green
543/561	DS red，Cy3，Tritc，Dil
594	Alexa594，Texas red，mRFP
647	CY5，Alexa Fluor 647，DyLight 647

进行图像采集时，自发荧光可能是背底增加的一个主要原因。自然情况下，多种细胞可产生自发荧光。例如，酵母菌细胞和植物细胞，可看到红色的叶绿素荧光。另外，某些试剂，尤其是戊二醛固定剂可能是自发荧光的来源，但经氢硼化物处理后，其自发荧光可降低或消除。使用超出自发荧光激发光波长范围的激发光可消除自发荧光。为避免短波长自发荧光的干扰，常选用 Cy5 的长波长进行激发。通过使用不同波长的激光激发未染色的标本，可评估标本自发荧光的量。注意要设定 PMT 的增益和黑色电平（black level）及激光的功率。自发荧光可通过高强度激光快闪作用（quick flash）进行光漂白，将标本完全暴露于水银灯的光照中也有同样效果。处理自发荧光更复杂的方法是进行时间分辨荧光成像（time resolved fluorescence imaging）处理。自发荧光也可通过图像提取技术（image subtraction）加以减除。尽管自发荧光在进行图像采集时常常会带来问题，但在进行多标记显示时，也可利用组织的自发荧光来显示完整的细胞形态。

二、图像采集

进行图像采集前，先要熟悉仪器的基本操作。对于初学者，可以使用容易标记的标本进行图像采集。仪器在使用前后都应进行校正，不同仪器的校正方法不同，一般应由负责仪器的管理人员进行，最好由仪器公司的技术人员完成。对仪器不仅要进行定期的维护和保养，而且应注意一些光学显微镜使用的基本常识。所有的载玻玻片和镜头表面都应按要求进行清洁，标本封片应选择厚度在物镜工作距离以内的盖玻片；透镜和标本之间的折光率应正确匹配，尤其在高倍物镜时，盖玻片与载玻片应有一定程度的密封，并保持平整。对于要观察的区域，应先用明场显微镜和普通荧光显微镜进行定位，当然也可使用共聚焦系统的显微镜进行定位。定位完成后切换至共聚焦模式进行图像采集。

LSCM 在进行图像采集时，显微镜的参数选择和设置直接影响着成像质量。因此，除了要考虑所观察的样品特征、检测目的外，还要综合考虑显微镜各个参数之间的关系，以获得高分辨的共聚焦成像。

1. 物镜的选择 根据样品大小及放大倍数，选择合适物镜，以使成像更清晰。通常情况下，物镜放大倍数越高，成像视野越小。选择高数值孔径（NA）的物镜，采集的共聚焦图像分辨率会更高。有矫正环的物镜，应调节矫正环，改善图像质量。

2. 显微镜目视观察 采集样品的共聚焦图像时，首先通过目视荧光或者明场透射观察来确定拍摄位点和调节焦平面。其次，在做相应观察时，应将对应光闸打开，不用的光闸关闭，调节焦平面进行观察；样本漂白严重时，需减弱激发光以进行观察。不观察时，关闭光闸，避免样本荧光漂白。

3. 光路设置 根据样品所标记的荧光探针激发波长选择相应的激光器。多荧光通道同时采集光谱时，可能会出现光谱重叠（串色）现象。因此，在设置扫描顺序时，推选顺序激发各荧光通道，即一种激光扫描时，只有对应的通道接收发射光，可有效避免串色现象。

4. 图像采集参数设置

（1）激光强度：激光强度直接影响着样品荧光信号的强弱。激光强度越大，荧光信号就越强，但荧光也越容易漂白。随着激光使用时间增加，激光强度会有所下降。所以在保证成像质量的前提下，激光功率通常要尽可能小。

（2）光电倍增管的增益（HV）：增益大小可通过调节 PMT 的电压值，直接影响检测器的灵敏度。HV 值越大，荧光信号越强，图像亮度越高，同时背景噪声也提高；HV 越小，荧光信号越强，图像亮度越高，如要提高图像亮度，则需使用更高的激光强度。

（3）检测针孔（pinhole）：检测针孔直径的大小决定了采集荧光信号的多少及光学切片的厚度。针孔越大，采集的荧光信号越多；切片的厚度越大，同时获得的非焦平面的杂散光也越多，信噪比越低。因此，要获得高清的图像，针孔直径需根据样品实际情况调节。对于一些弱荧光信号材料的成像，则必须适当地增大检测针孔直径；对于光漂白严重的样品，则需适当降低针孔直径。

（4）扫描速度及扫描次数：通常情况下，要获取高清图像，不仅可以采取提高扫描像素的方法，还可以采用增加扫描次数、降低扫描速度的模式，更好地降低背景噪声，提高图像信噪比。但扫描次数越多，扫描速度越慢，越容易造成荧光漂白和弱信号丢失。因此，要根据荧光染料及检测量变化的快慢选择重复扫描次数和扫描速度。

（5）扫描分辨率：即图像的分辨率。实际上是像素点多少的选择，图像的像素点越多，分辨率越高，细节越丰富。图像采集时，通常选用 1024 的扫描分辨率。当像素点从 512 增加到 1024 时，在相同扫描速度下平均每个像素点上的曝光时间缩短，图像亮度降低。要提高图像亮度，必须提高扫描速度或调节激光强度和增益。

（6）平均模式和积分模式：平均模式是将多张图像合并后进行亮度平均，可降低随机信号，减少噪声；积分模式是将多张图像合并后进行亮度积分，可提高弱荧光样品的信号，但背景噪声随之增加。

5. 图像优化 图像采集完成后，可使用共聚焦软件完成图像的后期优化处理。通过 LUTs 界面对图像荧光亮度进行调节，降低图像噪声，增加图像亮度，使画质清晰。荧光图像背景过重会影响图片质量，可通过中值滤波、平滑、去噪声等操作降低背景噪声。主要有以下几种处理方法。

（1）直接进行图像平滑消除噪声点。

（2）直方图平坦化提高图像反差。

（3）设定阈值消除背底。

（4）设定自动背底扣除减小阈值。

（5）在整个动态范围内调节像素值。

（6）图层变换突出想要观察的通道图像。

（7）使用最具感染力的共聚焦图像是：3D 重组图像。它用参考光源和阴影效果来显示立体图像，给每一个通道的图像设定通透值使其透明或不透明，以增强立体效果，即所谓的 SFP 重建。

第四节 激光扫描共聚焦显微镜技术应用

LSCM 应用广泛，在生命科学、医学研究中日益受到重视。LSCM 可以用于观察细胞或亚细胞形态结构等，如检测蛋白质、抗体及其他大分子；检测细胞凋亡；观察和测定细胞器（线粒体、溶酶体、内质网和高尔基体）；检测细胞融合；观测细胞骨架；检测细胞间隙连接通讯；检测细胞或组织内脂肪；进行细胞或组织结构的三维重构等。同时，LSCM 还可以进行活体细胞或组织功能的实时动态检测，如测定细胞内钙变化；测定细胞 pH 变化；检测膜电位变化；筛选药物、检测荧光漂白恢复等。除此之外，LSCM 在交叉学科中的高分辨率成像，如神经科学、药理研究、材料研究、化工原料等方面也广泛应用。主要有以下应用领域。

1. 细胞生物学 研究细胞结构、细胞骨架、细胞膜结构、细胞膜流动性、受体、细胞器结构和分布变化、细胞凋亡机制；研究囊泡和细胞器的运动；对各种细胞器、结构性蛋白、DNA、RNA、酶和受体分子等细胞特异性结构的含量、组分及分布，以及相互作用关系进行定量分析；分析细胞骨架与核改变之间的关系、细胞黏附行为等。

2. 生物化学 例如，酶、核酸、受体分析、荧光原位杂交、染色体基因定位，生物大分子或蛋白质结合状态研究，细胞微环境变化、分子相互作用研究、钙信号检测等。

3. 药理学 例如，药物对细胞的作用及其动力学，药物进入细胞的动态过程、定位分布及定量分析等，活细胞中的药代动力学研究。

4. 生理学、发育生物学 常见模式动物（斑马鱼、果蝇胚胎、线虫等）发育及胚胎的形成，干细胞的离子通道等研究。

5. 神经生物学 在斑马鱼、小鼠培养神经元、脑片、脊髓切片等各种研究模型上进行系统神经生物学、细胞神经生物学和分子神经生物学研究。例如，学习记忆分子机制、突触可塑性、神经网络相互作用等基础研究；神经相关疾病（阿尔茨海默病、神经退行性疾病）的研究。

6. 病理学及病理学临床应用 糖尿病、心血管疾病、肿瘤、肝肾胰腺等内脏组织相关的各种临床疾病病理性的诊断和研究。

7. 免疫学 肿瘤诊断、自身免疫病；细胞膜受体或抗原的定位分布；微丝、微管的分布、两种或三种蛋白的共存与共定位、蛋白质与细胞器的共定位；活细胞中的蛋白质的准确定位。

8. 植物学 对植物切片、手撕片、水压片、原生质体，以及小型的植物器官及整株等不同样品进行细节结构观察、亚细胞结构及蛋白质定位分析、蛋白质功能及动态检测、遗传育种中的基因定位及定量分析等。

一、细胞内钙的测定

正常细胞内游离钙浓度 $[Ca^{2+}]_i$ 为 0.1μmol/L，胞外 Ca^{2+} 浓度为 1.2～1.3mmol/L，相差达 10 000 倍。胞外 Ca^{2+} 内流和胞内钙库动员形成的钙振荡（钙峰或钙波）在各种生理过程中起重要作用；病理状态下细胞内钙超负荷将造成一系列代谢紊乱，直至细胞坏死或凋亡；钙通道阻断剂已广泛应用于临床。显而易见，测定 $[Ca^{2+}]$ 在生理学、病理学和药理学等研究工作中均具有重要意义。

细胞内钙的测定可以直接使用单波长钙离子染料（Fluo-3/Fluo-4/Calcium Green/Calcium Orange/Oregon Green 等）直接成像或进行比例法成像（fluorescence ratio imaging），采集快速变化的钙信号动态影像，并进行定量分析。Fluo-3/AM 等 Ca^{2+} 荧光染料以脂溶性的乙酰甲氧基酯（AM 酯）的形式导入细胞，在细胞内水解酶的作用下水解成游离酸，与 Ca^{2+} 的结合物在激发光作用下能产生特异的荧光。荧光信号的强弱随 Ca^{2+} 浓度的变化而变化。LSCM 对 Ca^{2+} 研究具有重要意义，

除了用于细胞内 Ca^{2+} 的测定外，还可以用于分泌作用的 Ca^{2+} 控制研究、细胞亚组分的分离和细胞内钙库研究及钙信号研究。

测量 Ca^{2+} 的步骤及注意事项：

1. 细胞样本的准备　用组织分离所得的细胞或培养的细胞均可。

2. 指示剂的负载　一般用加样器取带少许细胞的原液放入试管中，加入指示剂（如 Fura2-AM），使其终浓度为 1～5mmol/L，在 25℃的常温下孵育 30～35min。离心并冲洗 3 遍，以尽可能减少细胞外液中的背景污染。细胞的数量适当，足够当天的实验所需即可，数量太多可浪费负载的指示剂，数量少对完成实验不利（在实验中寻找理想细胞的机会减少）。另外，若数量过少，细胞可能会发生染料中毒而影响细胞的功能。对一些培养贴壁的细胞（如肿瘤细胞），可在培养皿里直接负载指示剂，并将培养皿直接放在显微镜下进行测定。

3. 荧光测定　按仪器的使用规则有步骤地开机使用，实验室应有技术人员协助。测定的步骤是：首先要调定激发的波长和指示剂的发光波长。如对于 Fura2 来讲，它是适用于比值法测定的指示剂，其所需的紫外激发的波长是 510nm。测定的是 340/380nm 波长时的荧光比值。其次要测定细胞外液的背景荧光量，再将显微镜的视野对准细胞进行测量，实际所得的 340/380nm 荧光比值应该是扣除了背景的荧光量，该比值代表了细胞内的含钙量。扣除过程由计算机控制系统自动完成。340/380nm 的荧光比值在静息状态下并不是一条直线而是一条频率高而波幅低的相对平整的曲线，反映了细胞内钙在动态中的相对稳定，该荧光比值曲线波幅一般应在 0.03 以下。如果波幅太大可能会影响测定效果，一些小的荧光变化则可能被掩盖。波幅太大的原因多是细胞状态不好（如细胞发生染料渗漏）或指示剂负载欠佳。在处理一些尚能辨认出的结果时，可用主机所携带的滤波功能将噪声去除。

4. 定标　理论上讲，每次实验完毕后都应对实验结果进行定标，因为两次实验的负载情况并不一样。由于定标十分麻烦，现在国际上都直接用荧光量或荧光比值来直接代表 Ca^{2+} 的水平，如用 340/380nm 的荧光比值来反映心肌细胞内 Ca^{2+} 水平。

二、完整胚胎活细胞共聚焦成像

随着现代生物研究仪器设备的不断创新，激光扫描共聚焦显微镜的出现填补了光学和电子显微镜的不足之处。使用特异的荧光探针标记胚胎细胞内各种结构后进行观察，可以得到细胞或胚胎内部微细结构的荧光图像。利用这一设备对胚胎发育过程进行研究，不但可以分辨出每个细胞的形态，而且可以利用断层扫描的特点掌握胚胎细胞的整体特征，这就为相关研究提供了新的方法。

利用这项技术不但可以观察胚胎早期发育过程中细胞整体及亚显微结构的变化过程，同时利用免疫组织化学法还可以对早期胚胎发育过程中一些蛋白质因子的表达时间及部位进行观察。例如：免疫组织化学法结合共聚焦显微镜研究胚胎早期生长因子及其受体的表达，能够较为精确地定位生长因子在胚胎细胞中的表达，进一步推断生长因子对胚胎的作用方式。另外，还可以利用特定的荧光探针对胚胎发育过程中细胞内各种离子浓度及 pH 的变化进行观察，通过这些研究可以从分子水平对哺乳动物胚胎早期发育的机制进行深入研究。目前采用上述方法进行的相关研究刚开始起步，激光共聚焦显微镜技术的应用将会对这一领域研究的不断深入产生积极的推动作用。

下面就利用激光共聚焦显微镜对早期胚胎进行研究的一些方法做简要介绍。

1. 胚胎的固定　将所收集到的胚胎置于 1% 的 PBS-BSA 中洗涤 3～4 遍，转入 0.2% 的链霉素蛋白酶中消化 1～2min，待见到透明带开始向外膨胀，迅速取出放入 PBS 中，直至透明带全部消化，然后置于 1%PBS-BSA 中洗涤 2～3 遍，放入 4% 的多聚甲醛中室温固定 25～30min，根据胚胎的发育阶段，适当调整固定时间，以免染色过程中卵裂球脱落。

2. 胚胎细胞内微管的荧光标记 微管的荧光标记主要过程为：将固定后的胚胎在 PBS+1% TritonX-100 内渗透处理 1h，然后用 PBS-Tw（PBS+0.1%Tween 20）洗涤。将渗透处理后的胚胎移入封闭液（PBS+2%BSA+2% 山羊血清 +2% 脱脂奶粉 +0.15mol/L 甘氨酸）内处理 30min，然后用 PBS-Tw 洗涤。

将上述处理后的胚胎进行荧光标记，具体标记方法为：

（1）将胚胎与一抗（将 1∶1 的 α 和 β 微管单克隆抗体按 1∶600 溶于 PBS-Tw）在 37℃下共培养 2h，或在 4℃下过夜培养，然后在 PBS-Tw 内用脱色摇床洗涤 1.5h。

（2）将胚胎与二抗（FITC 标记的二抗按 1∶1200 溶于 PBS-Tw）在 37℃下培养 2h，然后在 PBS-Tw 内用脱色摇床洗涤至少 2h。通过上述处理完成对细胞内微管的荧光标记。

3. 胚胎细胞内高尔基体和内质网的荧光标记 将固定后的胚胎用 PBS-Tw 洗涤，然后分别与 5μg/ml NBDCs-ceramide（标记高尔基体）或 5μg/ml $DIOC_6$（3）（标记内质网）在 37℃下标记 10min，然后在 PBS-Tw 内洗涤 1h。可在胚胎细胞内显示出明显的高尔基体分布。

4. 胚胎细胞生长因子及其受体表达的观察 胚胎固定后转移到 PBS-Tw 中充分洗涤，室温条件下放入 10% 的山羊血清封闭液（PBS+2%BSA+10% 山羊血清 +2% 脱脂奶粉 + 0.15mol/L 甘氨酸）中 1h 以上，然后洗涤 2～3 次，浸入到不同生长因子的一抗（PBS-Tw 按 1∶10 稀释）中，于 37℃孵育 2h 以上或 4℃过夜。一抗孵育结束后，经充分洗涤后转入二抗 [用 PBS-Tw 按 1∶(200～400）稀释] 中，于 37℃孵育 2h 以上，注意避免强光照射。孵育结束后，同样经充分洗涤，结束前 20min 左右加入 0.5%PI，在暗盒中进行核染色。

5. 胚胎的激光扫描共聚焦成像系统观察 将标记后的胚胎移入 PBS+20% 甘油 +100mg/ml DABCO+2.0μg/ml Hoechst33342（分子探针）的封片剂内，置于载玻片上，盖上盖玻片并用指甲油封住，4℃暗盒保存。制备好的样品置于激光扫描共聚焦成像系统上进行观察记录。

三、用荧光探针进行基因表达分析技术的简介

多标记免疫荧光技术和激光扫描共聚焦显微镜的出现，使得生物医学领域的研究手段得到加强。对于单个细胞或动物组织中的细胞多用遗传学工具进行标记。这些工具主要在果蝇研究方面应用，而且通过大量商业化抗体的应用（如 myc 抗原、CD-2 蛋白等抗体），在其他生物如线虫（*Caenorhabditis elegans*，*C. elegans*）和斑马鱼中已经进行细胞谱系实验。一些表达 β-半乳糖苷酶或 GFP 的细胞用交联荧光团的葡聚糖标记，或用脂溶性荧光染料（如 Dil）标记，还可用内源性蛋白质的相应标记研究细胞内这些标记物的表达。

第一抗体可通过不同的方式，在不同的动物种类中产生。多克隆抗体常以亲和层析的方式纯化，但也有许多用于免疫荧光标记的抗体是粗制的抗血清。单克隆抗体可通过组织培养的上清液或腹水液制备。用于 LSCM 的抗体应通过多次实验确定最佳的使用浓度。由于 LSCM 的敏感性高，因此某些抗体的使用浓度常较低（稀释度较高）。对于多标记实验，确定每种抗体的稀释度尤其重要。因为蛋白质溶液是细菌良好的培养基，液体中需要加入叠氮钠、硫柳汞钠（merthiolate sodium），以抑制细菌的生长繁殖。加入叠氮钠的终浓度为 0.2g/L，在制备抗体溶液后（对于再水化的抗体或冻干的抗体）应尽快加入。

应用 LSCM 的最大优点是可进行多种荧光标记以检测样品中不同的物质。多标记实验的样品制备的步骤是：在进行多标记实验前，每种抗体的工作浓度都应通过实验加以确定。而且，在多标实验中，各种抗体信号互相匹配非常重要，尤其是在一种蛋白质的表达明显比另一种强或一种第一抗体的滴度明显比另一种抗体高时更是如此。保证每种抗体实验条件的一致非常重要，如固定、封闭和缓冲液。在多标记实验中，注意以上细节将增加实验成功的机会，即使在失败的情况下，也容易找出失败的原因，利于总结经验。

大量的抗体是来源于兔或小鼠，对于多标记实验，应用来源于不同种属动物的抗体对比应用

来源于同一种动物的第一抗体（如：两种不同来源的单克隆抗体）具有明显的优势。应用同种动物来源的抗体，应对每种抗体分别加以染色。尽管这种方法存在不足，但也是一种值得尝试的方法。另外，分不同步骤进行多种抗体的多标记实验优于同时进行多种抗体的标记实验，可克服某些试剂存在交叉反应的问题。分步进行的单克隆抗体标记实验也可成功应用在标准的免疫组织化学抗体标记中。

四、果蝇荧光原位杂交单标和双标检测技术的简介

用地高辛（digoxigenin，DIG）标记探针和碱性磷酸酶显色在果蝇整装片进行原位杂交已经成为一种常规的方法。由于该方法需要碱性磷酸酶交联的第二抗体，并需要酶作用底物，因此，该方法的应用有一定的局限。碱性磷酸酶底物的应用及其产物的扩散性使分辨率受到限制，尤其在厚组织或胚胎的深部更明显。以果蝇组织的荧光原位杂交技术（fluorescence in situ hybridization，FISH）为例，与碱性磷酸酶反应产物不同，荧光信号具有不扩散性，因此可提高显微镜的分辨率。当与激光扫描共聚焦显微镜结合应用时，其探针检测的分辨率和敏感性都得到增强。另外，还有突出的优点是可进行图像的三维重建，并可对标本的深部进行观察。假如进行一种以上的探针标记，可在复合图像上更好地评价两者重叠的程度和方式。除分辨率增加外，重叠的部分还可通过产生新的颜色而易于观察，如红色和绿色重叠产生黄色。用激光扫描共聚焦显微镜观察，在亚细胞水平还可确定不同的转录产物是否共存。同时，检测转录产物和蛋白质技术的应用基础是利用非放射性的 RNA 探针和荧光素标记的第二抗体。探针用地高辛或荧光素标记都可获得良好结果。

与标准的碱性磷酸酶显色系统相比，这一操作过程产生的信号强度与用于检测的设备有关。应用同样的 RNA 探针，在 Zeiss Axioplan 2E 显微镜下检测，荧光标记的结果与碱性磷酸酶检测系统相似。但用 LSCM 检测时，FISH 有更强的敏感性和更高的分辨率。

五、用荧光标记的蛋白进行活体共聚焦分析技术的简介

激光共聚焦显微镜分析技术、试剂及蛋白质荧光标记技术的发展为观察细胞内结构和成分奠定了坚实基础。当我们能够在共聚焦显微镜下观察荧光标记的蛋白质时，研究和分析活细胞中特定蛋白质的动力学即成为现实。其优势是：①活体分析能够很好地观察和研究细胞动力学及其发展变化的特性，而这些活的特性是根本不可能在固定标本中所能观察和分析到的。②只有活体荧光标记分析技术才能细致研究突变和药物诱导表型。③活体分析不仅已经揭示了胚胎中存在的结构，而且澄清了许多既往基于固定标本研究的模糊认识。

活体荧光标记分析技术发展迅速，这在很大程度上受益于绿荧光蛋白（GFP）的广泛使用。另外使用便捷、品质优越的荧光试剂和高级荧光显微镜（如共聚焦显微镜的研制和开发）亦为活体荧光标记分析技术的发展提供了物质基础。通过导入荧光素直接标记纯化的蛋白质，可以观察和分析活胚中蛋白质动力学变化。对于无 GFP 融合表达的蛋白质（如胚胎形成早期）或当融入 GFP 将破坏原有蛋白质结构和功能时，上述直接荧光标记技术为研究特定蛋白质提供了最佳途径。另外，直接荧光标记技术还为同时检测多荧光探针奠定了基础。

蛋白质可以通过几种类型的化学反应达到共价修饰。常用的荧光素衍生物可以修饰氨基酸或巯基；琥珀酰亚胺基酯和异硫氰酸盐是最常用的荧光素衍生物，常被用来标记蛋白质的胺（赖氨酸残基和 N-端氨基组）。琥珀酰亚胺基酯因其反应更具特异性、快捷性、耐酸和产物稳定性而比异硫氰酸盐的应用更为广泛。磺酰氯化物，如 Lissamine 罗丹明 B 磺酰氯化物、得克萨斯红（Texas red）磺酰氯化物具有较强的反应活性和水不稳定性，特别是在 pH 高的环境中（如与脂肪族氨基酸反应时），从而使得交联很困难。琥珀酰亚胺基酯衍生物的交联技术有了较大发展。半胱氨酸残

基的巯基可被碘乙酸衍生物标记，因为半胱氨酸含量稀少，所以标记半胱氨酸更具特异性。另外，半胱氨酸可以插入蛋白质以利于标记。然而，因为半胱氨酸含量稀少而且对蛋白质功能有影响，所以用琥珀酰亚胺基酯随机标记半胱氨酸更为可行。虽然得到最佳的交联效果需要大量实验探索，但是一般正确的蛋白质荧光标记足以达到活体组织观察的要求。

六、荧光共振能量转移技术的简介

荧光共振能量转移（fluorescence resonance energy transfer，FRET）作为一种高效的光学“分子尺”，在生物大分子相互作用、免疫分析、核酸检测等方面有广泛的应用，是用于对生物大分子之间相互作用定性、定量检测的一种有效方法。主要应用于蛋白质亚基、DNA 等分子内结构构象变化、蛋白质之间、酶与底物、离子与通道等大分子间相互作用、离子浓度测量（通过构建 FRET 蛋白测定 Ca^{2+}、pH、cAMP 等）、分子间作用距离测量等研究。在分子生物学领域，该技术可用于研究活细胞生理条件下蛋白质-蛋白质间的相互作用。蛋白质-蛋白质间相互作用在整个细胞生命过程中占有重要地位，由于细胞内各种组分极其复杂，因此一些传统研究蛋白质-蛋白质间相互作用的方法（如酵母双杂交、免疫沉淀等）可能会丢失某些重要的信息，无法正确地反映在当时活细胞生理条件下蛋白质-蛋白质间相互作用的动态变化过程。FRET 技术是近年发展的一项新技术，为在活细胞生理条件下对蛋白质-蛋白质间相互作用进行实时的动态研究提供了便利。

FRET 是指两个荧光发色基团在足够靠近时，当供体分子吸收一定频率的光子后被激发到更高的电子能态，在该电子回到基态前，通过偶极子相互作用，实现能量向邻近的受体分子转移（即发生能量共振转移）。FRET 是一种非辐射能量跃迁，通过分子间的电偶极相互作用，将供体激发态能量转移到受体激发态的过程，使供体荧光强度降低，而受体可以发射更强于本身的特征荧光（敏化荧光）。同时，也伴随着荧光寿命的相应缩短或延长。能量转移的效率和供体的发射光谱与受体的吸收光谱的重叠程度、供体与受体的跃迁偶极的相对取向、供体与受体之间的距离等因素有关。作为共振能量转移供、受体对，荧光物质必须满足以下条件：①受、供体的激发光要足够分得开；②供体的发光光谱与受体的激发光谱要重叠。

人们已经将生物体自身的荧光或者将有机荧光染料标记研究对象的技术成功地应用于核酸检测、蛋白质结构、功能分析、免疫分析及细胞器结构功能检测等方面。传统有机荧光染料由于吸收光谱窄、发射光谱常常伴有拖尾等特点，影响供体发射光谱与受体吸收光谱的重叠程度，而且供、受体发射光谱产生相互干扰。最新的一些报道将发光量子点用于共振能量转移研究，克服了有机荧光染料的不足之处。

第五节　激光共聚焦显微镜的维护

作为使用频率非常高的大型精密仪器，激光共聚焦显微镜的日常维护和保养非常重要。

1. 关于环境　①仪器周围要远离电磁辐射源；②仪器安装在防震台上，且保持环境无震动，无强烈的空气扰动；③工作间要安装空调及除湿机，温度控制在 5～25℃；④室内具有遮光系统，保证荧光样品不会被外源光漂白。

2. 关于操作　①不要直视激光，以免损伤眼睛，同时需避免激光外泄。②在转动镜头前首先要保证镜头处于 Z 轴最低点，以防在转动时刮损镜头；实验完毕后，请把镜头转回到 Z 轴最低处。③如需使用水镜或油镜，水、油不要滴太多，以免从镜头边缘流入物镜内部污染镜头。④更换样品时不要反复擦拭镜头，擦拭过多容易磨花镜头，降低透过率，一般两三个样本后再追加一滴水或油即可。⑤实验结束后先用擦镜纸将油擦尽，再用无水乙醇清洁。非油镜禁止浸油。⑥汞灯关闭后，如果需要重新开机，需等待 30min 汞灯冷却后，再打开汞灯电源。

3. 关于清洁　仪器使用完毕后，应对载物台、物镜、目镜等易污染部件进行擦拭，保持仪器的清洁。

由于荧光探针技术的飞速发展及生物成像在生命科学研究中的重要作用，LSCM 已成为生物、医学、材料等领域重要的研究手段，广泛应用于各个实验室。对显微镜基础知识的深入理解、常规使用方法的熟练掌握和仪器设备的妥善维护，不仅可以提高仪器利用率、数据的准确度，还可促进各学科的不断交叉融合，为科学研究提供更有力的技术支持和保障。

（成绍武）

参考文献

巴德年, 1998. 当代免疫学技术与应用. 北京: 北京医科大学 中国协和医科大学联合出版社.

曹雪涛, 2010. 免疫学技术及其应用. 北京: 科学出版社.

曹雪涛, 2024. 医学免疫学. 8 版. 北京: 人民卫生出版社.

储以微, 陆青, 2020. 医学免疫学实验原理和技术. 上海: 复旦大学出版社.

韩骅, 高国全, 2020. 医学分子生物学实验技术. 北京: 人民卫生出版社.

贾天军, 李永军, 徐霞, 2021. 临床免疫学检验技术. 武汉: 华中科技大学出版社.

刘颖, 朱虹光, 2017. 现代组织化学原理与技术. 3 版. 上海: 复旦大学出版社.

刘忠民, 常晓彤, 2020. 临床分子生物学检验技术实验指导. 武汉: 华中科技大学出版社.

柳忠辉, 吴雄文, 2022. 医学免疫学实验技术. 3 版. 北京: 人民卫生出版社.

卢芳国, 毕静, 2024. 免疫学基础与病原生物学实验教程. 2 版. 北京: 科学出版社.

田维毅, 卢芳国, 2022. 免疫学基础与病原生物学实验. 北京: 中国中医药出版社.

汪谦, 1998. 现代医学实验方法. 2 版. 北京: 人民卫生出版社.

王春梅, 黄晓峰, 杨家骥, 等, 2004. 激光扫描共聚焦显微镜技术. 西安: 第四军医大学出版社.

王兰兰, 2017. 临床免疫学检验. 北京: 人民卫生出版社.

王敏, 2018. 医学免疫学实验指导. 北京: 北京邮电大学出版社.

曾常茜, 2015. 临床免疫学检验实验指导. 4 版. 北京: 中国医药科技出版社.

附录Ⅰ　常用玻璃器皿及玻片洗涤方法

一、玻璃器皿洗涤法

实验室要获得正确的实验结果，其中重要条件之一是使用清洁的玻璃器皿。根据不同的实验目的，对各种玻璃器皿的清洁程度要求也不同。

1. 普通玻璃器皿（如试管、培养皿、锥形瓶等）可用毛刷蘸取肥皂粉或去污粉，洗去无机盐、油垢、灰尘类等物质，然后用自来水冲洗干净。少数实验要求高的器皿，可先在清洁液中浸泡数十分钟，再用自来水冲洗，最后用蒸馏水洗 2～3 次。油垢除尽的标准是以水在内壁均匀分布成一薄层而不出现水珠为佳。将洗刷干净的玻璃器皿置于烤箱中，烘干备用。

2. 新购置的玻璃器皿含有游离碱，一般先放入 2% 盐酸或清洁洗液内浸泡数小时后，再用水冲洗干净。

3. 使用过的器皿应及时洗刷，搁置时间过长会增加洗刷的困难。细菌污染的玻璃器皿，应先在高压蒸汽灭菌器内灭菌 20～30min，并趁热倒出容器内的培养物，然后用热肥皂水洗刷干净后，用自来水冲洗。带菌的移液管和毛细吸管，先放入 5% 苯酚溶液中浸泡数小时，再高压灭菌，最后用水冲洗。对于某些特殊的实验要求，还需要用蒸馏水进一步冲洗。

二、玻片洗涤法

染色用的玻片，要求洁净无油，清洗方法如下。

1. 新购置的载玻片和盖玻片，先用肥皂水（或 2% 盐酸）浸泡 lh，再用自来水洗净。然后用软布擦干，最后浸入滴有少许盐酸的 95% 乙醇中，保存备用。已用过的带有活菌的载玻片或盖玻片，可先浸泡在 5% 苯酚溶液中消毒，再用自来水冲洗干净，擦干后浸入 95% 乙醇中保存备用。

2. 用过的载玻片，先用纸擦去液体石蜡，再放入洗衣粉液中煮沸，待冷却后取出。逐个用自来水冲洗，然后放入浓洗液中浸泡 24h，控去洗液，最后用自来水冲洗，蒸馏水浸泡。

3. 洗净的玻片，为避免空气中飘浮的油污沾染，最好及时使用，使用长期保存的干净玻片，在使用前应再次洗涤。

4. 盖玻片使用前，先用洗衣粉或洗液浸泡，再用自来水洗净，然后用 95% 乙醇浸泡，擦干备用。用过的盖片也应及时洗净擦干保存。

三、洗液的配制

洗液以重铬酸钾（或重铬酸钠）的硫酸溶液最为常见，称为铬酸洗液。铬酸洗液是一种去污能力很强的强氧化剂。一般用于洗涤玻璃和瓷质器皿上的有机物质，禁止使用该洗液洗涤金属器皿。

铬酸洗液分为高、中、低三种浓度。配制方法见下表：

浓度	重铬酸钾（g）	水（ml）	硫酸（ml）
低浓度清洁液	100	750	250
中浓度清洁液	60	300	460
高浓度清洁液	100	200	800

配制时先将重铬酸钾倒入自来水中，然后加入浓硫酸，加酸时一定要缓慢，且边加边搅拌。配制好的清洁液储存于耐酸器皿中，如经过长期使用，变为黑色即表示已失效，重新配制。

铬酸洗液加热后，去污作用更强，一般可加热到 45～50℃；稀铬酸洗液可煮沸，洗液可反复使用，若洗液变成青褐色，应重新配制。

附录Ⅱ 常用试剂的配制与应用

一、酸碱指示剂溶液的配制

指示剂名称		配制方法	颜色		pH 范围
中文	英文	0.1g 溶于 250ml 的下列溶剂	酸式色	碱式色	
甲酚红（酸范围）	cresol red	水，含 2.62ml 0.1mol/L NaOH	红	黄	0.2～1.8
麝香草酚蓝（酸范围）	thymol blue	水，含 2.15ml 0.1mol/L NaOH	红	黄	1.2～2.8
金莲橙（G）	tropaeoline	水	红	黄	1.3～3.0
甲基黄	methyl yellow	90% 乙醇	红	黄	2.9～4.0
溴酚蓝	bromophenol blue	水，含 1.49ml 0.1mol/L NaOH	黄	紫	2.8～4.6
溴甲酚绿	bromocresol	水，含 1.43ml 0.1mol/L NaOH	黄	蓝	3.6～5.2
刚果红	green Congo red	水，或 80% 乙醇	红紫	红橙	3.0～5.0
甲基红	methyl red	60% 乙醇	红	黄	4.2～6.3
氯酚红	chlorophenol red	水，含 2.36ml 0.1mol/L NaOH	黄	紫红	4.8～6.4
溴甲酚紫	bromocreso purple	水，含 1.85ml 0.1mol/L NaOH	黄	红紫	5.2～6.8
石蕊	litmus	水	红	蓝	5.0～8.9
溴麝香草酚蓝	bromothymo blue	水，含 1.6ml 0.1mol/L NaOH	黄	蓝	6.0～7.6
酚红	phenol red	水，含 2.82ml 0.1mol/L NaOH	黄	红	6.8～8.4
中性红	neutral red	70% 乙醇	红	橙棕	6.8～8.0
甲酚红（碱范围）	cresol red	水，含 2.26ml 0.1mol/L NaOH	黄	红	7.2～8.8
间苯甲酚紫（碱范围）	m-cresol purple	水，含 2.62ml 0.1mol/L NaOH	黄	紫	7.6～9.2
麝香草酚蓝（碱范围）	thymol blue	水，含 2.15ml 0.1mol/L NaOH	黄	蓝	8.0～9.6
酚酞	phenolphthalein	70% 乙醇	无色	红	8.3～10.0
麝香草酚酞	thymolphthaleir	90% 乙醇	无色	蓝	8.3～10.5

说明：指示剂通常以 0.1mol/L NaOH 或 0.1mol/L HCl 调节至中间色调。

二、常用缓冲液配制

碳酸盐缓冲液（carbonate-bicarbonate buffer）

碳酸盐 pH 偏碱，常用于 pH ＞ 9 的缓冲液配制（附表 1）。

附表 1 0.2mol/L 碳酸盐缓冲液（pH 9.2～10.7） 单位：ml

pH	0.2mol/L Na_2CO_3	0.2mol/L $NaHCO_3$	pH	0.2mol/L Na_2CO_3	0.2mol/L $NaHCO_3$
9.2	4.0	46.0	9.5	13.0	37.0
9.3	7.5	42.5	9.6	16.0	34.0
9.4	9.5	40.5	9.7	19.5	30.5

续表

pH	0.2mol/L Na_2CO_3	0.2mol/L $NaHCO_3$	pH	0.2mol/L Na_2CO_3	0.2mol/L $NaHCO_3$
9.8	22.0	28.0	10.3	35.5	14.5
9.9	25.0	25.0	10.4	38.5	11.5
10.0	27.5	22.5	10.5	40.5	9.5
10.1	30.0	20.0	10.6	42.5	7.5
10.2	33.0	17.0	10.7	45.0	5.0

磷酸缓冲液（phosphate buffer，PB）

磷酸盐是使用最广泛的一种缓冲剂，由于它们是二级解离，有 2 个 pK_a 值（NaH_2PO_4：$pK_a1 = 2.12$，$pK_a2 = 7.21$；Na_2HPO_4：$pK_a1 = 7.21$，$pK_a2 = 12.32$），用它们配制的缓冲液，pH 范围最宽。

另外，磷酸盐还有钾盐分子形式，一般来说，低温时钠盐难溶，钾盐易溶，因此，配制细胞培养用试剂时常常添加钾盐试剂，但若配制十二烷基硫酸钠（SDS）-聚丙烯酰胺凝胶电泳的缓冲液时，只能用钠盐而不能用钾盐，因为 SDS 会与磷酸钾生成难溶的十二烷基硫酸钾。

磷酸缓冲液的优点为：①可配制成不同离子强度的缓冲液；②适用 pH 缓冲范围较宽；③温度对缓冲液 pH 变化影响较小；④离子强度对缓冲液 pH 影响较小，如 0.1mol/L 缓冲液稀释 10 倍其 pH 变化小于 0.1。磷酸缓冲液的缺点是：①磷酸盐易与钙离子（Ca^{2+}）、镁离子（Mg^{2+}）及重金属离子结合生成不溶的沉淀物；②可能干扰某些生物化学反应过程，如对某些酶的催化活性具有一定程度的抑制作用。

NaH_2PO_4 的 pH 偏酸性，可用作 pH＜4 的缓冲液。

Na_2HPO_4 的 pH 偏碱性，可用作 pH＞10 的缓冲液。

而 pH = 6～8 的中性缓冲液是最常用的缓冲液，需要 NaH_2PO_4 与 Na_2HPO_4 两种磷酸盐混合配制（附表 2）。

附表 2　0.2mol/L 磷酸缓冲液（pH 5.7～8.2）　　单位：ml

pH	0.2mol/L NaH_2PO_4	0.2mol/L Na_2HPO_4	pH	0.2mol/L NaH_2PO_4	0.2mol/L Na_2HPO_4
5.7	93.5	6.5	7.0	39.0	61.0
5.8	92.0	8.0	7.1	33.0	67.0
5.9	90.0	10.0	7.2	28.0	72.0
6.0	87.7	12.3	7.3	23.0	77.0
6.1	85.0	15.0	7.4	19.0	81.0
6.2	81.5	18.5	7.5	16.0	84.0
6.3	77.5	22.5	7.6	13.0	87.0
6.4	73.5	26.5	7.7	10.5	89.5
6.5	68.5	31.5	7.8	8.5	91.5
6.6	62.5	37.5	7.9	7.0	93.0
6.7	56.5	43.5	8.0	5.3	94.7
6.8	51.0	49.0	8.1	4.2	95.8
6.9	45.0	55.0	8.2	3.0	97.0

磷酸盐缓冲溶液（phosphate-buffered saline，PBS）

磷酸盐缓冲液是在磷酸缓冲液基础上添加 NaCl 以维持溶液的渗透压，因此，PBS 适用于作细胞缓冲液，常用 PBS 配制的成分用量见附表 3。

附表 3 常用 PBS 配制的成分与用量

成分	用量
NaCl	8g
KCl	0.2g
Na_2HPO_4	1.44g
KH_2PO_4	0.24g
蒸馏水	1000ml

配制方法是：在 800ml 蒸馏水中将各成分溶解，用 HCl 调节溶液的 pH 至 7.2～7.4，加蒸馏水定容至 1000ml，15psi（$1.05kg/cm^2$）高压灭菌 20min，室温保存备用。

Tris 缓冲液（tris buffer，TB）

Tris 的 pH 偏碱性，因此，需要通过添加 HCl 调节 pH 至所需值，Tris-HCl 缓冲液的离子强度（mol/L）专指 Tris 的浓度，如某一特定 pH 的 0.05mol/L Tris 缓冲液的配制是将 50ml 0.1mol/L Tris 碱溶液与附表 4 所示相应体积（ml）的 0.1mol/L HCl 混合，加双蒸水至体积 100ml，即为 0.05mol/L Tris 缓冲液。

附表 4 0.05mol/L Tris 缓冲液 单位：ml

pH	0.1mol/L HCl	pH	0.1mol/L HCl	pH	0.1mol/L HCl
7.1	45.7	7.8	34.5	8.5	14.7
7.2	44.7	7.9	32.0	8.6	12.4
7.3	43.4	8.0	29.2	8.7	10.3
7.4	42.0	8.1	26.2	8.8	8.5
7.5	40.3	8.2	22.9	8.9	7.0
7.6	38.5	8.3	19.1		
7.7	36.6	8.4	17.2		

说明：按附表 4 制备的缓冲液，由于试剂来源的不同，缓冲液 pH 可能与所需略有差异，此时可通过稍许减少或增加 HCl 用量，精细调节 pH 至所需值。

Tris 缓冲盐液（tris buffered saline，TBS）

Tris 缓冲盐液是在 Tris 缓冲液基础上添加 NaCl 以维持溶液的渗透压，因此，TBS 也适用于作细胞缓冲液（附表 5）。

附表 5 常用 TBS 配制的成分与用量

成分	用量
NaCl	8g
KCl	0.2g
Tris	3g
酚红	0.015g
蒸馏水	1000ml

配制方法是：NaCl 8g、KC1 0.2g 及 Tris 3g 溶解于 800ml 蒸馏水中，加入 0.015g 酚红，并用 HCl 调节 pH 至 7.4，用蒸馏水定容至 1000ml，分装后在 15psi（$1.05kg/cm^2$）高压灭菌 20min，室温保存。

现在常用 Tris 盐缓冲液通常不加 pH 指示剂，而且该溶液如果不用于细胞培养，通常不加 KCl 及酚红。

Hank's 液（Hank's balanced salt solution）

Hank's 液是一种平衡盐溶液，主要用于细胞培养取材时组织块的漂洗、细胞的漂洗等。Hank's 液配制方法如下：

贮存液 A 液：

成分	用量
NaCl	80g
KCl	4g
$MgSO_4 \cdot 7H_2O$	1g
$MgCl_2 \cdot 6H_2O$	1g
$CaCl_2$	1.4g

上述成分用双蒸水溶解后，用双蒸水定容至 500ml。

贮存液 B 液：

成分	用量
$Na_2HPO_4 \cdot 12H_2O$	1.52g
KH_2PO_4	0.6g
酚红	0.2g
葡萄糖	10.0g

酚红应先置研钵内磨细，然后按配方顺序一一溶解，用双蒸水定容至 500ml。

应用液：

成分	用量
贮存液 A 液	1 份
贮存液 B 液	1 份
双蒸水	18 份

上述成分混合后，分装于 200ml 的小瓶中，经 112.6℃湿热灭菌 20min，使用前用无菌的 3.5% 或 5.6%$NaHCO_3$ 调至所需 pH。

注意：试剂必须全部用分析纯（A.R）试剂，并按配方顺序加入，用适量双蒸水溶解，待前一种药品完全溶解后再加入后一种药品，最后补足水到总量。

无 Ca^{2+} 及 Mg^{2+}Hank's 液（Hank's solution without calcium and magnesium sulfate）

成分	用量
NaCl	80g
KCl	4g
$Na_2HPO_4 \cdot 12H_2O$	1.52g
KH_2PO_4	0.6g
葡萄糖	10g

上述成分用双蒸水溶解后，加入 0.4% 酚红溶液 50ml，再加入双蒸水至 1000ml，于 112.6℃湿热灭菌 20min，置于 4℃冰箱中保存。临用前将原液用无菌双蒸水作 1∶10 倍稀释，用无菌的 3.5% 或 5.6% $NaHCO_3$ 调至所需 pH。

pH 7.2 柠檬酸盐缓冲液（citrate buffer）

成分	用量
柠檬酸	3.27g
柠檬酸钠	26.3g
磷酸氢钠	2.2g
葡萄糖	2.55g

上述成分用双蒸水溶解后，再加入双蒸水至 1000ml。

0.5mol/L EDTA（pH 8.0）

成分	用量
EDTA · $2H_2O$	186.1g
NaOH	20g

将 EDTA · $2H_2O$ 加入 800ml 水中，在磁力搅拌器上剧烈搅拌。用 NaOH 调至 pH 8.0，EDTA 直到接近 pH8.0 才完全溶解，定容至 1000ml。分装后高压蒸汽灭菌。

0.4% 酚红溶液

取酚红 0.4g 置于研钵中，逐滴加入 1mol/L NaOH 溶液 11.28ml，边研磨边使酚红转变为钠盐溶于水中，加双蒸水至 100ml，过滤后，4℃冰箱保存。

乙酸钾（potassium acetate）

在 60ml 5mol/L 乙酸钾溶液中，加入 11.5ml 冰醋酸和 28.5ml 水。该溶液用于碱性裂解。

3mol/L 乙酸钠（sodium acetate）（pH 5.2 和 pH7.0）

在 800ml 水中溶解 408.1g 三水乙酸钠，用冰乙酸调至 pH 5.2 或用稀释乙酸调至 pH7.0，加双蒸水至 1000ml。分装后高压灭菌。

柠檬酸钠缓冲液（sodium citrate buffer）

成分	用量
柠檬酸钠	1.8g
HCl（1mol/L）	4ml
无水乙醇	95ml

先用 100ml 去离子水溶解柠檬酸钠，然后加入 HCl 和无水乙醇，再补充去离子水至总量 200ml。

饱和硫酸铵溶液（saturated ammonium sulfate solution ）

取 500ml 双蒸水，加入约 400g 硫酸铵，水浴加热至 70℃，用磁力搅拌器充分搅拌，直到加入的硫酸铵不再溶解，以氨水（也可用 NaOH）调至 pH 7.2，室温保存。

三、酶免疫检测常用试剂配制

包被液（coating buffer）（pH 9.5 碳酸盐缓冲液）

成分	用量
$Na_2CO_3 \cdot 10H_2O$	8.58g
$NaHCO_3$	5.8g

上述成分溶于双蒸水至 1000ml。

封闭液（confining liquid）（5% 脱脂乳-PBS 溶液，pH 7.4）

取脱脂乳 50g，加 0.02mol/L pH7.4 磷酸盐缓冲液（PBS）至 1000ml，溶解。

洗液（washing liquid）

成分	用量
氯化钠	8.0g
磷酸二氢钾	0.2g
磷酸氢二钠（$12H_2O$）	2.9g
吐温-20	0.5ml

取上述各成分加去离子水至 1000ml 溶解即可。

终止液（stop buffer）（2mol/L H_2SO_4）

取 21.7ml 浓 H_2SO_4 加去离子水至 200ml。

缓冲甘油（glycerine buffer）

将 9 份甘油与 1 份 PB（pH8.0）合并，充分混匀。

0.5%H_2O_2-甲醇液（hydrogen peroxide-methanol solution）（总体积 60ml）

取 10ml 3% H_2O_2 与 50ml 甲醇合并，充分混匀。

5-溴-4-氯-3 吲哚磷酸/四唑氮蓝底物显色液（BCIP/NBT substrate solution）

贮存液配制：

NBT：在 10ml 70% 的乙醇中溶解 0.5gNBT。

BCIP：在 10ml 100% 二甲基甲酰胺中溶解 0.5g BCIP。

贮存液 4℃保存，可稳定一年。

底物显色液：取 66μl NBT 贮存液与 33μl BCIP 加入到 10ml 碱性磷酸酶缓冲液中，充分混匀，底物显色液应在用前 1h 内配制。

四、细胞相关试剂配制

L-谷氨酰胺（L-G）溶液（L-glutamin solution）（0.2mol/L）

取 2.9g L-谷氨酰胺（分子量为 146.15），用去离子水溶解至 100ml，过滤除菌，分装于小瓶，5ml/瓶，–20℃冻存。

100× 青霉素-链霉素（双抗）溶液（penicillin-strep tomycin solution）

取青霉素 G（钠盐）100 万单位和链霉素（硫酸盐）1g，溶于 100ml 去离子水中，分装于小瓶，5ml/瓶，盖紧瓶塞，–20℃冻存。

7.5%$NaHCO_3$ 溶液（$NaHCO_3$solution）

取 7.5g 分析纯 $NaHCO_3$，用去离子水溶解至 100ml，过滤除菌，分装于小瓶，5ml/瓶，盖紧瓶塞，4℃保存。

HEPES 溶液（HEPES solution）（1mol/L）

取 23.83g *N*-2-羟乙基哌嗪-*N*-2-乙基磺酸（*N*-2-hydroxyethylpiperazine- *N*′-2-ethanesulfonic acid，HEPES，分子量为 238.3），用去离子水溶解至 100ml，过滤除菌，分装于小瓶，5ml/瓶，盖紧瓶塞，4℃保存。

氨基蝶呤（A）贮存液（aminopterin stocking solution）（100×，4×10^{-5}mol/L）

取 1.76mg 氨基蝶呤（aminopterin，分子量 440.4），溶于 90ml 去离子水中，滴加 1mol/L NaOH 0.5ml，不断搅动，氨基蝶呤完全溶解后，加 1mol/L 的 HCl 0.5ml，补加去离子水至 100ml。过滤除菌，分装于小瓶，4ml/瓶，盖紧瓶塞，–20℃冻存。

次黄嘌呤和胸腺嘧啶核苷贮存液（HT stocking solution）（100×，H：10^{-4} mol/L；T：1.6×10^{-3}mol/L）

称取 136.1mg 次黄嘌呤（hypoxanthine，分子量 136.1）和 38.8mg 胸腺嘧啶核苷（thymidine，

分子量 242.2)，加去离子水至 100ml，置 45～50℃水浴中使其完全溶解，过滤除菌，分装于小瓶，4ml/瓶，盖紧瓶塞，–20℃冻存。用前可置 37℃加温助溶。

HAT 培养液

细胞培养液 196ml，氨基蝶呤（A）贮存液 2ml，HT 贮存液 2ml。

秋水仙碱溶液（colchicine solution）

称取 10mg 秋水仙碱，溶于 100ml 生理盐水中（浓度为 100μg/ml），过滤除菌后，分装于小瓶，2ml/瓶，盖紧瓶塞，–20℃，冻存备用。

阿氏血细胞保存液（Alsever's solution）

成分	用量
葡萄糖	2.05g
二水合枸橼酸三钠	0.80g
枸橼酸	0.50g
NaCl	0.42g
蒸馏水	100.0ml

将各种成分溶解于蒸馏水中，滤纸过滤后分装，113℃湿热灭菌 15min，置 4℃冰箱保存备用。采血时，按 1∶1 比例与等量新鲜血液混合。

细胞冻存液（freezing medium）

按 50% 小牛血清、40% 不完全培养液、10%DMSO（二甲基亚砜）的比例配制。

胰蛋白酶-二乙胺四乙酸二钠细胞消化液（trypsin-EDTA solution）

A 液：2.5% 胰蛋白酶。2.5g 胰蛋白酶溶解于 100ml 磷酸缓冲盐溶液中，过滤除菌保存。

B 液：0.2% 二乙胺四乙酸二钠（EDTA）。0.2g EDTA 溶解于 100ml 双蒸馏水中，高压灭菌保存。

取 A 液 1 份，加 B 液 99 份，混匀，分装，10ml/瓶，–20℃保存。

0.83%NH_4Cl 溶液（ammonium chloridesolution）

成分	用量
NH_4Cl	0.83g
$KHCO_3$	0.1g
EDTA · 2Na	0.0037g

上述成分用双蒸水溶解后，再加入双蒸水至 100ml。

Tris-NH_4Cl 溶液（tris-ammonium chloride solution）

NH_4Cl 3.735g/450ml 双蒸水 +Tris 1.3g/50ml 双蒸水（pH 7.65）。

细胞裂解液（cell lysis solution）

成分	用量
HEPES	4.77g
NaCl	8.77g
EDTA	0.37g
leupeptin	10mg
PMSF	0.174g（临用前加入，溶于异丙醇）
Triton X-100	10ml
deoxicholate（sodium salt）	5g
SDS	1g

上述成分用超纯水定容至 1L，4℃保存。

组织匀浆缓冲液（histolysis buffer）

成分	用量
Tris-HCl	6.06g
NaCl	8.77g
NP-40	10ml
PMSF	0.174g（临用前加入，溶于异丙醇）
leupeptin	4mg
aprotinin	1mg

上述成分用超纯水定容至1L，4℃保存。

细胞核裂解液（nuclear lysis buffer）

成分	用量
Tris-HCl	1.21g
NaCl	8.77g
EDTA	3.72g
蛋白酶水	100mg（临用前加入）
SDS	4g（最后加）

上述成分用超纯水定容至1L，4℃保存。

10mmol/L 苯甲基磺酰氟（phenylmethanesulfonyl fluoride，PMSF）

在异丙醇中溶解PMSF至1.74mg/ml，即10mmol/L，分装，10ml/瓶，保存于–20℃，如果需要的话，可将储存液制备至17.4mg/ml，即100mmol/L的高浓度。

闪烁液（scintillator liquid）

2, 5-二苯基噁唑（PPO）5.0g、1, 4-双（5-苯基-2-噁唑基）苯（POPOP）0.5g溶于1000ml二甲苯中。也可将POPOP加入二甲苯中，在37℃水浴上溶解后，再加PPO，然后补足二甲苯。配好的闪烁液需要闭光。

^{3}H-TdR 工作液（working solution）

按1∶20的比例将浓度为1mCi/ml的氚标记胸腺嘧啶核苷（^{3}H-TdR）用生理盐水稀释成100μCi/ml，于4℃保存备用。临用时再用培养液稀释成10μCi/ml溶液。^{3}H-TdR一般临用时稀释。

Ⅰ型胶原酶

0.1%的Ⅰ型胶原酶的配制：100mg的粉末状的Ⅰ型胶原酶溶于100ml的DMEM/F12，0.22μm滤器过滤。分装，10ml小瓶，–20℃保存，用时提前1h 37℃复温即可。

注意：因为Ⅰ型胶原酶分子颗粒比胰酶大，不容易过滤，因此可以用蔡式滤器过滤除菌。

氨苄西林（ampicillin）

在9ml蒸馏水中溶解1g氨苄西林粉末并定容至10ml，然后用0.22μm微孔滤膜过滤除菌，分装，10ml/瓶，存于–20℃。

青霉素、链霉素溶液

青霉素是80万单位/瓶，用注射器加4ml灭菌双蒸水。链霉素是100万单位/瓶，加5ml灭菌双蒸水，即每毫升各为20万单位。分别分装于小瓶中，–20℃保存。使用时加入培养液中，使青霉素、链霉素的浓度最终为100单位/ml。

注意：所用纯净水（双蒸水）需要15psi（1.05kg/cm^2）高压灭菌20min。具体操作均在超净工作台内完成。

五、染色液配制

苏木碱液（hematoxylin solution ）

苏木碱 0.5g，无水乙醇 5.0ml，硫酸铝钾 0.5g，氧化汞 0.25g，冰乙酸 4.0ml，蒸馏水 100ml。

配制方法：先分别用无水乙醇溶解苏木碱，用蒸馏水加热溶解硫酸铝钾。将已溶硫酸铝钾加入苏木碱乙醇液中，使溶液尽快沸腾，停止加热，慢慢加入氧化汞，继续加热和搅拌至溶液为深紫色（防止溶液溅出），立即冷却。染液冷却后，加入冰乙酸，恢复至室温后过滤备用。

伊红 Y 染色液（eosin Y solution）

伊红 Y0.5～1.0g，蒸馏水 75ml，95% 乙醇 25ml，冰乙酸 1～2 滴。

配制方法：先取少许蒸馏水加入伊红 Y，用玻璃棒将伊红研碎，再加入全部蒸馏水，溶解后加入 95% 乙醇。

吖啶橙贮存液（acridine orange stocking solution）

10mg 吖啶橙溶解于 100ml PBS 中，pH4.8～6.0 滤过，4℃避光保存。

吉姆萨染色液（Giemsa solution）

吉姆萨染料 0.8g，甘油 50.0ml，纯甲醇 50.0ml。

配制方法：将 0.8g 吉姆萨染料在乳钵中磨成细粉，然后徐徐加入 50.0ml 甘油，将混匀的上述液体倒入烧瓶中，60℃水浴 2h，待冷却后，加入 50.0ml 纯甲醇，将此液体倒入棕色瓶内，放置 2～4 周。临用前过滤。用时以 pH7.0 磷酸盐缓冲液 10 倍稀释，即为应用液。随配随用。

瑞氏染色液（Wright’s solution）

瑞氏染料 1.8g，甘油 18ml，纯甲醇 582.0ml。

配制方法：将瑞氏染料放干燥研钵内磨细，加入甘油继续研磨，不断滴加甲醇并继续研磨，将上层溶解的染料倒入棕色瓶中，直至染料全溶后加甲醇至所需量。混匀后置棕色瓶中保存，用前过滤。一般配制后置室温一周便可使用，保存时间越久，则染色效果越好。

吉姆萨-瑞氏染色液（Giemsa-Wright’s staining solution）

瑞氏染色粉 0.6g，吉姆萨染色粉 0.6g，甲醇 200ml

配制方法：将两种粉末置于研钵中磨细，再逐滴加入甲醇混匀后倒入棕色瓶中，塞紧瓶口并充分振荡。置室温溶解后使用。

噻唑蓝（methylthiazolyldiphenyl-tetrazolium bromide，MTT）

250mgMTT，50ml PBS（0.01mol/L，pH7.4）。

配制方法：将 MTT 粉加入 PBS 中，在磁力搅拌器上搅拌 30min，用 0.22μm 的微孔滤膜过滤除菌，分装，4℃保存。2 周内有效。

锥虫蓝染色液（trypan blue solution）

A 液：锥虫蓝染料 0.5g，蒸馏水 50ml。将染料置于研钵中边研磨边加入蒸馏水溶解。

B 液：NaCl 0.85g，蒸馏水 50ml。将 NaCl 加入蒸馏水溶解。

应用液：临用前 A、B 液按 1∶1 混合，离心沉淀，取上清液供染色用。混合后的染液存放过久，易形成沉淀，故应新鲜配制。

说明：染色时，取细胞悬液 0.1ml 加入新鲜配制的染色液 1 滴，室温下染 5～10min，取 1 滴悬液于载波片上，加盖玻片，高倍镜下检查。死亡细胞膨大并染成浅蓝色，活细胞不着色，大小正常。

六、固 定 剂

4% 多聚甲醛-0.1mol/L 磷酸缓冲液（formaldehyde-phosphate buffer）

多聚甲醛 20g，0.1mol/L 磷酸缓冲液 500ml。

配制方法：称取 20g 多聚甲醛，置于三角烧瓶中，加入 250～400ml 0.1mol/L 磷酸缓冲液，加热至 60℃左右，持续搅拌（或磁力搅拌）至完全溶解，最后补足 0.1mol/L 的磷酸缓冲液至 500ml，充分混匀。通常需滴加少许 1mol/L NaOH 才能使溶液清亮。

应用说明：该固定剂较适用于光镜免疫组织细胞化学技术的研究。该固定剂较为温和，适用于组织标本的较长期保存。

4% 多聚甲醛-磷酸氢二钠/氢氧化钠（formal dehyde-sodium phosphate/sodium hydroxide buffer）

A 液：成分与用量		B 液：成分与用量		C 液：成分与用量	
多聚甲醛	40g	$Na_2HPO_4 \cdot 2H_2O$	6.88g	NaOH	3.86g
蒸馏水	400ml	蒸馏水	300ml	蒸馏水	200ml

配制方法：A 液最好在 500ml 的三角烧瓶中配制（方法同前），至多聚甲醛完全溶解后冷却待用。注意，在溶解多聚甲醛时，要尽量避免吸入气体或溅入眼内。B 液和 C 液配制好后，将 B 液倒入 C 液中，混合后再加入 A 液，以 1mol/L NaOH 或 1mol/L HCl 调至 pH7.2～7.4，最后补充双蒸水至 1000ml，充分混合，置于 4℃冰箱中保存备用。

应用说明：该固定剂适用于光镜和电镜免疫组织细胞化学研究，用于免疫电镜时，最好加入少量新鲜配制的戊二醛，使其终浓度为 0.5%～1%。该固定剂较温和，适用于组织的长期保存。组织标本于该固定液中，4℃冰箱保存数月仍可获得满意的染色效果。

七、蛋白质电泳相关试剂

30% 丙烯酰胺（acrylamide）

称取丙烯酰胺 29g，*N*, *N*′-亚甲双丙烯酰胺 1g，溶于 60ml 蒸馏水中，加热至 37℃溶解，补加水至终体积 100ml。用 0.45μm 滤器过滤除杂质，置深色瓶中室温保存。

考马斯亮蓝 R-250 染色液（coomassie staining solution）

称取 1g 考马斯亮蓝 R-250，置于 1L 烧杯中。量取 250ml 的异丙醇加入上述烧杯中，搅拌溶解。再加入 100ml 的冰醋酸，搅拌均匀。随后加入 650ml 的双蒸水，搅拌均匀。用滤纸除去颗粒物质后，室温保存。

考马斯亮蓝脱色液（destaining solution）

量取 100ml 冰醋酸，50ml 乙醇，双蒸水 850mL，置于 1L 烧杯中，充分混合后使用。

1mol/L 二硫苏糖醇贮存液（DTT stocking solution）

用 20ml 0.01mol/L 乙酸钠溶液（pH 5.2）溶解 3.09g DTT，过滤除菌后分装，每份 1ml，−20℃保存。DTT 或含有 DTT 的溶液不能进行高压处理。

0.1mol/L pH 2.4 甘氨酸-HCl 缓冲液（glycine-HCl buffer）

称取固体甘氨酸（分子量为 75.07）15.01g，用蒸馏水溶解后，加入 0.2mol/L HCl 648ml，然后定容成 2000ml。

2×SDS 凝胶加样缓冲液（2×loading buffer）

100mmol/L Tris-HCl（pH 6.8）

200mmol/L 二硫苏糖醇（DTT）

4%SDS（电泳级）

0.2% 溴酚蓝

20% 甘油

不含二硫苏糖醇的 2×SDS 凝胶加样缓冲液可以保存于室温，临用前须取 1mol/L 二硫苏糖醇（DTT）贮存液现加于上述缓冲液中。

10% 十二烷基硫酸钠（sodium dodecylsulfate，SDS）

在 450ml 蒸馏水中溶解 50g 电泳级 SDS，加热至 68℃助溶，用浓盐酸调节溶液的 pH 至 7.2，加蒸馏水定容至 500ml，分装备用。

注意：SDS 的微细晶粒易于扩散，称量时要戴面罩，称量完毕后要清除残留在称量工作区和天平上的 SDS，10%SDS 溶液无须灭菌。

电转印缓冲液（semi-dry transfer buffer）

成分	用量
Tris	3g
甘氨酸	14.4g
SDS	0.185g

加入甲醇 200ml，用去离子水定容至 1000ml。

50×Tris-乙酸（TAE）

成分	用量
Tris 碱	242g
冰醋酸	57.1ml
0.5mol/L EDTA（pH 8.0）	100ml

用蒸馏水定容至 1000ml。

5×Tris-硼酸（TBE）

成分	用量
Tris 碱	54g
硼酸	27.5g
0.5mol/L EDTA（pH8.0）	20ml

用蒸馏水定容至 1000ml。

10×TE 缓冲液（pH 7.4，7.6，8.0）

（1）量取下列溶液，置于 1L 烧杯中。

lmol/L Tris-HCl（pH7.4，7.6，8.0）　　100ml

500mmol/L EDTA（pH 8.0）　　20ml

（2）向烧杯中加入约 800ml 的去离子水，均匀混合。

（3）将溶液定容至 1000ml 后，高温高压灭菌。

（4）室温保存。

Tris-甘氨酸缓冲液（Tris-glycine buffer 5×）

成分	用量
Tris	15.1g
甘氨酸（电泳级）	94g
10%SDS（电泳级）	50ml

用蒸馏水定容至 1000ml。

八、淋巴细胞分离液

聚蔗糖-泛影葡胺分层液（ficoll-paque gradient mixer）

90g/L 聚蔗糖 15ml，加 500g/L 泛影葡胺 10ml（相对密度 1.14）。

90g/L 聚蔗糖 17.5ml，加 500g/L 泛影葡胺 10ml（相对密度 1.13）。

90g/L 聚蔗糖 20ml，加 500g/L 泛影葡胺 10ml（相对密度 1.12）。

90g/L 聚蔗糖 24ml，加 500g/L 泛影葡胺 10ml（相对密度 1.08）。

Percoll 配制（preparation of percoll ）

将 1 份 10×PBS 与 9 份 Percoll 贮存液混合，制成等渗 Percoll 悬液，此悬液被认为是 100% Percoll，其密度为 1.1294g/ml。利用 1×PBS 或细胞培养液稀释 100% Percoll，可获得适宜密度的细胞分层液，用于各种细胞的分离，其浓度与密度的关系如下：

70%Percoll 相对密度 1.090g/ml

60%Percoll 相对密度 1.077g/ml

50%Percoll 相对密度 1.067g/ml

40%Percoll 相对密度 1.056g/ml

30%Percoll 相对密度 1.043g/ml

20%Percoll 相对密度 1.037g/ml

九、其他试剂

佐剂（adjuvant）

动物实验常用弗氏佐剂（Freund adjuvant），其成分通常是羊毛脂 1 份、液体石蜡 5 份，羊毛脂与液体石蜡的比例，视需要可调整为 1∶（2～9）（*V*/*V*），充分混合后即为弗氏不完全佐剂，如果在每毫升不完全佐剂中加入 1～20mg 卡介苗就成为弗氏完全佐剂。

配制方法：将羊毛脂与液体石蜡按比例置于容器内，超声波混匀，高压灭菌，于 4℃保存备用。免疫前取等容积完全或不完全佐剂与免疫原溶液混合，用振荡器混匀成乳状，也可以在免疫前取需要量佐剂置乳钵中研磨，均匀后再边研磨边滴入等容积抗原液（其中加卡介苗 3～4mg/ml 或不加），加完后再继续研磨成乳剂，滴于冰水上 5～10min 内完全不扩散为止。为避免损失抗原，亦可用一注射器装抗原液，另一注射器装佐剂，二者以聚乙烯塑料管连接，然后二者来回反复抽吸，约数十分钟后即能完全乳化。检查合格后即以其中一注射器作注射用。

1% 鸡红细胞悬液

取鸡翼下静脉血和心脏血，注入含灭菌的阿氏血细胞保存液的玻璃瓶中，使血和阿氏血细胞保存液比例为 1∶5，放入冰箱内保存，可保存 2～4 周。临用前取出，加适量鸡血，用无菌生理盐水洗涤，离心，倾去生理盐水，反复洗涤 3 次，最后一次离心使成积压红细胞，然后用生理盐水配成 11% 鸡红细胞悬液，供吞噬试验用。

（陈山泉　芦　俊）

彩　图

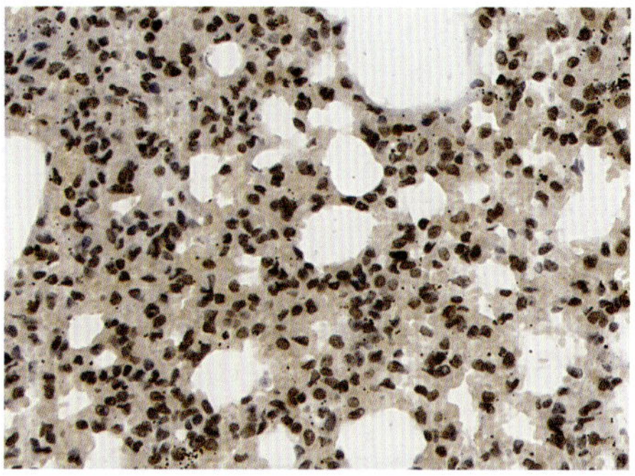

流感肺炎模型肺组织 p-STAT1 蛋白水平（免疫组化，卢芳国教授团队提供）

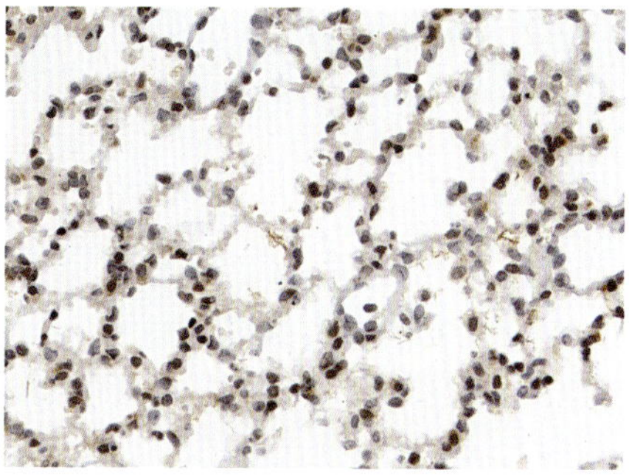

正常小鼠肺组织 p-STAT1 蛋白水平（免疫组化，卢芳国教授团队提供）

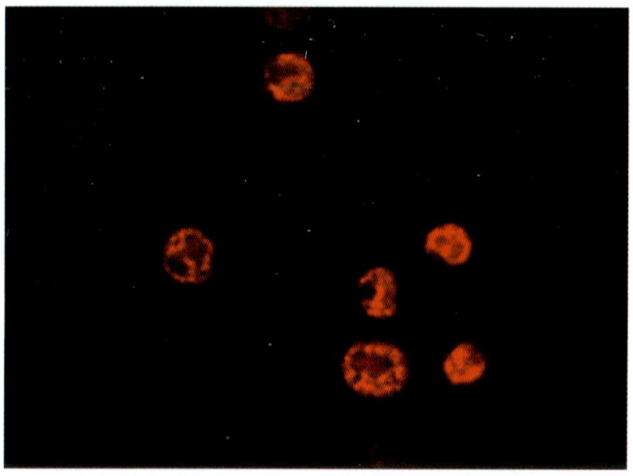

流感病毒感染 BV2 细胞 p-STAT1 蛋白水平（免疫荧光，卢芳国教授团队提供）

正常 BV2 细胞 p-STAT1 蛋白水平（免疫荧光，卢芳国教授团队提供）

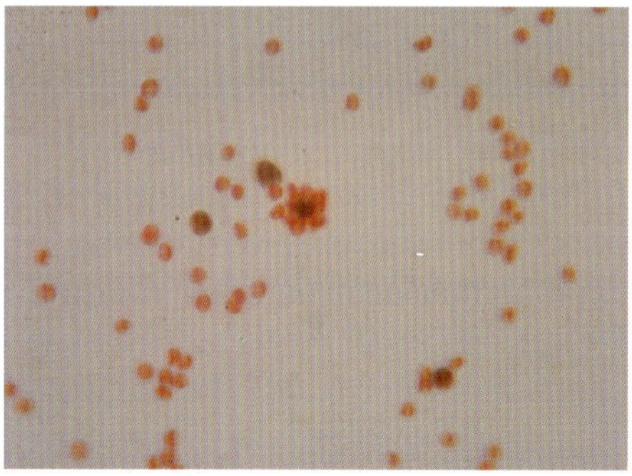

E 花环形成实验结果（卢芳国教授团队提供）

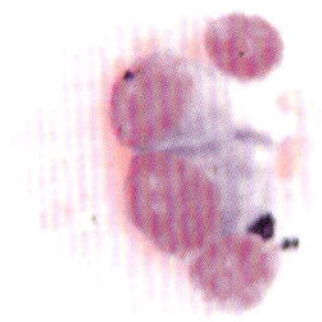

淋巴细胞转化实验结果（卢芳国教授团队提供）

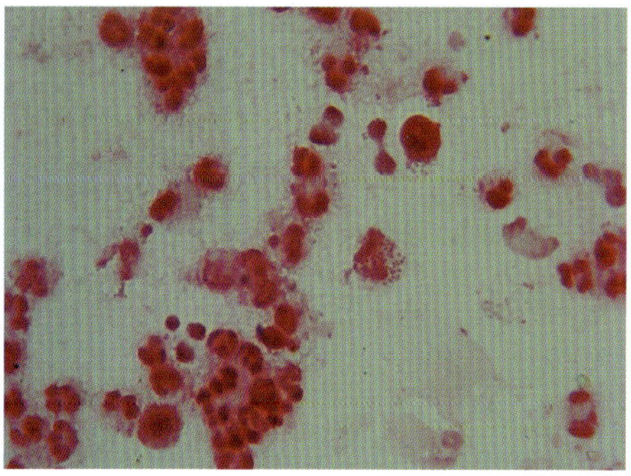

小吞噬实验结果（卢芳国教授团队提供）

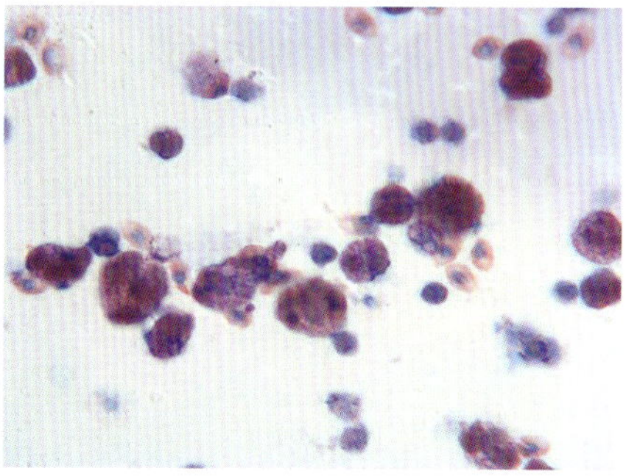

大吞噬实验结果（卢芳国教授团队提供）

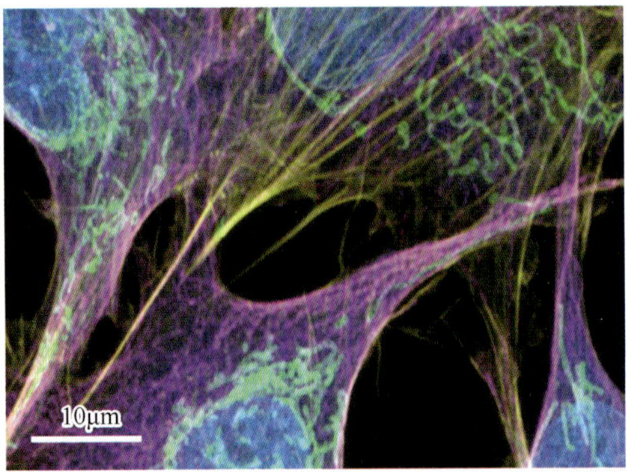

激光扫描共聚焦显微镜下亚细胞结构超高分辨成像
（成绍武教授团队提供）

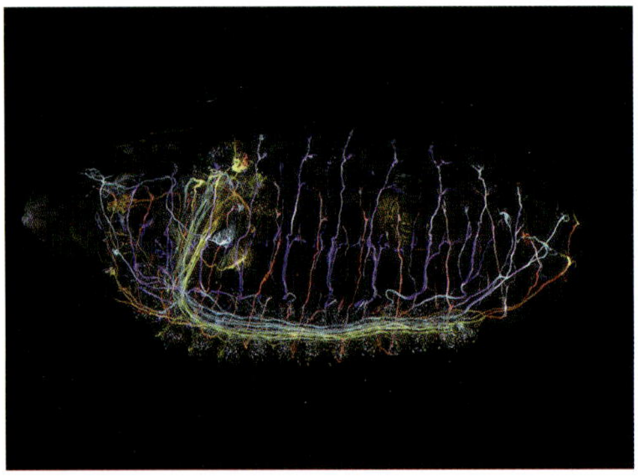

激光扫描共聚焦显微镜下果蝇三维成像彩色编码投影
（成绍武教授团队提供）

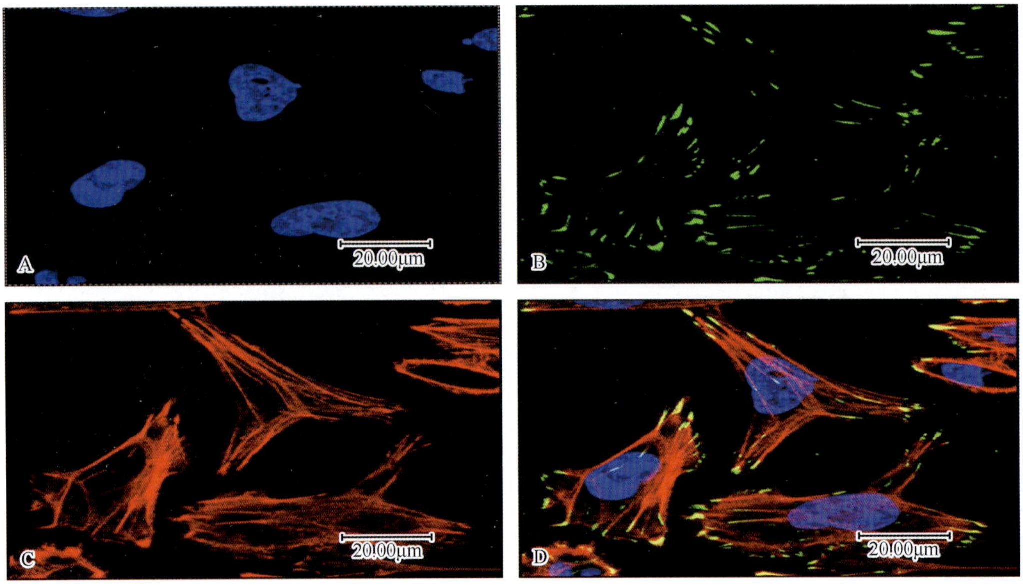

激光扫描共聚焦显微镜下黏着斑蛋白和微丝单张光学切面（成绍武教授团队提供）
A：细胞核，蓝色，405nm；B：黏着斑蛋白，绿色，488nm；C：微丝，红色，647nm；
D：为前三张图像叠加形成的图像

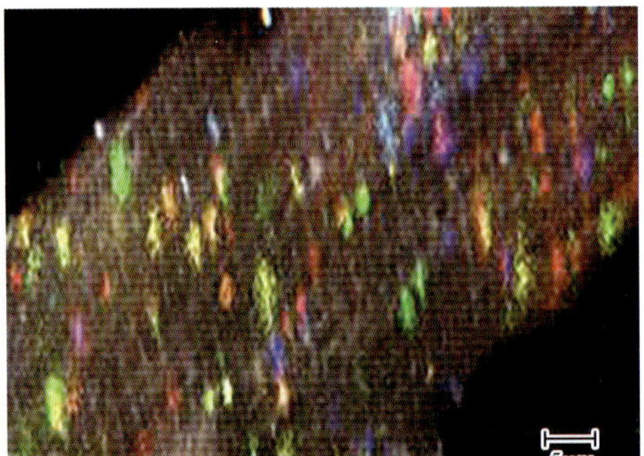

激光扫描共聚焦显微镜下高速钙离子成像（成绍武教授团队提供）

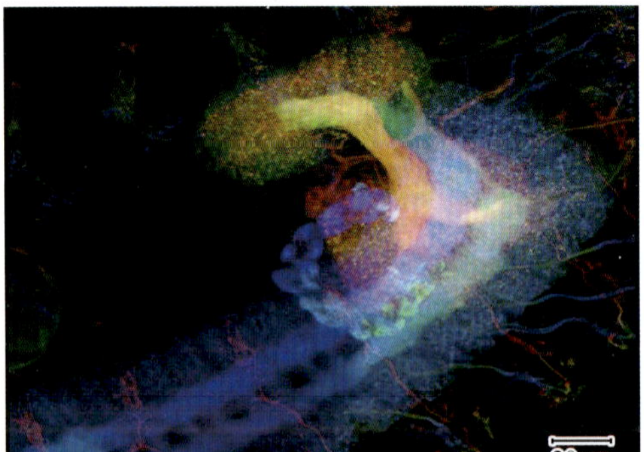

激光扫描共聚焦显微镜下果蝇中枢神经系统多色全景成像（成绍武教授团队提供）